KB069456

융복합 청각재활

| 대표저자 **허승덕** |

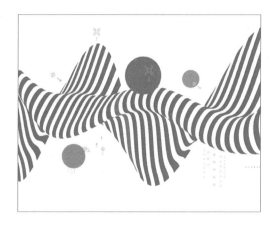

Audiological Rehabilitation for Interdisciplinary Research

학지사

• 대표저자 •

허승덕 대구대학교 교수

• 집필진 •

신창섭 충북대학교 교수
김동수 공군사관학교 교수
권재환 동신대학교 교수
하지완 대구대학교 교수
김기련 PhysioLab 대표이사
안진영 우리아동발달클리닉(대구)
박종석 마인드스토리학습상담센터 센터장
박경자 오산대학교 겸임교수
김수진 서울특별시 보라매병원
황수진 두루바른사회적협동조합
김성은 서울대학교병원
소원섭 대구보훈병원
정연주 언어학습연구소 정담
장재진 우송대학교 겸임교수
장성진 전) 소리귀클리닉 언어치료팀장
옥수진 Nessa Hearing (Singapore)
이지연 충남대학교병원
서혜경 가톨릭대학교 은평성모병원
김 솔 전북대학교병원
김지영 대구대학교 대학원 박사 과정
황지혜 자모언어심리발달센터(부산)
정숙경 가언청각언어재활센터(대구)
신동리 인애아동발달센터(울산)
이현정 대구대학교 대학원
김은지 서울특별시 보라매병원
김선희 창원 경상대학교병원

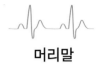

머리말

바다가 있는 도시에 살면서도 바다를 정겹게 바라보았던 시간은 적었습니다. 바다를 더 가까이에서, 그리고 내가 지금까지 바다를 보았던 곳들과는 다른 곳에서 보고 싶었습니다. 그렇게 걸어서, 배를 타고서 바라본 바다는 나를 들뜨게 하였습니다. 낯선 곳을 여행하는 사람처럼 감탄사를 쏟아 냈습니다.

산에서 바다를 보고, 바다로 나가 그 산을 보았습니다. 길에서 바다를 보고, 바다로 나가 그 길을 다시 보았습니다. 바다 옆에는 산과 길만 있는 것이 아니라서 바다에서 본 여기저기를 걸음하여 찾아보았습니다. 그곳에서 바다를 또 바라보았습니다. 생각이 고루했던 까닭이었겠지요. 생각이 풍성했더라면 이렇게 바다를 처음 본 것처럼 야단을 피우지는 않았을 것입니다.

세상이 보고 싶어 한 곳으로 모인 우물 속의 물은 어느 날 두레박을 타고 올라온 세상에서 느끼게 될 때로는 차갑고, 때로는 뜨거운 공기에 당당해야 합니다. 그러기 위해서는 경험하지 못한 다양한 모습들에 늘 준비해야 합니다. 전문가도 마찬가지입니다. 다양한 유형의 프로젝트를 경험하고 공감해야 합니다.

'생각은 어떻게 넓혀야 하나'에 대한 고민이 많았습니다. 답은 늘 간단

합니다. 가까운 곳에 두고도 보지 못했던 바다와 골목을 애정으로 차분히 바라보는 것이었습니다. 멀리 떠나는 기회를 줄이는 대신, 어느 날 사라질 수도 있는 가까운 곳의 풍경들을 사진기에 담기도 하였습니다. 인문학이며, 철학이며, 심리학이며, 역사며 그동안 멀리했던 분야의 책들을 가리지 않고 챙겨 보았습니다. 전공이라며 집착했던 이야기는 잠시 쉬게 하였습니다.

한 학기 동안 묵혀 둔 원고를 다시 펼쳤습니다. 다시 보면서 다른 그림을 보고 싶었기 때문입니다. 그렇게 바라보면서 10여 개의 프로젝트는 다음으로 미뤄 두고, 22개의 프로젝트만을 책에 담기로 하였습니다. 청각학 비중이 큰 프로젝트에 더 높은 기준을 적용하였습니다. 청각재활을 중심으로 관련 학문과의 융합적·복합적 사고를 기르고자 하였기 때문입니다. 또한 주된 문제를 잘 고민할 수 있다면 관련된 학문적 측면에서의 문제에도 잘 접근할 수 있을 것이라는 생각으로 질문에 대해 더 많은 고민을 하였습니다.

융합학적·복합학적 접근이 가능한 청각재활 서비스를 제공하기 위해서는 다양한 분야의 학문적 이해가 반드시 필요합니다. 이 책『융복합 청각재활(Audiological Rehabilitation for Interdisciplinary Research)』은 욕심내지 않고 작은 이야기부터 시작하기로 하였습니다.

책은 총 3부 26장으로 구성하였으며, 제1부는 관련된 학문에 대한 이해를, 제2, 3부는 프로젝트를 중심으로 한 재활을 소개하였습니다. 프로젝트 중심의 재활은 학문적 가정이나 이론적 정리보다는 프로젝트 내용에 최대한 집중하여 전문가의 경험을 체계적으로 정리하고 검증하는 절차(근거이론, grounded theory)를 따랐습니다.

제1부 '융복합 학문 이해'는 전기성문전도(electroglottography)를 중심으로 한 후두기능검사, 예방적 접근과 함께 치료적 탐색이 가능한 산림치유(forest healing), 개인 휴대용 보청기와 청각 보조 장치 및 이식기 등을

체계적으로 정리한 보청기 종류, 일반 아동의 학습장애 재활을 돕는 학업 수행능력 향상 전략 등 4개의 장(chapter)으로 구성하였습니다. 융합학과 복합학적 접근에 필요한 좋은 생각거리가 되기를 바랍니다. 다만, 이 책에서는 이들 학문 간 이해가 필요한 융합학 및 복합학적 프로젝트를 마련하지는 못했습니다. 이 프로젝트는 시간을 두고 꾸밀 생각입니다.

제2부 '청각학적 평가 해석과 재활'은 10개의 장으로 구성하였습니다. 청각학적 평가와 관련해서는 신생아 청각선별, 이명, 메니에르병, 위난청 등의 4개 프로젝트를, 청각학적 재활과 관련해서는 서비스 영역 이내 난청 노인, 고음역에 국한한 중등도 감각성 난청 영유아, 진단이 지연된 난청 아동, Bimodal 양이 청취, 청각장애 부모를 둔 다문화 아동, 인공와우 이식 아동을 대상으로 한 재활 등 6개 프로젝트를 10개의 장으로 각각 소개하였습니다.

제3부 '청각학 언어병리학적 재활'에서는 청력손실을 포함한 중복 문제가 있는 프로젝트를 구상하였으나 쉽지 않았음을 고백합니다. 대신 청력손실이 없거나 청력손실만 있는 언어재활에 대한 12개의 프로젝트를 12개의 장으로 소개하였습니다. 제3부에 소개되는 프로젝트는 말더듬 성인의 유창성 조절, 음운장애를 동반한 난독증 아동 재활, 베르니케 실어증 재활, 고위험군 영유아의 기능적 의사소통 발달을 위한 재활, 말소리장애 아동 재활, 연결발화 중심의 말소리 재활, 난청 아동의 작업 기억 중재, 자폐성 장애 아동의 읽기 중재, 고도 이상 난청 영유아의 언어재활 목표, 이중언어를 사용하는 중도입국 다문화 자녀의 재활, 지적장애 아동의 의성어·의태어·몸짓언어 재활, 일관적 음운장애 아동 재활 등입니다. 재활 방법론적 측면에서 생각을 나누는 기회가 되었으면 합니다. 이 프로젝트들을 통해 청력손실이 동반된 중복의 문제를 함께 상상하는 기회가 되었으면 합니다.

이 책은 융합학·복합학적 접근을 추구하였음을 여러 차례 말씀드렸습니다. 그러다 보니 책 이름을 결정하기가 쉽지 않았습니다. 공저자 중에는 '청각학-융복합 프로젝트 기반 청각재활' '청각학-언어병리학의 임상적 적용' '청각학-언어병리학의 임상적 이슈' '청각학-언어병리학의 이해와 적용' 등의 이름을 제안하기도 하였습니다. 이 책이 이러한 제목도 어울리게 구성되어 있음을 기억해 주시면 좋겠습니다.

프로젝트를 만들고 분석해 주신 여러 선생님과 학지사 김진환 사장님, 박용호 전무님, 김순호 이사님, 이영봉 선생님께 감사의 말씀을 드립니다.

2019년 여름 어느 날
허승덕

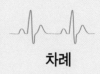

차례

/ 제3부 / 청각학 언어병리학적 재활

제1부

융복합 학문 이해

후두기능검사–전기성문전도(EGG)를
중심으로

김기련(Kim, GiRyon, PhD)*

| Chapter 1 | Laryngeal Function Assessment: Electroglottography

호흡할 때 나오는 공기가 후두를 통과하면서 성대 진동을 유발하여 음
성을 발생시킨다. 대부분의 발성과정에서 폐는 공기의 흐름을 제공하며,
이 흐름이 성문이라 불리는 성대주름 사이를 지나갈 때 성대를 진동시켜
공기의 흐름을 제어한다. 성대는 사람마다 다소 차이는 있겠으나, 일반적
으로 1초에 남성은 100~150회, 여성은 200~250회, 어린이는 300회 정
도 진동한다.

후두는 후두암의 경우 조기에 발견하여 치료하면 90% 이상 완치되고
발성 기능의 보존이 가능하지만, 그렇지 못한 경우 삶의 질에 엄청난 저
하를 초래할 만큼 매우 중요한 기관이다. 후두암의 가장 흔한 초기 증상
이 음성의 변화이기 때문에 전문의는 목소리만으로도 질환 유무를 파악
할 수 있으며, 음성장애가 심해질수록 더 수월하게 질환을 감별할 수 있
다. 그럼에도 불구하고 여러 가지 음성장애 및 후두질환의 정확한 진단 및

---

* 김기련(2019). 후두기능검사–전기성문전도(EGG)를 중심으로. 허승덕(2019). 융복합 청각
재활. 서울: 학지사.

  Kim, G. R. (2019). Laryngeal Function Assessment: Electroglottography. In: Heo, S. D.
  (2019). *Audiological Rehabilitation for Interdisciplinary Research*. Seoul: HakJiSa.

치료를 위해서는 후두의 기능을 보다 객관적으로 평가할 필요가 있으나, 발성 시 성대가 매우 빠르게 진동하기 때문에 이를 정량화하는 데 많은 어려움이 따른다.

인체의 성대 진동을 관찰하고 정량화하는 다양한 장비 및 검사법이 존재하며, 기존 검사법들의 문제점을 개선하려는 노력이 지속적으로 이루어지고 있다. 여러 측면에서의 검사적 접근을 통해 발성능력을 종합적으로 판단할 수 있으며, 이를 통해 후두질환의 진단, 예후, 치료에도 활용이 가능하게 됨으로써 이들 검사법들은 후두음성 관련 연구 및 진료에 필수적인 평가 자료로서 많은 도움이 되고 있다.

이 장에서는 발성기전과 발성을 이용하는 후두기능검사법을 간략하게 설명하고, 후두기능검사법 중에서 IT 기술의 융합으로 새로운 활용 분야에 적용되고 있는 전기성문전도를 일례로 소개할 것이다.

1. 발성기전

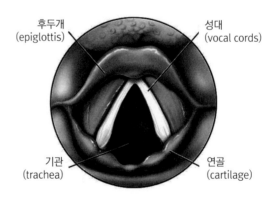

[그림 1-1] **위쪽에서 바라본 성문**

출처: National Cancer Institute.

[그림 1-1]은 기관 내 후두에 위치하는 성문을 위쪽에서 바라본 형상이다. 성문은 정상적인 호흡 중에 삼각형 형태로 크게 벌어져서 공기가 잘 통과하도록 한다. 그러나 유성음을 낼 때 성문은 근육에 의해 서로 밀착되고, 폐로부터 공기가 방출되어 성문하압이 높아지면서 밀착된 성문이 서로 떨어지게 된다. 결국 공기의 유출로 베르누이 효과에 의해 성문 사이의 압력이 감소하게 된다. 조직이 탄성력을 가지고 있으므로, 이러한 압력 감소는 성문을 서로 가까워지게 하여 부분적으로 공기 흐름을 방해하면서 결국에는 공기의 속도를 낮추게 된다. 이렇게 줄어든 공기 속도는 다시 성문하압을 높이며 성문 개폐 과정을 반복시킨다.

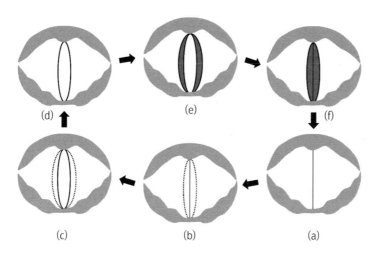

[그림 1-2] **한 진동 주기 동안에 성문의 변화**
(a) 폐쇄기, (b)~(c) 개대기, (d) 개방기, (e)~(f) 폐소기

출처: National Cancer Institute.

[그림 1-2]는 성문의 3차원적 진동 모델을 표현한 것이다. 성대는 발성 시 성대의 상순과 하순이 각각 독립적으로 개폐 운동을 한다. 성대의 하순이 먼저 닫히고 이어서 상순이 닫히기 시작하는 폐소기(closing phase)를 지나 일정 기간의 패쇄기(closed phase)가 있은 후 성문 아래의 호기압

이 증가됨에 따라 하순이 열리기 시작하고 이어서 상순이 열리는 개대기
(opening phase)를 거쳐 개방기(opened phase)로 이행되어 성대의 일주기
를 이룬다.

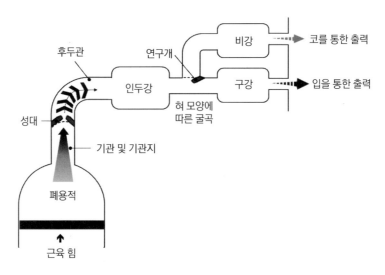

[그림 1-3] 인체의 발성기전: 음원-필터 모델

[그림 1-3]은 유성음의 발성기전을 설명하는 발성관 모델을 보여 준다.
성대의 내전에 의해 폐쇄된 성문[또는 성대주름(vocal folds)]에 폐로부터
공기가 도달하면 성문하압, 성대의 탄력, 베르누이 효과(Bernoulli effect)
의 상호작용으로 성문의 개폐 운동이 시작되며, 그 결과로 발성의 에너지
원인 호기류, 즉 폐로부터 나오는 공기의 흐름에 의해 단속 소밀파의 형
태를 보이는 성문파(glottal wave)가 생성된다. 성문파는 인두강과 구강을
지나 입 밖으로 출력되며, 일부는 비강을 지나 콧구멍을 통해 빠져나간
다. 이때 성문파는 혀, 아래턱, 연구개, 볼의 움직임에 따라 변하는 구강
의 모양과 크기, 입술 모양 등에 따라 다양한 음성으로 변환된다. 성문파
가 성문에서 생성되고 3개의 강(cavity)으로 이루어진 성도(vocal tract)에
서 조절되고 걸러진다고 해서 음원-필터 모델이라고도 부른다.

2. 후두기능검사

현재 임상 현장에서 발성을 이용하여 시행되고 있는 기본적인 후두기능검사에는 [그림 1-4]와 같이 공기역학적 검사, 성대진동검사, 음향적 검사, 근신경검사 등이 있다.

1) 공기역학적 검사

발성장애환자로부터 발성기전을 이해하기 위해서는 공기역학적 검사가 필수적이다. 공기역학적 검사는 발성기전에 근거하여 성문하압을 음향신호로 변환시키는 효율을 검사하는 것으로, 평균호기율(mean air flow rate: MFR), 최장발성지속시간(maximum phonation time: MPT), 발성율(phonation quotient: PQ) 등이 주로 평가되고 있다.

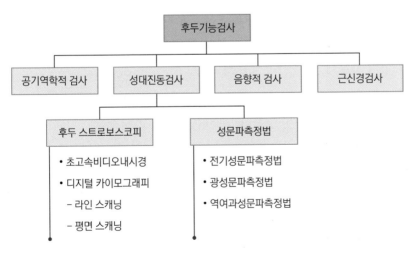

[그림 1-4] 발성을 이용한 후두기능검사법

평균호기율은 발성 시 단위시간 내에 성문으로부터 밖으로 나오는 기류의 양으로서 컴퓨터와 연동되는 발성기능 분석기, 공기역학검사기(Aerophonell) 등을 이용한다. 피험자의 코를 비폐기(코마개)로 막고 마우스피스를 물게 한 채 /아~/ 소리를 편안한 발성으로 시켜서 그래프상에 관찰되는 경사도로써 그 값을 측정한다. 즉, 평균호기율은 발성 시 총공기량을 발성 시간으로 나눈 값이다.

최장발성지속시간은 음성생성능력을 양적으로 표현한 매개변수로서, 특별한 기구의 도움 없이 충분한 흡기 후 편안한 발성(대개 /아/)을 가능한 한 길게 지속하면서 그 발성 시간을 측정한다.

2) 성대진동검사

성대진동검사는 각종 특수 기기를 사용하여 성대의 진동 양상을 관찰하고 이상 유무를 판별하는 검사법이다. 성대진동검사에는 성대의 상태를 영상을 통해 직접 관찰하는 후두 스트로보스코피(stroboscopy)와 그래프를 통해 성대의 진동 양상을 관찰하는 성문파측정법(glottography)이 있다.

영상을 통해 육안으로는 매우 빠른 속도의 성대 진동을 자세히 관찰할 수 없기 때문에, 후두 스트로보스코피는 주기적으로 빠르게 움직이는 물체를 정지 상태 또는 서서히 움직이는 상태로 보이게 하는 특수한 장비를 이용한다. 인체의 눈에 영상이 노출되었을 때 그 시각적 이미지는 0.2초 동안 망막에 잔상으로 남는데, 0.2초보다 짧은 간격으로 정지된 물체의 연속적인 동작을 보여 주면 각각의 이미지는 0.2초씩 유지되어 연속적인 움직임으로 지각되는 일종의 착시현상을 일으킨다. 이를 탈보트의 법칙(Talbot's law)이라고 부른다.

후두 스트로보스코피는 성대의 기본진동수와 동일한 횟수로 동기화하여 정지영상을 획득하게 되면 발성 중에 계속해서 진동하는 성대를 어느 한

위상점에서 정지된 상태로 관찰할 수 있다. 기본진동수보다 약간 적은 횟수로 획득하면 매 주기마다 보이는 위상점이 조금씩 뒤로 이동하기 때문에 성대의 진동이 느리게 관찰되며, 기본진동수와 동일한 횟수로 획득하더라도 그 촬영 시점의 위상을 조금씩 뒤로 이동시킨다면 유사한 효과를 볼 수 있다. 이때 위상점 이동의 기준이 되는 성대의 기본진동수는 음성 또는 전기성문전도로부터 얻을 수 있다.

임상 현장에서 성대 운동을 관찰하기 위해 보편적으로 초고속비디오 내시경이 이용되고 있으나, 고가이고 데이터 처리에 많은 시간이 소요되는 불편함이 있다. 최근에는 이러한 단점을 보완하기 위해 최신 IT 기술을 접목하여 초고속후두내시경검사, 라인 스캐닝 디지털 카이모그래피, 평면 스캐닝 디지털 카이모그래피를 동시에 실시간 검사할 수 있는 다기능 후두성능검사시스템이 등장하였으며 다양한 형태의 후두미세진동을 객관적으로 평가하는 데 도움을 주고 있다.

성문파측정법은 성대 진동 자체를 직접 관찰하도록 영상을 제공하는 것이 아니라 성대 운동 결과를 측정하여 그래프로 나타내는 방법이다. 성문파측정법에는 대표적으로 전기성문파측정법(electroglottography: EGG), 광성문파측정법(photoglottography: PGG), 역여과성문파측정법(inverse filter glottography)이 있다.

전기성문파측정법은 갑상연골 외측 경부의 양측 피부에 부착시킨 전극을 통해 발성 시 성문의 개폐에 따른 전기적 임피던스의 변화를 측정하여 그래프로 표현하는 방법이다. 이러한 임피던스의 변화는 두 전극 사이에 흐르는 전류의 진폭 변화로써 검출된다. 이 그래프를 전기성문전도(electroglottogram: EGG)라고 부른다. 전기성문전도는 /에/ 같은 유성음을 발성할 때 성대가 열리면 두 전극 사이의 전기적 임피던스가 증가하고 성대가 닫히면 임피던스가 감소하는 특징적인 변화를 반영한다. EGG 파형 자체를 관찰하기도 하지만, 주로 EGG 파형을 미분하여 dEGG 파형으로 변화시켜 성대운동의 분석에 활용한다. 임상현장에서 분석에 주로 이용하는 매개변수에는 폐쇄시간율(closed quotient: CQ), 개폐속도율(speed quotient: SQ), 개폐속도지수(speed index: SI)가 있으며, 성대진동 주파수 변동지수(Jitter), 성대진동 진폭변동지수(Shimmer), 성대의 기본진동수(F_0)도 많이 이용한다. 전기성문파측정법의 측정 원리 및 그 활용에 대해서는 이후에 다시 자세히 살펴볼 것이다.

광성문파측정법은 후두내시경을 코를 통해 후두의 바로 위에 위치시키고, 빛을 감지할 수 있는 광센서를 윤상연골 바로 아래의 피부에 부착하여, 발성 시에 성대의 진동에 따라 성대가 열리고 닫히는 동안 성문을 통과하는 광량의 변화를 측정하여 그래프로 표현하는 방법이다. 광성문파측정법은 성대가 열려 있을 때 빛이 통과할 수 있으므로, 광센서를 통해 측정하는 광량의 변화를 통해 성문의 넓이 변화를 관찰할 수 있다는 특징적인 장점을 지닌다. 이는 전기성문파측정법이 성문의 개방 시기에 접촉면적의 변화를 알 수 있는 것과도 대별된다. 분석을 위해 사용하는 주요 매개변수에는 개방율(open quotient: OQ), 변환율(shift quotient: ShQ), 속도율(speed quotient: SQ) 등이 있다.

[그림 1-3]에서와 같이 사람의 음성은 성대에서 생성된 성문파가 성도에서 공명과 필터링 과정을 거쳐 만들어진다. 역여과성문파측정법은 이렇게 발생된 음성 파형으로부터 성도에서의 일련의 변형 과정을 역여과(inverse filtering)시킴으로써 성대에서의 공기 흐름, 즉 성문파를 추정하여 그래프로 나타내는 방법이다. 마이크를 통해 입력된 음성 파형으로부터 성도에서의 필터링 효과를 알려 주는 LPC(linear predictive coding) 스펙트럼을 추출할 수 있다. 여기서 LPC 스펙트럼은 발성 중 포만트(formant)의 위치와 강도를 알 수 있는 음성분석 방법 중 한 가지이다. 음성 파형을 LPC 스펙트럼 파형에 역여과시킨 후 적분하면 역여과성문파를 얻을 수 있다.

3) 음향학적 검사

음향학적 검사는 음성 신호를 음성분석기(sound spectrograph)를 이용하여 음성 파형, 스펙트럼, 스펙트로그램 등으로 시각화하고 이들을 분석하는 것을 말한다. 이때 음성분석기는 음성이나 소리의 주파수를 분석해 시간에 따른 각 주파수의 에너지의 변화를 시각적으로 표현하는 장치이다. 스펙트럼을 나타낸 도표를 사운드 스펙트로그램(sound spectrogram) 또는 소나그램(sonagram)이라고 부른다.

4) 근신경검사

근신경검사는 발성 중에 근전도를 이용하여 시행하는 후두의 내근과 외근의 신경학적 검사이다. 근전도는 근육이 수축할 때 발생하는 활동전위를 기록한 것으로서, 근육과 해당 근육의 지배신경의 이상 유무를 진단하는 데 적용된다. 후두 외근에 대한 검사는 비교적 간편하게 시행할 수 있다. 후두 내근이 목의 심부에 위치하므로 후두 내근에 대한 검사를 위해서는 동심형침전극(concentric needle electrode)으로 찔러서 후두 내근으로 진입시켜야 하기 때문에 그 검사의 시행이 복잡하고 발성에 따른 변화를 관찰하는 데에도 많은 어려움이 따른다. 그럼에도 불구하고 근전도 파형을 통해 신경병증(neuropathy), 근육병(myopathy) 또는 기능성 장애의 감별이 가능해진다.

3. 전기성문전도

전기성문전도는 발성 시 성문의 3차원 기계적 운동을 전기적 임피던스를 이용하여 검출한 전기적 신호이다. 이를 통해 성문의 운동 패턴을 관찰하고 성문의 기능적인 변화를 예측할 수 있으므로 임상뿐만 아니라 후두생리 및 발성, 음성 합성 등 후두음성학적 연구에 많이 활용되고 있다. 최근에는 IT 기술을 접목하여 새로운 서비스모델의 제품도 등장하고 있다.

이러한 전기성문전도의 측정 원리, 측정 장치의 구성 및 신호처리, 적용 예를 살펴보기로 하자.

1) 전기성문전도의 측정 원리

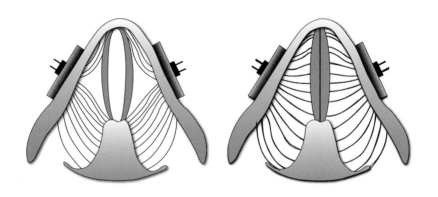

(a) 성대가 열렸을 때   (b) 성대가 닫혔을 때

[그림 1-5] **성대의 열림과 닫힘에 따른 전류 흐름의 모식도**

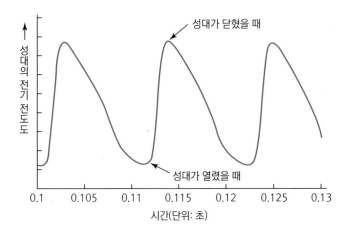

[그림 1–6] **전기성문전도 파형**

인체는 대부분 이온의 이동에 의해 전류의 흐름이 발생하지만, 외부에서 인가된 전류원에 의해서도 전류가 흐를 수 있다. 전기성문전도를 획득하기 위해서는 갑상연골 외측 경부의 양측 피부에 부착된 전극을 통해 외부에서 전류를 공급하고 전압을 측정하여 임피던스를 구한다. 인체 조직 중 근육, 전해질 성분은 전기 전도도가 우수한 반면에, 뼈, 지방, 동굴(cava)은 전류를 제대로 통과시키지 못한다. 유성음을 발성하는 경우에 성대의 진동주기에 맞춰 성대의 하순과 상순이 순차적으로 붙었다 떨어지기를 반복하면서 전기 전도도의 주기적인 변화를 야기한다. 이때 전기 전도도는 전기적 임피던스와 반대의 개념으로 이해할 수 있다.

[그림 1–5]는 성대가 열리고 닫힘에 따라 나타나는 전류의 흐름을 나타낸 것이다. 성대가 열려 있을 때에는 전류가 지나갈 통로가 적어지고 직선거리가 아닌 후두의 전후방 지역을 돌아가기 때문에, 두 전극 사이를 흐르는 전류의 경로가 길어지고 전기가 잘 통하지 않으므로 전기적 임피던스가 커진다. 반대로 성대가 닫히면 많은 전도통로가 생기므로 전기적 임피던스는 작아진다. [그림 1–6]은 성대의 진동에 따른 전기성문전도 파형을

나타낸 것이다. 성대가 닫히면 성대의 상순과 하순의 접촉 면적이 넓어져 전기 전도도가 높아지고, 반대로 성대가 열리면 전도도가 낮아진다.

2) EGG 측정 장치의 구성 및 신호처리

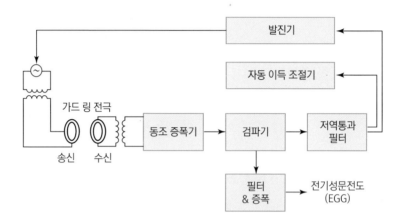

[그림 1-7] **전기성문전도 시스템에서 아날로그부 회로의 블록다이어그램**

전기성문전도(EGG) 측정 시스템의 설계를 위해 통상적으로 적용하는 아날로그 회로의 블록다이어그램은 [그림 1-7]과 같다. 전기성문전도 시스템은 2.7 MHz 발진기, 2쌍의 링 전극, 동조 증폭기, 검파기, 저역통과필터, 자동 이득 조절기 등으로 구성되어 있다. 인체에서 전기성문전도를 측정하기 위해 경부에 미약한 전기 신호를 가하게 되므로, 전기적 안정성을 확보하기 위하여 시스템의 전원과 자극 신호를 전기적으로 분리시켜 설계하여야 한다. 전극은 벨트에 부착된 2개의 링 전극으로 전기성문전도 시스템과 유도성 결합으로 연결하며, 직류적인 접촉을 차단한다. 인체의 피부는 높은 직류 저항을 띠고 있으며 용량성이 존재한다. 이러한 피부의 전기 저항을 극복하면서 성대의 전기적 임피던스를 측정하기 위해서는 두 전극을 통해 2.7 MHz의 캐리어 신호를 가해 성대의 전기적 임피던스의 변화를 검출한다. 전극의 위치와 개인별 피부 임피던스의 차이를 보상하기 위하여 자동 이득 조절 회로를 추가한다. 수신부의 신호가 미약하기 때문에 검출된 캐리어 신호를 동조 증폭기를 통해 증폭하고, 검파회로를 통해 임피던스 변화에 따른 캐리어 신호의 진폭변화가 검출되도록 한다. 마지막으로 잡음 제거를 위해 저역통과필터를 거쳐 성대 진동에 따른 아날로그 신호의 형태로 전기성문전도를 얻을 수 있다.

아날로그 형태의 전기성문전도 신호는 아날로그-디지털 변환기(ADC)를 거쳐 디지털 신호로 변환되고, 이때 성대의 진동주파수가 남성이 100~150 Hz, 여성이 200~250 Hz임을 감안할 때, 샘플링률은 10 kHz 이상이 적당할 것이다. 디지털 형태의 전기성문전도 신호는 시스템 내부의 마이컴 또는 PC에서 분석을 위한 신호처리과정을 거친다.

[그림 1-8]은 PC에서 EGG 데이터 파일로부터 EGG 매개변수를 검출하고 결과를 출력하는 일련의 과정을 나타낸다. EGG 파형의 기저선 변동을 보상하기 위해 고역통과필터를 사용하고, 신호 외의 고주파수 잡음을 제거하기 위하여 저역통과필터를 사용한다. EGG 파형을 분석하기 위해 성문폐쇄시간율(closed quotient: CQ), 성문개폐속도율(speed quotient:

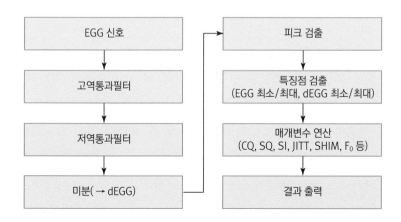

[그림 1-8] 전기성문전도의 신호처리 흐름도

SQ), 성문개폐속도지수(speed index: SI), 성대진동 주파수변동지수(Jitter), 성대진동 진폭변동지수(Shimmer), 성대의 기본진동수(F_0) 등 다양한 매개 변수를 이용한다. 이때 CQ, SQ, SI는 EGG 신호의 한 주기 내에서 EGG 및 미분 EGG 신호의 최댓값 및 최솟값을 통해 연산된다.

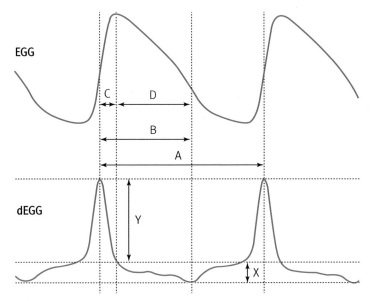

A: 성대 진동의 한 주기, B: 폐쇄기, C: 폐소기, D: 개대기, X: 개대 속도, Y: 폐쇄 속도

[그림 1-9] 전기성문전도의 매개변수

[그림 1-9]는 EGG 신호와 미분 EGG (dEGG) 신호로부터 CQ, SQ, SI 매개변수를 연산하기 위한 인자를 도식화한 것이다. 이때 가로축은 시간 이며, 세로축은 감소하는 방향의 임피던스, 즉 성대의 전기 전도도를 의 미하는데 상순과 하순의 접촉단면적과 비례한다. A는 성대 진동의 한 주 기를 나타내고, B는 폐쇄기, C는 성대의 닫힘구간이 증가하는 영역, D는 성대의 닫힘구간이 감소하는 영역이다. X는 성대 개방 시 최대 속도를, Y는 성대 패쇄 시 최대 속도를 각각 나타낸다.

식 (1), (2), (3)에 의해 CQ, SQ, SI가 정의된다.

$$CQ = B / A \qquad (1)$$

$$SQ = D / C \qquad (2)$$

$$SI = Y / X \qquad (3)$$

Jitter는 EGG 신호의 분석 구간(1초) 중 기본주파수의 변동비율을 의미하고, Shimmer는 동일한 분석 구간 중 진폭의 변동비율을 의미한다. Jitter와 Shimmer는 다음의 수식을 통해 구한다.

$$\text{Jitter} = \frac{\dfrac{1}{N-1}\displaystyle\sum_{i=1}^{N-1} |\, T_0(i) - T_0(i+1) \,|}{\dfrac{1}{N}\displaystyle\sum_{i=1}^{N} T_0(i)} \qquad (4)$$

$$\text{Shimmer} = \frac{\dfrac{1}{N-1}\displaystyle\sum_{i=1}^{N-1} |\, A(i) - A(i+1) \,|}{\dfrac{1}{N}\displaystyle\sum_{i=1}^{N} A(i)} \qquad (5)$$

여기서 A(i)는 EGG의 peak-to-peak 진폭, $T_0(i)$는 성대진동 주기, N은 분석 구간 내에서 검출된 주기의 개수를 의미한다. EGG에서 Jitter와 Shimmer는 음성 신호에서의 Jitter, Shimmer와 매우 흡사하며, 일부 연구자들은 이들과 구분하기 위해 EGG에서 Jitter와 Shimmer를 EGG-Jitter와 EGG-Shimmer라고 부르기도 한다.

3) EGG의 IT 활용

임상 현장에서 성대의 진동 상태를 관찰하기 위해 후두 스트로보스코피, 초고속후두영상촬영술 등을 시행해 왔으나, 이러한 검사법은 진동 현상을 잘 보여 주는 반면에 사용 장비가 고가이고 이동성에 제한이 많으며 검사가 용이하지 못한 단점이 있었다. 이러한 단점을 보완하기 위해 전기성문전도는 광성문전도와 함께 이들 검사법들의 보조적인 수단으로 활용되고 발성에 대한 후두생리학적 연구에도 많이 이용되어 왔다.

EGG 신호는 음성 신호처리와는 달리 간단한 회로의 구성으로 실시간적인 피치의 검출에 용이하다. EGG 신호는 발성 시에 성대의 여기신호(성문파)와 성도의 포만트 사이의 상호작용에 영향을 받지 않으면서 다양한 주변잡음에도 성대의 떨림에 관한 정확한 정보를 검출할 수 있으므로, 피치를 검출하는 데 있어 매우 안정적이고 효과적인 방법이다. 따라서 음성분석 및 합성 과정에서 피치검출을 위한 기준 신호로도 적합하다고 볼 수 있다.

EGG 검사는 후두질환 진단, 후두생리, 음성분석에 대한 연구 외에 음성치료 및 발성훈련에도 유용하게 활용할 수 있다. 성대의 진동은 성대의 크기에 반비례하고 장력에 비례한다. 보다 두껍고 긴 성대는 낮은 주파수를 갖게 되고, 가늘고 긴 성대는 높은 주파수를 갖게 된다. 따라서 일반적으로 발성할 경우 성대의 진동주파수 범위가 성인 남성은 70~200 Hz, 여성은 140~400 Hz, 소아에서는 180~500 Hz의 범위를 가진다. 성악가의 경우 베이스 가수가 낼 수 있는 가장 낮은 주파수가 약 64 Hz이고 소프라노 가수가 낼 수 있는 가장 높은 주파수가 2,048 Hz이다. 이렇게 빠른 성대의 진동 운동은 육안은 물론이고 어떠한 장비로도 자세한 운동 양상을 관찰할 수가 없다. 발성 시 EGG 측정을 통해 성대의 피치 정보를 실시간으로 분석하여 음조 정보를 화면에 보여 줌으로써 성대의 접촉 상태, 음정정확도에 대한 정보를 시각적, 청각적으로 피드백할 수 있으므로 음악적, 음성언어적 치료 도구로서 효과적이다. 특히 성악 분야에서 바이오피드백을 통한 발성교정도구로 많이 활용될 수 있을 것이다.

지금부터 EGG의 IT 활용 예로서, 발성 및 음정 교정에 활용이 가능한 착용형 EGG 시스템에 대해 설명하고자 한다. 이 시스템은 몇 년 전 (주)피지오랩에서 개발하여 시제품까지 완성하였으나, 아직 시판은 되지 않고 있다.

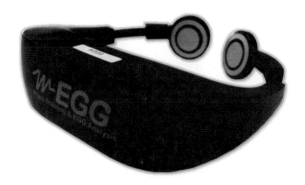

[그림 1-10] 착용형 무선 EGG 측정 장치

[그림 1-10]은 넥밴드 형태의 착용형 무선 EGG 측정 장치로서, 발성 시 성문의 개폐에 따른 임피던스 변화를 측정하고 성대의 피치 정보를 실시간으로 검출하여 발성 톤 또는 음정을 교정하는 수단으로 사용된다. 전기성문전도를 측정하는 기술은 앞서 소개한 '3. 2) EGG 측정 장치의 구성 및 신호처리'와 유사하게 적용하였다. 다만 배터리 충전 후 6시간 이상 연속 사용이 가능하고, 성악가들의 음역대를 고려하여 20 kHz의 샘플링율과 24 bit 분해능의 아날로그−디지털 변환기를 추가로 적용하였다. 여기에 무선통신기술을 이용하여 게이트웨이를 거쳐 모니터링 PC로 성대의 피치 정보가 실시간으로 전송되며, 측정 장치의 단일 접속 또는 다중 접속을 지원하도록 설계하였다.

[그림 1-11]은 착용형 무선 EGG 측정 장치를 통해 노래 발성자의 음정을 정확히 측정하고 시각적으로 피드백하여 음정교정 수단을 제공하는 소

프트웨어 화면이다. 착용형 무선 EGG 측정 장치를 목에 착용한 후 전자 악보를 재생하고 노래를 부르면 음표당 발성음정이 전자악보의 기준 음 계, 음정정확도에 따른 판단결과와 함께 화면에 실시간으로 표시된다. 음 정의 측정범위는 30~2,000 Hz 범위이며 반음 단위의 분해능을 보인다. 음표당 판단결과는 '정상 발성'과 '비정상 발성'으로 표시되며, 무발성 또 는 반음 단위의 오차도 '비정상 발성'에 해당된다. 이를 통해 발성자 또는 발성 지도자는 화면으로 보이는 실시간 발성음을 확인하면서 자가 음정 교정 또는 발성지도를 수행할 수 있도록 한다.

[그림 1-12]는 음정교정 소프트웨어를 활용한 발성음정 교정 서비스의 개념도를 보여 준다. 최대 10대의 EGG 측정 장치가 동시에 접속이 가능 하여 단독 발성, 독창에서부터 합창에 이르기까지 발성음정의 모니터링 이 가능하다. 이는 집단음악치료에도 적용이 가능함을 의미하는 것으로, 정신질환자치료뿐만 아니라 자폐아 등을 위한 아동심리치료에도 효율적 일 것이다.

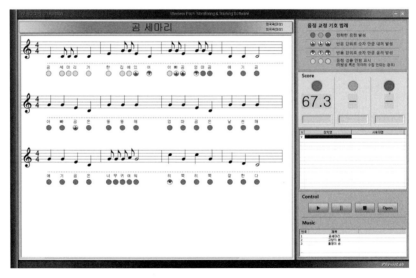

[그림 1-11] 음정교정 소프트웨어

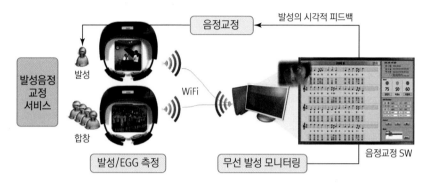

[그림 1-12] 음정교정 소프트웨어를 활용한 발성음정 교정 서비스 개념도

독자의 생각

📊 참고문헌 및 추천자료

고도흥, 정옥란, 신효근, 최홍식, 김현기, 왕수건, 이정학, 양병곤, 김진숙, 김연희, 배소영, 박병규, 신지영, 표화영, 안종복, 박상희, 배재연(2001). 음성 및 언어 분석기기 활용법. 서울: 한국문화사.

김기련, 김광년, 왕수건, 허승덕, 이승훈, 전계록, 최병철, 정동근(2004). 전기성문 전도(EGG) 시스템의 개발 및 평가. 의공학회지, 25(5), 343-349.

김기호, 양병곤, 고도흥, 구희산(2000). 음성과학: 조음·음향·청각음성학. 서울: 한국문화사.

박중환, 이병주, 김창수, 권순복, 이현순, 손봉형, 공수근, 박병규, 왕수건(2000). 성대마비환자에서 부위별 진단에 있어 후두근전도검사를 근간으로 한 전기 성문파형검사의 유용성. 대한이비인후과학회지: 두경부외과학, 43, 1328-1336.

서동일, 최형식(2000). 요들성에 대한 전기성문파검사(EGG)를 이용한 발성학적 접근. 음성과학회지, 7(2), 113-124.

서울대학교(1998). 후두기능 종합진단 시스템 개발. 보건복지부 선도기술개발사 업·의료공학기술개발사업 최종보고서.

송인무, 왕수건, 고의경, 전경명, 권순복, 김기련, 전계록, 김광년, 정동근, 조철우, 양병곤(2003). 후두암 감별진단에 있어 성문전도(Electroglottograph) 파라미터의 유용성. 대한음성언어의학회지, 14(1), 16-25.

안두희(1992). 생리학. 서울: 신광출판사.

안회영 역(1992). 음성검사법. 일본음성언어의학회 편. 서울: 진수출판사.

양병곤(1996). 라링고그라프에 의한 한국인의 성문파형 분석 및 합성모음의 청각 실험. 한국언어학회지, 21(4), 223-238.

왕용진(2017). 평면 스캔 비디오 카이모그라피와 후두 스트로보스코피 기능이 있는 비디오 후두 내시경 시스템. 등록번호: 10-1717362 (KR)

이제현, 김지혜, 강구태, 정동근(2013). 성문전도를 이용한 발성훈련 시스템. 센서 학회지, 22(2), 156-161.

정동근, 서덕준 공역(2000). 생명과학을 위한 인체물리. Cameron, J. R., Skofronick, J. G., & Roderick, M. 저. 서울: 한승.

정희석, 김중선, 이창윤, 손희영(2018). 감상선 수술범위와 공기역학적 음성 지표 변화. 후두음성언어의학회지, 29(1), 24-29.

Childers, D. G., & Krishnamurthy, A. K. (1995). A critical review of electroglottography. *Crit Rev Biomed Eng*, *10*, 201-205.

Fabre, M. P. (1957). Un procede electrique percutance d'inscription de l'accolement glottique au cours de la phonation: Glottographie de haute frequence, Premier resultats. *Bull Acad Nat Med*, *141*, 66-69.

Fourcin, A., Abberton, E., Miller, D., & Howells, D. (1995). Laryngography: Speech pattern element tools for therapy, training and assessment. *European J Disord Com*, *30*, 101-115.

Hanson, D. G., Jiang, J., D'Agostino, M., & Herzon, G. (1995). Clinical measurement on mucosal wave velocity using simultaneous photoglottography and laryngostrobocopy. *Ann Otol Rhinol Laryngol*, *104*, 340-349.

Imagawa, H., Kiritani. S., & Hirose, H. (1987), High speed digital image recording system for observing vocal fold vibration using an image sensor. *Journal of Medical Electronics and Biological Engineering*, *25*, 284-290.

Kim, J. C., Lee, J. C., Kim, D. W., Oh, M. H., Youn, D. H., & Cha, I. W. (1999). A new EGG system design and speech analysis for quantitative analysis of human glottal vibration patterns. *J. Biomed. Eng. Res.*, *20*(4), 427-433.

Choi, J. M., Choi, S. H., Sung, M. W., & Park, K. S. (2001). Inter-Channel parameters for the diagnosis of the laryngeal functions. *Proceedings of the 23rd Annual EMBS International Conference, Istanbul, Turkey*, 3349-3351.

Kay Electrics Corp. (1993). Multi-Dimensional Voice Program (MDVP) Model 4305: Operation Manual.

Lecluse, F. L., Tiwari, R. M., & Snow, G. B. (1981). Electroglottographic Studies of Staffieri Neoglottis. *The Laryngoscope*, *91*, 971-975.

Thomas Baer, Anders Löfqvist, & Nancy S. McGarr (1983). Laryngeal vibrations: A comparison between high-speed filming and glottographic techniques. *The Journal of the Acoustical Society of America*, *73*(4), 1304-1308.

http://www.cancer.gov

http://www.laryngograph.com

http://www.yesonvc.com/page/3_1_2.php

제2장 청각언어재활을 위한 산림치유

박경자(Park, KyeongJa, MSc),
신창섭(Shin, ChangSeob, PhD), 김동수 (Kim, Dongsoo, PhD)*

| Chapter 2 | Forest Healing for Audiology, Speech-Language
Pathological Rehabilitation

숲 활동과 산림치유

숲 활동은 국토 전체면적의 64%를 차지하는 숲을 자원 삼아 국민의 행복 증진에 기여하기 위한 경제적·사회적·정서적 지원과 관련된 모든 활동을 의미하며, 산림청과 숲 활동 단체들은 산림을 기반으로 산림문화·휴양 환경의 창출과 산림교육 및 산림치유 등의 서비스 프로그램을 개발하여 일반 시민 및 치유 대상자들에게 기회를 제공하고 있다.

숲 활동이 주목받는 이유는 삶의 질을 중시하는 현대인의 생활양식과 도시화에 따른 자연환경과의 괴리 때문이다. 이로 인해 다양한 산림휴양 수요가 매년 증가하고 도시 생활환경 개선을 위한 도시림 조성 요구가 증대되고 있다. 우리나라는 고령화뿐만 아니라 주거 환경 및 식생활의 서구화에 따른 아토피, 천식 등의 환경성 질환의 증가와 환경오염, 소음과 같

* 박경자, 신창섭, 김동수(2019). 청각언어재활을 위한 산림치유. 허승덕(2019). 융복합 청각 재활. 서울: 학지사.

Park, K. J.; Shin, C. S.; Kim, D. S. (2019). Forest Healing for Audiology, Speech-Language Pathological Rehabilitation. In: Heo, S. D. (2019). *Audiological Rehabilitation for Interdisciplinary Research*. Seoul: HakJiSa.

은 환경적 스트레스로 인해 2010년 이후 매년 OECD 국가 중 최고 수준으로 의료비가 증가하는 상황이다. 이 과정에서 국민들은 건강에 대한 관심이 높아졌으며, 그에 따른 국민 복지 요구도가 빠르게 상승하고 있다. 최근 들어 산림은 인간에게 편안함을 제공하는 휴식의 장소와 운동을 위한 최적의 장소라는 개념을 넘어 숲 활동이 질병에서의 회복과 건강을 증진하는 데 긍정적 영향을 미친다는 과학적 연구들을 기반으로 산림복지 서비스의 요구가 지속적으로 증대되고 있으며 숲 활동의 과학적 체계화가 이루어지고 있다.

다양한 숲 치유인자에 대한 효과를 입증하는 실증적 연구는 1900년대 초부터 시작되었다. 숲의 치유효과 사례는 미국 뉴욕시의 한 병원에서 있었던 폐결핵 치료 과정에서 확인할 수 있다. 병원에서는 넘쳐 나는 환자로 인해 병실이 부족하였고, 일부의 폐결핵 환자들을 숲속 텐트에 기거하게 하였다. 일반병실 환자들과 숲속병실 환자들의 치료 과정은 동일하였다. 이후 치료 과정 중 의료진은 일반병실의 환자들보다 숲속병실 환자들의 회복 속도가 눈에 띄게 빠르다는 것을 확인하였다.

숲 환경의 다양한 치유인자는 긍정적인 심리적 생리적 변화를 이끌어내고, 이러한 변화는 인체의 치유력 향상으로 이어진다. 현재 숲 활동의 치유효과는 과학적 연구과정을 통해 입증되는 과정에 있다. 이는 인간이 자연에서 생활한 오랜 시간과 연관이 있다. 인간이 지구상에 나타난 이래로 대부분의 시간을 자연과 조화를 이루며 살아왔고, 삶의 터전이며 생활 자체였던 자연에 대한 기억은 우리의 DNA 속에 간직되어 유전되고 있다는 에드워드 윌슨(Edward Wilson) 교수의 바이오필리아(Bio Philia)이론의 근거가 되었다. 햇빛과 바람소리, 물소리, 나뭇잎 흔들리는 소리까지 숲은 어머니의 품 안에서와 같은 편안하고 익숙한 느낌으로 우리에게 행복감을 가져다준다. 편안함과 치유의 힘을 가진 숲에서의 활동과 연계한 재활 프로그램의 적용은 어떤 병실이나 치유공간보다 재활대상자들에게 안정감을 제공하여 장시간 프로그램의 수용적 자세를 증진시킬 수 있을 것이다. 현재까지 적용된 사례가 없는 청각 및 언어 재활도 산림자원을 이용한 숲 활동과 연계된다면 치유와 재활이 연합된 상승(synergy) 효과를 기대할 수 있다. 특히, 외상 후 스트레스 증후군 환자나 광산업, 건설현장 등의 직업적 요인으로 청각손실을 경험한 사람들에게 재활과 치유의 일환으로 다양한 산림복지서비스 활동을 권장하는 바이다.

산림의 치유인자

숲에서의 체험 활동이 인체에 영향을 미치는 긍정적 효과는 심리적, 생리적으로 다양하다. 숲 활동에서 얻을 수 있는 행복감이나 육체적 활성의 증진에 기여하는 요인들을 우리는 산림의 치유인자라 부른다. 산림의 치유인자는 물리 환경적 인자, 화학적 인자 그리고 감각적 인자로 나눌 수 있다. 물리 환경적 인자로는 햇빛, 물, 공기, 기후, 지형 등이 있으며, 화학적 인자로는 피톤치드와 음이온, 감각적 인자로는 경관(시각), 각종 백색소음(청각), 향기(후각), 입맛(미각), 자연과의 접촉(촉각) 등이 있다. 숲에서 활동하는 사람들은 산림 치유인자를 체험하고 수용하는 과정에서 심리적, 생리적 변화를 경험한다. 산림치유의 효과는 숲 체험의 횟수나 수용자세 그리고 함께하는 사람들이나 프로그램에 따라 달라질 수 있다.

산림은 무생물인 환경적 구성요소들과 생물학적인 요소들이 균형을 이루고 안정적 환경을 제공한다. 숲에는 온갖 생물들이 가득하다. 우리 눈으로는 모두 볼 수 없지만 숲에는 각종 미생물과 같은 작은 생물부터 숲을 가득 메운 풀과 나무 그리고 작은 동물부터 멧돼지나 고라니같이 몸집이 큰 동물까지 한데 어울리는 생물들의 한마당이다. 생물들은 서로서로 먹이를 제공하고 은신처를 도와 만들고 때로는 먹이사슬 안에서 서로

의 생존에 균형을 맞추어 간다. 다양한 생물이 살아가는 숲에는 생명의 근원이라 할 수 있는 물이 상대적으로 풍부하고, 흙과 바위가 있어 미네랄을 충분히 공급한다. 오묘하게 구성된 지형은 안정감과 비바람 같은 일시적 외부 환경변화를 완충하고, 높낮이를 달리하는 나무들은 햇빛의 양을 조절하며 적정 습도를 유지하는 능력이 있다. 불규칙한 노면으로 다양한 근육운동이 가능하게 하는 숲의 지형은 장시간 지치지 않고 운동이 가능한 장소이다. 숲길 운동은 숲길의 경사도와 노면 형태에 따라 산림에서의 운동효과가 다르기 때문에 치유 대상에 따라 적절하게 적용된 운동요법은 스트레스 완화와 심혈관계 질환 등 대사증후군의 예방과 완화에 도움이 되는 것으로 나타났다(최종환 외, 2008).

숲의 치유인자 중 화학적 인자로 구분된 피톤치드(phytoncide)는 '식물'이라는 'Phyton'과 '죽이다'라는 'cide'를 합쳐 만든 단어로 1930년 레닌그라드 대학의 토킨(V. P. Tokin) 교수가 처음 제안하였다. 피톤치드는 이렇게 식물이 공기 중으로 내보내는 휘발성 유기화합물을 총칭하며, 침엽수 등에서 나오는 휘발성 물질인 테르펜(terpene)이라는 유기화합물이 대표적이다. 피톤치드(phytoncide)는 식물이 자신들에게 침입하려는 병원균이나 해충, 곰팡이 등에 저항하려고 만들어 발산하는 물질이다. 이 물질 중 일부가 인간에게 정신적 치유효과를 가진다는 사실이 알려져 있으며 최근에는 생리적 변화와 건강 증진 효과를 함께 나타내는 것으로 알려져 주목받는 물질이다. 산림의 또 다른 화학적 치유인자로는 음이온이 있다. 음이온은 다른 일상 환경보다 주로 폭포와 습기가 많은 지역에 다량 존재하는 것으로 알려져 있다. 음이온은 일본의 학자들을 중심으로 연구되었으며, 인체에 유입되어 생리적 활성을 높이고 몸을 가볍게 하여 건강 증진 효과를 나타내는 것으로 알려져 있으나 아직까지 구체적 효과가 입증된 것은 아니다.

숲의 치유인자 중 감각적 인자로 구분된 경관은 시각 자극을 통해 인체에 영향을 준다. 선행연구들에서 산림환경 요소 중 숲 체험자들에게 가장 높은 선호도를 나타낸 경관은 물을 포함하는 계곡이나 폭포 등이며, 아름다운 경관에 대한 시각적 효과는 정서의 안정과 심미적 풍요라 할 수 있다. 일상에서 시각을 통한 자극은 주로 삶을 위한 정보를 획득하거나 긴장을 유발하는 것이기에 스트레스, 피로와 연관되어 있다. 그러나 숲에서 얻어지는 아름답고 편안한 시각 자극은 일상의 지친 삶과 긴장과는 반대의 자극을 만들어 긴장을 이완하고, 스트레스를 해소하는 자극이 되기에 치유효과를 극대화시킬 수 있는 조건을 만들어 준다. 숲에서 얻을 수 있는 기분 좋은 소리 또한 치유효과를 높이는 인자이다. 숲에서 들리는 나뭇잎이 바람에 흔들리는 소리, 새소리, 벌레 소리, 물소리 등은 긴장된 두뇌를 이완하는 치유인자로 인간의 영혼 깊이 잠재되어 온 오랜 경험과 연결된 본원적이고 익숙함의 산물이며, 자연의 소리들은 시간과 계절의 변화를 함께 느끼게 하며, 자연 안에서 하나 된 나를 찾고 그에 따른 활력을 되찾아 준다. 소리는 시각적으로 가려진 곳, 방향이나 거리, 공간의 지각을 짐작하여 집중력을 향상시키는 부가의 효과도 누리게 한다. 후각을 통해 몸으로 들어오는 자연의 향기도 치유인자이다. 숲의 향기는 식물자원이 내뿜는 향기와 흙냄새가 대부분이며, 향기는 특별히 인간의 감정과 밀접한 연관이 있는 자극으로 감정적 안정에 도움을 줄 수 있고 대인관계에 도움을 주는 인자이다. 숲의 향기는 주로 바람의 길목에서 더 강하게 느낄 수 있다. 미각은 산림치유 요법 중에서도 인간의 가장 기본적 욕구를 충족시킬 수 있는 음식을 통해 인체로 들어오는 자극이다. 자연의 웰빙 먹거리는 가공식품과 달리 천연의 비타민과 필수의 미네랄을 다량 함유하고 있어 건강에 좋을 뿐 아니라 각양각색의 자연 먹거리에서 얻어지는 시각적 효과는 미각 자극의 효과를 높이는 이중의 자극으로 치유효과를 상승시킨다. 촉각은 주로 수치유(water therapy)에서 나타나며 계곡의 맑은 물에 손발을 담갔을 때의 느낌, 그때 스치는 골바람의 부드러운 감촉에서 정서적 안정감을 느끼게 한다.

결국 숲에서의 활동은 많은 부분 심리적 편익을 제공한다. 숲 활동 체험자들은 자연의 아름다움, 일상에서의 해방감, 자연이 주는 안정감을 얻고, 자신에 대한 몰입 수준을 향상시켜 현실에 대한 수용으로 정서적 평화를 경험한다.

🔗 산림복지

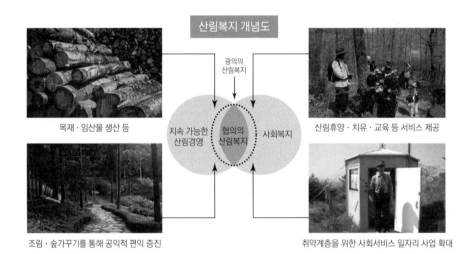

[그림 2-1] **산림복지 개념도**

출처: 한국산림복지진흥원(https://fowi.or.kr).

산림복지란 국민들에게 산림을 기반으로 산림문화 · 휴양, 산림교육 및 치유 등의 산림복지서비스를 제공함으로써 국민의 복리증진에 기여하는 경제적 · 사회적 · 정서적 지원을 말한다. 우리나라의 산림복지는 1980년대 초반 삼림욕 지원 정책을 시작으로 국민들의 여가활동과 야외 휴양 장소를 제공하여 국민들의 복리증진에 기여하는 중요한 역할을 해

오고 있다. 산림복지 수요는 2000년대 초반까지 자연휴양림 조성을 중심으로 산림휴양 정책에 담아 충족되어 왔으나 산림치유, 숲 해설, 유아 숲 체험 등 산림에서의 활동 기회 확대에 대한 국민적 요구가 다변화됨에 따라 새로운 정책적 개념의 도입이 불가피하게 되었고, 이를 반영하고자 산림청은 2013년 「산림복지종합계획」을 마련하고 같은 해 7월 '산림복지로 국민행복시대 실현'이라는 산림비전 선포·실행을 통해 국민들의 욕구를 채워 가고 있다. 2015년에는 「산림복지 진흥에 관한 법률」이 제정되어 법적으로 산림복지 추진 동력이 마련되었으며, 이 법령에 근거하여 산림복지서비스 제공의 공공주체로서 '한국산림복지진흥원'이 설립(2016. 04. 18.)됨으로써 수준 높은 산림복지서비스 제공을 위한 전달체계가 마련되어 현재에 이르고 있다.

한편, 산림청에서는 산림복지서비스를 확대·제공하기 위해 연차별 인프라 확충방안을 마련하고 실행해 왔다. 그 결과 자연휴양림, 산림욕장, 치유의 숲에서 진행되는 프로그램 이용자 수는 연차별로 계속 증가 추세에 있으며, 그 외 시설과 산림복지서비스를 간접적으로 제공하는 숲이나 등산로의 경우에는 산림휴양기능이 부각되기 시작한 1980년대부터 꾸준히 이용률의 증가를 보이고 있다. 산림복지는 '생애주기별 산림복지'라는 실행계획을 가지고 사각지대 없이 국민들에게 다가가고 있다. 이를 위해 산림청은 각 특성 있는 산림자원을 통해 생애주기별 이용 가능한 시설과 생애별 특화 산림복지서비스가 가능한 프로그램들을 구축하고 있다. 생애주기별 차별화된 프로그램은 임신부터 노후까지 생애주기에 따라 필요한 복지서비스를 적절하게 제공받을 수 있도록 촘촘한 복지 사이클을 구축하여 산림복지의 소외계층 해소를 위해 설계되었다. '생애주기별 산림복지'는 산림의 보존적 활용을 통해 국민들에게 정신적, 육체적 건강과 사회적 안녕에 기여하기 위한 노력과 모든 국민이 산림이 제공하는 자연 혜택을 평등하게 누릴 수 있도록 하겠다는 정책이 융합되어 나온

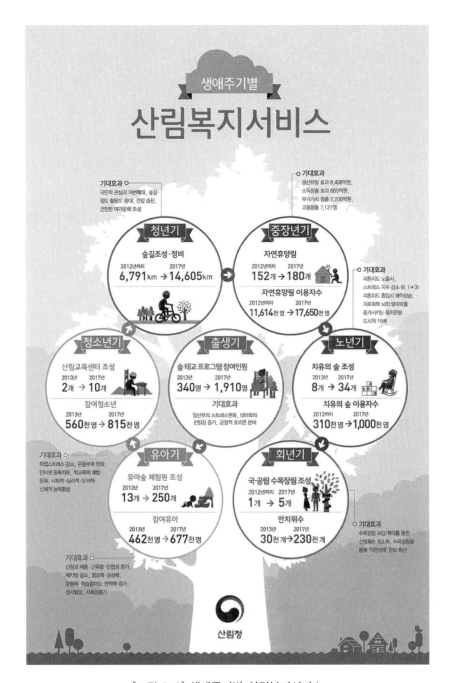

[그림 2-2] 생애주기별 산림복지서비스

출처: 한국산림복지진흥원(https://fowi.or.kr).

💡 노화방지에 도움을 주는 항산화효소 증가

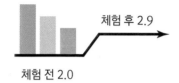

체험 후 2.9

체험 전 2.0

💡 스트레스 호르몬 코르티솔(CORTISOL) 감소

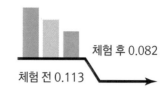

체험 후 0.082

체험 전 0.113

💡 숲에서는 아토피피부염, 천식이 호전됩니다.

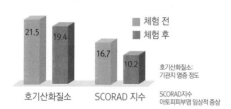

💡 숲길걷기는 혈압을 낮추는 데 도움이 됩니다.

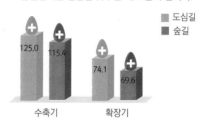

💡 우울증상을 완화하는 데 효과가 있습니다.

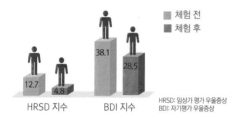

💡 암수술 후 빠른 회복에 도움을 줍니다.

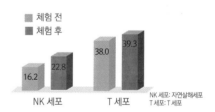

💡 안정된 상태에서 많이 발생하는 뇌파 알파파 증가

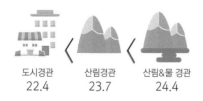

💡 면역력을 높이는 NK 세포 증가

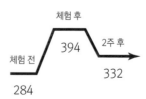

[그림 2-3] 산림치유의 효과

출처: 한국산림복지진흥원(https://fowi.or.kr).

결과물이다.

🔬 산림복지서비스를 위한 산림복지전문가

산림복지서비스를 제공하는 숲해설가, 유아숲지도사, 숲길등산지도사, 산림치유지도사들을 산림복지전문가라고 한다. 이들은 산림복지서비스를 제공하기 위하여 조성된 자연휴양림, 산림욕장, 치유의 숲, 숲길, 유아숲 체험원, 산림교육센터, 그 밖에 관련된 시설에서 숲 활동 참여자들을 대상으로 다양한 프로그램을 주관하고 있다.

그중, 산림청에서 인증하는 산림교육전문가는 숲해설가, 유아숲지도사, 숲길등산지도사를 말하는데, 자연휴양림, 수목원, 도시숲 등에서 시민들에게 숲에서 살아가는 다양한 생물의 구성과 보전에 대한 이야기, 나무나 각종 식물에 대한 지식, 숲에 얽힌 역사, 숲과 인간과의 관계 등의 지식을 제공한다. 숲해설가는 숲에서 숲을 구성하는 생물들에 대한 맞춤식 설명으로 자연 친화를 통한 정서적 안정을 도와주고, 유아숲지도사는 유아 숲 체험원에서 숲 활동을 통해 유아의 정서 함양 및 전인적 성장을 위한 교육을 하며, 숲길등산지도사는 숲을 찾는 사람들이 안전하고 쾌적하게 등산 또는 트래킹을 할 수 있도록 도와주며 건전한 등산문화 정착을 위한 다양한 등산서비스를 제공하는 활동을 전개한다. 산림치유지도사는 산림치유전문가로 정신적, 육체적으로 곤란한 상황에 처한 치유대상자들은 물론, 일반인을 위한 다양한 치유활동으로 사람들의 몸과 마음의 건강 증진에 기여하고 있다.

산림복지에 대한 최근 연구동향

다양한 숲 생태계는 모든 생명을 유지하는 공간체계시스템이다. 숲은 모든 생물의 생명을 지켜 주는 보금자리요 쉼터이다. 인간은 본래 사바나와 같은 숲에서 태어나 숲속에서 살아왔다. 그러나 인간들은 문명과 산업의 발달로 숲 밖에서 생활하게 되었다. 20세기 후반부터 숲의 기능과 역할의 중요성이 재인식되었고, 1992년 개최된 리우환경정상회담 이후 지속 가능한 숲 관리와 유지가 지구인의 목표가 되었다. 우리나라도 IMF의 지원을 받아야만 했던 1998년 이후, 각박하고 앞만 보고 달리던 생활의 패러다임이 바뀌기 시작하면서, 숲에 대한 인식이 건강 활동을 위한 장소로 변화되기 시작하였다. 그 시기 '숲이 희망이다'라는 이슈가 생겨났고, 우리 생명을 지켜 줄 숲 가꾸기는 농민, 산촌민의 관심사가 아닌 도시민까지 함께 해내야 하는 과제라는 공감대가 형성되었다.

2000년대 이후 숲에 대한 인식 변화는 숲이 단순히 오르내리는 등산의 장소가 아니라 국민의 보건휴양, 정서함양, 치유공간으로 활용되어야 한다는 새로운 패러다임으로 이어졌고, 숲의 지속적 보전과 새로운 패러다임을 종합적으로 관리하는 개념인 산림복지가 세상의 화두가 된 것이다.

현재까지 숲 체험 활동과 치유 프로그램은 산림복지의 중요성을 뒷받침하는 연구결과들을 지속적으로 공유하고 있다. 산림치유 프로그램에 참여한 우울증 환자들과 암환자들은 비참여자들과 비교했을 때 더 빠른 회복속도를 나타냈다.

산림치유는 노화를 방지하는 항산화효소의 수준을 높이고 스트레스 호르몬인 코르티솔의 수준을 낮추는 효과가 있으며, 혈압과 정신적 안정 상태를 나타내는 뇌파 중 알파파의 증가를 유도했다. 또한 숲에서는 아토피 피부염을 줄이고 면역력 지표 중 인체 내 변형 세포를 찾아 사멸하는 능력을 가진 NK 세포(자연살해세포)의 수를 높여 면역력을 상승시키는 효과가 있다.

🔬 해외의 산림복지 사례

스위스는 1968년 예방의학적 관점에서 숲단련길(vitaparcours)을 조성하기 시작하였으며, 1993년 숲단련길 재단이 설립되면서 숲단련길이 현재 스위스 전역에 50여 개소 조성되어 운영 중이다. 숲단련길은 코스별로 운동효과를 색깔로 구분하고 있으며, 파란색은 지구력, 노란색은 유연성과 민첩성, 붉은색은 근력에 우수한 효과가 있음을 나타낸다. 숲단련길 앱을 실행하면 숲단련길 위치, 코스현황, 시설이용방법 등을 숙지할 수 있다.

독일어 쿠어오르트(Kurort)는 '치료·요양'이란 뜻의 쿠어(Kur)와 '장소'라는 뜻의 오르트(Ort)의 합성어로 자연치유를 할 수 있는 요양지를 뜻한다. 치유요양지 쿠어오르트는 독일 전역에 약 350여 개가 있으며, 온천, 진흙, 공기, 해양, 동굴, 크나이프, 치료에 좋은 기후 요양지 등으로 구분할 수 있다.

영국에서는 'Green Gym'이라는 프로그램을 운영한다. 이 프로그램은 참여자들의 신체적 건강, 정신적 웰빙(Well-being) 등을 향상시켜 주고 지역 환경을 개선시킬 수 있는 활동으로 이루어진다. Green Gym은 1997년 영국 옥스퍼드셔의 윌리엄 버드(Willam Bird) 박사와 BTCV(british trust for conservation volunteers)가 환경보호활동을 위한 실질적인 접근성을 주장하며 만들었다. Green Gym 프로그램은 이용객들의 건강 유지 및 증진을 목표로 한 체육활동이며, 이 활동이 산림 공원에서 이루어진다.

노르웨이에서 운영되는 'Green Care'는 건강관리, 직장교육, 유아관리 또는 유아교육의 목적으로 농장에서 제공되는 복지서비스이다. Green Care는 도시인들에게 곡식ㆍ원예작물 기르기, 농장 내 동물과의 접촉 등 다양한 농업활동을 체험시켜 신체적ㆍ정신적 건강뿐만 아니라 사회 동화 및 인간성 회복을 위한 다양한 프로그램을 제공하고 있다. 전국적으로 약 1,500개의 농장이 Green Care 프로그램에 참여하고 있다.

일본은 삼림테라피기지(森林テラピ基地)를 운영 중이다. 삼림테라피기지는 산림의학 측면에서 긴장완화 효과가 전문가에 의해 실증되고, 더 나아가 관련 시설 등이 일정 수준 이상으로 정비된 지역을 의미한다. 또한 일본에서는 삼림종합연구소를 주축으로 2004년부터 숲의 건강ㆍ생리적 효과에 대한 다양한 연구들을 진행하고 있다. 현재 일본은 삼림테라피 인증제도를 도입하고(2005), 삼림테라피기지(48개소) 및 로드(5개소)를 등록ㆍ운영 중(2012)이다(한국산림복지진흥원, https://fowi.or.kr).

청각언어재활을 위한 산림환경의 활용

숲 활동의 치유효과를 이끌어 내는 치유인자 중 하나가 숲에서 만날 수 있는 다양한 소리이다. 숲은 새소리, 물 흐르는 소리, 나뭇잎 스치는 소리 등 백색소음으로 알려진 배경소음이 심리적 안정을 유도하고 집중력을 향상시키는 장소이다. 특히 물소리는 자연과 인간의 본성을 비춰 주는 상징적인 존재로, 물을 통하여 몸과 마음의 청정을 유지하고, 소리를 통하여 자연과 합일되는 경험을 한다. 이렇듯 다양한 자연의 소리는 사람과 사람, 사람과 사물을 소통하게 하는 매개체로 시공간을 통합할 수 있는 통합감각성을 지니고 있다. 소리를 통한 물아일체(物我一體)로 소리 감각을 활용하면 내 삶의 모습을 찾을 수 있다. 또한 청각은 엄마의 자궁 속에서부터 완성되는 감각이며 이 삶이 끝날 때는 가장 늦게 소멸되는 감각이기도 하다.

인체가 숲에서의 소리를 접했을 때 어떤 변화가 일어나는지에 대한 연구는 아직 많지 않다. 그렇지만 자연환경 안에서 이루어지는 청각언어재활 과정에서 숲의 다양한 백색소음은 기분상태 변화나 신체적 이완효과를 통해 재활치료의 효과를 증폭시킬 수 있을 것이다.

산림치유의 한 연구(김인옥, 2014)는 산림치유 프로그램 중 새소리, 시냇물 소리, 풀벌레 소리 나뭇잎 흔들리는 소리 등 숲 속에서의 소리를 들려주고 POMS(기분상태검사)와 HRV를 사용하여 스트레스지수, 스트레스 저항력, 피로지수, 건강지수의 변화를 측정하였다. 연구는 다양한 숲속 백색소음이 무음 상태보다 정서적 이완과 피로회복에 효과가 탁월하였고, 스트레스 저항력을 높이는 효과가 있음을 밝혀냈다. 또한 인간의 감성을 표현하는 형용사를 가지고 심상공간을 측정하는 SD(의미분별법)를 이용하여 쾌적감과 자연감, 진정감의 변화를 측정한 결과에서도 숲의 청각적 환경이 스트레스 감소에 중요한 요인이라는 것을 밝혀냈다.

우리 사회는 급속한 도시화, 산업화 및 고령화의 영향으로 환경성 질환, 만성질환, 노인성질환자들이 급증하고 있다. 또한 산림치유 활동에 대한 건강 증진 효과가 입증되고 있다. 숲은 수백만 도시인의 삶의 질을 높이고 행복을 주는 중요한 환경자원이 된다. 따라서 미병자, 병자 등 모든 국민이 참여할 수 있는 생애주기별 프로그램이 산림 및 도시 숲에서 이루어지고 있다. 자연의 숲속에 위치한 산림치유서비스뿐 아니라 도심 내 설치된 숲 치유 공간이 청각언어재활을 필요로 하는 사람들의 공간으로 널리 활용되기를 기대한다.

독자의 생각

참고문헌 및 추천자료

김동수(2018). 겸손한 스트레스 오만한 치유. 서울: 에듀컨텐츠휴피아.

김인옥(2014). 산림의 청각요소가 인체의 심리·생리에 미치는 영향. 충북대학교 대학원 석사학위논문.

신원섭(2011). 숲으로 떠나는 건강여행. 서울: 도서출판지성사.

신원섭(2014). 치유의 숲. 서울: 도서출판지성사.

신원섭(2016). 다숲. 서울: 나녹.

신창섭, 최종환, 이연호, 조택희, 이성재, 이인숙, 방경숙(2018). 삼림치유의 이해. 청주: 산림치유연구사업단.

최종환, 신원섭, 서경원, 차욱승, 연평식, 유리화(2008). 산림운동이 혈압, 심박수, 과산화지질, 항산화효소에 미치는 영향. 한국임학회지, 97(4), 417-422.

Li, Q. (2011). *Forest Medicine*. New York: Nova Biomedical.

Nilsson, K., Sangster, M., Gallis, C., Hartig, T., de Vries, S., Seeland, L., & Schipperijn, J. (2011). *Forests, Trees and Human Health*. New York: Springer.

Ulrich, R. S. (1986). Human responses to vegetation and landscape. *Landscape and Urban Planning, 13*, 29-44.

Wilson, E. O. (1984). *Biophilia*. Cambridge: Harvard University Press.

산림청 http://www.forest.go.kr/

한국산림복지진흥원 https://www.fowi.or.kr/

보청기 종류

허승덕(Heo, SeungDeok, PhD)*

| Chapter 3 | Type of Hearing Aid

보청기는 모양과 크기 및 휴대 여부 등에 따라 개인이 휴대하면서 사용하는 개인 휴대용 보청기(personal hearing aids), 특정한 장소에서 필요할 경우에만 선택적으로 사용하거나 휴대용 보청기와 연결 또는 단독으로 사용하여 듣기 능력을 개선하는 청각 보조 장치(assist listening devices: ALD), 중이, 내이, 청신경 등 인체 내부로 이식하여 손상된 청각기관의 기능을 대신하는 이식형 보청기(implantable hearing aids) 등으로 크게 구분할 수 있다. 이와는 별도로 서랍형(in the drawer) 보청기가 있다.

1. 개인 휴대용 보청기

개인 휴대용 보청기(personal hearing aids)는 보청기를 착용하는 위치와

---

* 허승덕(2019). 보청기 종류. 허승덕(2019). 융복합 청각재활. 서울: 학지사.
Heo, S. D. (2019). Type of Hearing Aids. In: Heo, S. D. (2019). *Audiological Rehabilitation for Interdisciplinary Research*. Seoul: HakJiSa.

크기, 모양 등에 따라 상자형(호주머니, 배지, body worn, box, pocket), 안경형(eyeglass), 귀걸이형(behind the ear: BTE, over the ear: OTE), 수화기 삽입 귀걸이형(receiver in the canal: RIC), 외이형(in the ear: ITE), 외이도형(in the canal: ITC), 비노출 외이도형(complete in the canal: CIC), 골부 외이도형(peritympanic), 고막형(tympanic membrane, contact lens) 등으로 구분한다.

이들 보청기 중에서 외이 및 외이도 안쪽으로 삽입하는 ITE, ITC, CIC 등은 귀 밖 신체에 사용하는 것과 구분하기 위하여 귀속형 보청기로도 분류한다. 귀속형 보청기는 기성품(ready made)과 주문형(custom made)이 있다. 수화기의 음향 출력 방식에 따라서는 기도(air conduction: AC)와 골도(bone conduction: BC) 보청기로도 나눌 수 있다. 이외에도 소리의 공명 현상을 이용하는 음향관(acoustic horn)과 전원을 사용하여 소리를 전기로 변환하여 증폭하는 전기식 보청기 등으로 구분할 수 있다.

증폭 특성에 따라서는 선형(linear) 방식, 비선형(압축형, compression) 방식, 강음 압축(loud tone compression) 방식, 가청범위 압축(dynamic range compression, level dependent frequency response: LDFR) 방식, 저주파수 약음 강조(bass increment at low level: BILL) 방식, 고주파수 약음 강조(treble increment at low level: TILL, K-amp) 방식, 프로그램 약음 강조(programmable increment at low level: PILL) 방식 등으로 구분할 수 있다. 증폭 처리 과정에 따라서는 아날로그(analog) 방식, 프로그램(programmable 또는 digital controlled analog) 방식, 디지털(digital signal processing) 방식 등으로 구분한다. 증폭 특성과 처리 과정으로 구분하는 보청기는 뒤에서 다시 구체적으로 언급하기로 한다.

1) 상자형 보청기

1930년대 최초 휴대용 보청기는 송화기, 증폭기, 수화기 등의 소자와 건전지 크기를 줄이는 데 한계가 많아서 부피가 큰 상자형(box type hearing aids)으로 소개되기 시작했다. 현재 우리들이 알고 있는 상자형은 크기 2×5×7 cm 전후의 플라스틱 틀에 송화기, 증폭기, 건전지 등을 담은 모양으로 1950년대 들어 처음으로 소개되었다. 상자형 보청기의 수화기는 상자형 본체와 전선으로 연결된다. 수화기는 ear tip이나 주문형 귀꽂이(earmold)와 연결하여 증폭음을 들려준다.

상자형 보청기는 한때 시장에서 급격하게 사라졌었다. 그러나 크리스마스 선물로 소개된 무선 장난감 pocket talker가 신호 대 잡음비(signal to noise ratio: SNR)를 개선하여 노인들에게 도움이 있다는 것이 입소문으로 알려지면서 상자형 보청기로 다시 탄생하였다. 손동작이 무딘 노인들이 사용하기 안성맞춤이며, 배지(badge) 모양 등 형태가 다양하다. 디자인이 세련되어 청력손실이 심하지 않은 노인들이 적은 비용으로 의사소통에 도움을 받을 수 있고 삶의 질을 개선할 수 있다(허승덕, 2017c).

2) 안경형 보청기

안경형 보청기(eyeglass type hearing aids)는 보청장치를 안경테에 내장하거나 귀걸이형 보청기를 안경테와 연결(spectacle adaptor)하여 사용하는 것을 말한다. 안경테에 내장하는 경우 안경테가 두꺼워져서 크게 유행되지 못했고, 상자형에서 귀걸이형으로 전환하는 과정에 잠시 사용되었다. 귀걸이형 보청기를 안경테와 연결하는 방식은 안경 사용 난청자의 기호를 반영할 수 있어서 사용이 다소 증가하고 있다. 그러나 여전히 크게 선호하는 방식은 아니다.

안경형은 수화기 음향 전달 방식에 따라 기도와 골도의 두 가지 종류가 있다.

기도 안경형은 보청장치가 안경테에 내장되어 있고, 이개 바로 앞쪽으로 hook을 돌출시켜 귀꽂이와 연결할 수 있다. 사용자가 안경을 벗어야 하는 경우 보청기도 함께 빼야 하는 번거로움이 있다. 골도 안경형은 안경테 뒷부분에 진동 수화기를 장착하거나 청력검사용 골도 수화기를 사용하여 유양돌기(mastoid tip)를 포함하여 광대뼈(zagomatic bone), 전두골(frontal bone) 등을 진동시킨다. 골도 보청기는 송화기와 수화기 방향을 달리하면 contralateral routing of signal (CROS) 보청기가 된다.

3) 귀걸이형 보청기

귀걸이형 보청기[behind the ear (BTE) type hearing aids]는 새끼손가락보다 작은 바나나 모양으로, 음향 이득과 출력음압이 높고, 음향 특성을 유연하게 수정할 수 있어서 여전히 널리 사용되고 있다. 듣기 능력을 개선하기 위해 두 개의 지향성 송화기(directional microphone), 이중 송화기(dual microphone) 또는 디지털(digital signal processing: DSP) 기술을 이용하면서 보다 폭넓게 사용되고 있다. 이 보청기는 이개 위쪽으로 본체를 걸고 hook에 연결된 귀꽂이를 통해서 증폭된 소리를 외이도 내부로 전달한다. BTE용 귀꽂이는 환기구(vent)와 저항체(damper), 도음관 직경 등을 이용하여 음향특성을 추가로 조절할 수 있어서 장착 범위를 더욱 넓힐 수 있는 장점을 가진다(김민성, 허승덕, 2016). 최근에는 hook 대신 가는 실리콘 관을 외이도에 삽입된 밀폐형 또는 개방형 돔(ear dome)과 연결하기도 한다. 이렇게 가는 도음관(tubing)을 사용하는 보청기는 수화기 삽입 귀걸이형(receiver in the canal behind the ear) 보청기와 구분하기 위하여 receiver in the aid (RITA) 또는 open fit이라고도 한다(Dillon, 2012).

4) 수화기 삽입 귀걸이형 보청기

수화기 삽입 귀걸이형 보청기[receiver in the canal behind the ear (RIC-BTE) type hearing aids]는 receiver in the ear (RITE), receiver in the canal (RITC), canal receiver technology (CRT) 등의 용어로도 사용하고 있다 (Dillon, 2012; Groth & Christensen, 2015). 송화기와 증폭기는 기존의 귀걸이형 틀에 담겨져 있고, 수화기를 가는 전선으로 연결하여 외이도 내부 깊숙이 삽입하여 사용한다. BTE에 비하여 송화기와 수화기 사이를 멀게 할 수 있어서 소리 되울림(howling, acoustic feedback)이 덜하고, 크기를 작게 할 수 있어서 노출이 적다.

5) 외이형 보청기

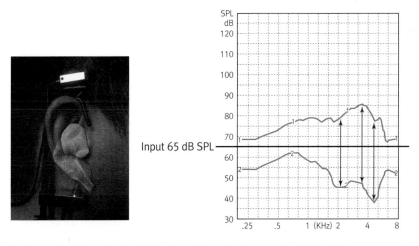

[그림 3-1] **귀속형 보청기 사용에 따라 공명 이득이 사라지는 삽입 손실(insertion loss).** 왼쪽은 외이도 입구를 껌(putty)으로 막은 모습이며, 오른쪽은 실이 계측(real ear measurement: REM) 결과이다. REM은 65 dB SPL을 들려주고 구했으며, 결과에서 위쪽 1번 선은 외이도를 개방하였을 때이고, 아래쪽 2번 선은 외이도를 막았을 때이다. 공명 손실은 이 두 선의 차이(화살표)를 말한다.

귀속형은 보청기를 처음 사용하는 고령 난청자들이 장착과 제거에 어려움을 느낄 수 있으며, 청력손실이 크지 않고 대화 상대가 적은 경우 사용을 포기하기 쉬우므로 보청기 및 청각전문가와 가족의 적극적인 도움이 필요하다(허승덕, 2017a).

외이형 보청기[in the ear (ITE) type hearing aids]는 이개강을 모두 채우거나(full concha) 반만 채우는(half concha, half shell) 모양이 대부분이다. 드물게 이개정(cymba concha)을 채우는 모양의 이개정 보청기가 있으며, 이개정 보청기는 외이도 개방이 필요하거나 이명 재활용 장치 또는 일회용 보청기(Hearing Mojo, 2016)로 많이 이용될 수 있다.

귀속형 보청기 중에서는 ITE의 출력음압이 가장 높아서 고도 난청까지 사용이 가능하다. 그러나 ITE는 난청 성질에 따라서 추가 이득이 필요하고, 외이를 막아 공명 이득의 손실이 발생하며(삽입 손실, insertion loss), 보청기 안쪽 외이도 내부 공간(잔류 외이도 용적)이 커서 음압이 낮아지고 증폭음의 음질이 낮아질 수 있다(Boyle's law) ([그림 3-1]). 이 때문에 실질적인 장착 범위는 출력음압에 비하여 넓지 않다. 이외에도 보청기 착용 과정에서 이개정 부분을 바르게 넣지 못하면 이륜각(crus of helix), 대이륜(anti-helix), 이개정 등에서 통증, 발적, 염증 등이 생길 수 있으므로 주의해야 한다.

6) 외이도형 보청기

외이도형 보청기[in the canal (ITC) type hearing aids]는 외이도 입구 바깥쪽의 이개강과 외이도 연골부에 삽입되는 보청기이다. 삽입 손실은 외이형과 마찬가지로 있지만 이개강 공명을 일부 사용할 수 있고, 외이도 내부 잔류 용적도 외이형에 비해 작아서 다소 유리하다. 청력손실 보상은 중등도 및 중등고도 범위의 난청까지 가능하다.

7) 비노출 외이도형 보청기

비노출 외이도형 보청기[completely in the canal (CIC) type hearing aids]는 연골부 내측 일부와 이연골 협부에 틀(shell)을 고정하고, 외이도 벽이 닿기 않게 골부까지 삽입하는 보청기이다. 그러나 면판(face plate)이 있는 외이도 바깥쪽 부분은 다소 여유가 있어야 자성강청(autophonia)을 예방할 수 있고, 골부에 삽입되는 틀은 외이도 벽이 닿지 않아야 장착과 제거가 쉽고 통증을 느끼지 않는다. CIC 보청기는 착용감이 편하고, 노출이 적어서 만족도가 높으며, 폐쇄 효과(occlusion effect)가 낮다. 아울러 소리 되울림, 전화 통화 등에서 장점이 있다(Staab, 1997). 이외에도 head room이 커서 포화 왜곡이 적으며, 이개 간섭, 이개강 공명(허승덕, 이제현, 전성민, 김인아, 2010), 일부 외이도 공명(pop bottle effect)(허승덕, 2012), 가장 작은 잔류 외이도 용적(최아현, 이미소, 최아름, 허승덕, 2009) 등으로 증폭기 이득보다 높은 이득을 얻을 수 있다. 이득 개선은 BTE형과 비교하면 고주파수 대역에서 5~10 dB 정도에 이르며, 잔류 용적 감소 및 풍선효과(Boyle의 법칙)에 의해서도 8~15 dB 정도 이득이 개선된다(Chasin, 1997). 이 때문에 장착은 반드시 실이 계측(real ear measurement: REM)으로 확인해야 한다. CIC 보청기 장착 범위는 음향이득이 ITE나 ITC보다 낮지만 위에서 장점으로 중등-고도 및 고도 난청까지 사용이 가능하고, 완만한 하강형 청력손실에 더욱 유리하다.

8) 골부 외이도형

골부 외이도형 보청기(peritympanic type hearing aids)는 면판을 외이도 깊숙이 삽입하고, 소리 출구(outlet)를 고막에 가장 가까이까지 삽입한다. 잔류 외이도 용적이 가장 낮아서 공명과 음압 증강 효과를 극대화할

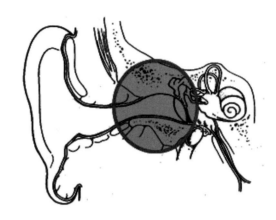

[그림 3-2] 골부 외이도형 보청기 장착 부위(동그라미 안쪽)

수 있는 방식이다([그림 3-2]). 그러나 외이도 골부는 피부 부속기가 없어서 피부가 매우 얇고, 미주신경 이개 분지가 후벽과 하벽을 지배하고, 삼차신경의 하악분지 이개측두신경이 지배한다. 이 때문에 외이도 골부를 닿으면 기침이 일어날 수 있고(vagal reflex), 심한 통증을 느낄 수 있다(referred pain). 또 혈관대(vascular strip)가 있어서 살짝 닿아도 쉽게 충혈된다(백만기, 1993). 따라서 골부 외이도형 보청기는 좁아진 외이도 협부(이연골 협부)를 지나 골부 외이도까지 넣고 빼기가 쉽지 않고, 통증이 동반되기 때문에 지금은 사용되지 않고 있다.

9) 고막형 보청기

고막형 보청기(contact lens hearing aids: CLHA)는 고막에 부착한 수화기와 원격에서 소리를 증폭하고 보내 주는 소리처리기(sound processor)로 구성된다. 송화기는 소리처리기와 연결된 가는 선 끝에 있어서 외이도 내부에서 음성을 받아들이고, 소리처리기로 보내 준다. 소리처리기는 음성을 증폭한 다음 외이도 내부 가장 깊은 곳에 배치된 유도 장치(core and coil driver)로 보내고, 이곳에서 빛을 발산하여 고막에 부착된 수화기로 신호를 보내는 방식이다(Earlens Corporation, 2017)('3. 3) 고막 부착형 보청기' 참고). 고막형은 주파수 범위를 다소 넓게 구현할 수 있는 장점이 있다.

10) 기성품 및 주문형 귀속형 보청기

기성품 귀속형 보청기는 초기에는 틀 제작 기술상의 문제로 시장에서 사용되기도 하였으나 주문형 기술이 향상되면서 거의 사용되지 않고 있다. 다만, 최근 일회용 보청기 수요가 많아지면서 다양한 모양의 기성품 귀속형 보청기들이 소개되고 있다.

주문형 귀속형 보청기는 외이 모양을 인상(impression)으로 제작하여 보청기 겉모양(틀, shell)을 만든 다음 이 속에 송화기, 증폭기, 수화기 등을 넣는다. 인상 제작은 중이염 수술 등으로 외이도 고막 쪽 공간이 확장된 경우 극도로 조심하여야 하고, ITC나 CIC 보청기 사용이 어려울 수 있다(강명구 외, 2002).

최근 틀 제작은 3차원 기술(3 dimensional technique)을 적용하여 귀걸이형 보청기의 귀꽂이와 마찬가지로 소리 되울림으로부터 더욱 자유롭게 환기구를 장치할 수도 있다.

11) 음향관 보청기와 전기 보청기

인간이 본능적으로 손을 귀 뒤에 대고 소리를 모아 듣는 행동을 하였다는 점을 고려하면 음향관 보청기는 인류 역사와 함께 시작한 것으로 볼 수 있다. 역사적 기록은 1800년대부터 남아 있다. 음향관 보청기는 휴대용과 실내용으로 나눌 수 있으며 개인용은 다양한 형태의 나팔관과 tube 그리고 귀꽂이를 이용하여 만들 수 있다. 개인용 음향관 보청기는 직경

6 cm 정도 길이 14 cm 정도의 나팔로 소리를 모으고 도움관(tubing)을 통해 귀꽂이와 연결하여 제작하며, 경도 및 중등도의 완만한 하강형 난청이나 노인성 난청 등을 유용하게 보상할 수 있다.

전기 보청기는 전지로 전원을 공급받아 전자 회로가 작동하는 모든 종류의 보청기를 말하며, 앞서 설명한 대부분 개인 휴대용 그리고 계속하여 설명하게 될 ALD, 이식형 보청기가 여기에 해당한다.

12) 기도 및 골도 보청기

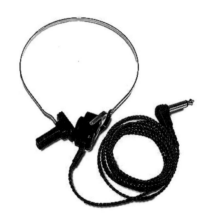

[그림 3-3] **골도 수화기**

기도 보청기는 소리를 전기 신호로 변환하여 증폭한 다음 수화기가 박막(diaphragm)을 통해 다시 소리로 변환한 후, 외이도 내부로 전달하는 방식의 보청기를 말하며, 대부분의 보청기가 여기에 해당한다.

골도 보청기는 증폭한 소리를 두개골에 진동으로 전달하는 방식이며([그림 3-3]), 진동을 효과적으로 전달하기 위해서는 안경테, 탄력이 있는 금속 재질의 머리띠(head band)나 스포츠 밴드 등으로 골도 수화기에 400~600 그램 정도의 압력을 가해야 한다. 이렇게 가한 압력은 때로 골도 수화기를 댄 부위의 피부를 괴사시킬 수도 있어서 주의가 필요하다. 골도 수화기는 안경테 뒷부분에 장치되어 있거나 청력검사기용 골도 수화기를 사용하기도 한다([그림 3-3]). 골도 수화기의 착대 부위는 두개골 어느 부위라도 가능하다. 그러나 이소골 연쇄의 운동 축 등과 관련하여 전두 골도(forehead BC)보다 유양 골도(mastoid BC)가 10 dB 정도 잘 들릴 수 있다(Martin & Clark, 2015).

장착 대상은 골도 수화기 출력 한계에 따라 다르나 청력을 기준으로 검사 주파수의 골도 가청역치가 30 dB HL 이내로 좋고, 어음이해도(speech discrimination score: SDS, speech recognition score: SRS)가 80% 이상이어야 한다.

2. 청각 보조 장치

우리들이 살아가는 공간은 다양한 종류의 잡음이 있어서 조용하지 않다. 이 때문에 말소리는 늘 잡음의 간섭을 받는다. 이러한 환경에서 잘 듣고 이해하기 위해서는 잡음을 조절할 필요가 있다. 잡음을 억제하는 방법들로는 화자와 청자 사이 거리를 단축하거나 잔향을 줄이고 경쟁 잡음의 간섭을 최소화하여 SNR을 높이는 것 등이다.

생활환경에서 잡음정도를 살펴보면, 빈 교실이 50~56 dB A에 이르며, 수업이 진행되는 동안에는 이보다 10~20 dB 정도까지 높아진다(Lewis, 1995). 가정에서의 평균 말소리 강도는 65 dB SPL부터 83 dB SPL 정도이고, 최대 93 dB SPL에 이른다. 보통 크기의 말소리는 조용한 곳에서 180 cm 거리의 강도가 60 dB SPL 정도이다. 그러나 거리를 두 배 단축하거나 연장하면 음성 강도는 6 dB 정도 높아지거나 낮아진다(Ross, 1992). 문장이해도는 거리에 따라 달라지는데, 학령기 아동기준 발화자와 거리를 180 cm에서 360 cm, 540 cm로 연장하면 89%, 55%, 36%로 각각 낮아진다. 문장이 해도는 잡음정도에 따라서도 영향을 받는다. 신호 대 잡음비를 +6 dB SNR, +3 dB SNR, 0 dB SNR, −3 dB SNR, −6 dB SNR로 낮춰 주면 모국어 사용 아동은 35% 정도, 외국어 사용 아동은 60% 정도씩 낮아진다(Crandell, Smaldm, & Flexer, 1995). 이러한 차이는 학령 전기 및 학령기 아동의 음성 언어발달, 행동, 정서, 인지, 학습 등 전반적 발달에 부정적 영향을 줄 수 있다(민병란, 2004; 박상희, 권영주, 2003; 박혜진, 배소영, 2003; 이지윤, 최양규, 2011; 장선아, 심희정, 고도흥, 2013; 장유경 외, 2007; 정현경, 배소영, 2002; 최은아, 박한상, 성철재, 2010; 황보명, 정대현, 2004).

인간의 청각기관은 뇌간 영역에서 청각적 교차가 일어나면서 선택적 주의집중(cocktail party effect) 능력이 생긴다. 성인들은 청각이 정상이고 언어를 체계적으로 습득하였다면 2~3 dB SNR 정도만으로도 상대방의 말을 이해할 수 있다. 그러나 학령 전기 및 학령기 유소아들은 청신경계통 성숙 등과 관련하여 15~20 dB SNR 정도의 깨끗한 말소리를 제공하여야만 언어발달과 학습발달 등이 지장을 받지 않는다. 이처럼 유소아들은 나이가 어리고 잡음이 많을수록 높은 SNR을 필요로 하기(Nábělek, 1993) 때문에 ALD 활용이 이들의 언어발달 등에 크게 도움을 줄 수 있다.

청각 보조 장치[assist listening devices (ALD)]는 가정이나 학교, 직장 등에서 활용할 수 있다. 발화자의 음성은 음원 가까이 둔 송화기로 받아들인 후, 청취자와의 사이를 무선으로 연결하여 SNR을 높여 준다. ALD는 SNR을 높여 주어 듣기 능력과 언어 이해를 높이는 데 크게 도움을 줄 수 있다. 높은 SNR을 구현하기 위해서는 교사나 부모 등 발화자가 송화기를 입술 가까이 착용해야 하지만 이들이 발신기(transmitter)를 휴대하여야 하고 수시로 조작해야 하는 점은 다소 불편할 수 있다(허승덕, 유영상, 2004).

대표적인 ALD로는 적외선 보청기(infrared system), 유도파 보청기

(induction loop system), FM 보청기(FM system), contralateral routing of signal (CROS), 진동 촉각 보청기(vibrotactile device), 음향 직접 연결 장치 (direct audio input: DAI), 다중 기억(multi memory) 장치 등이 있다. 이외 에도 초인종이나 기상 알람, 블루투스(bluetooth), 애플리케이션 등이 있 다. 초인종, 기상 알람은 소리 대신 빛이나 진동으로 손님 방문이나 시간 을 알려 주며, 블루투스는 2.5 GHz 신호를 이용하여 전화 통화는 물론 보 청기 조절에도 이용된다. 애플리케이션은 컴퓨터 기술을 응용하여 난청 자에게 청각은 물론 생활 전반에서 도움을 주는 ALD 중 하나이다.

이들 장치는 난청자의 개인별 상황을 고려하여 사용 여부를 결정하여 야 한다. 선정 과정은 가장 효과적일 것으로 예상되는 후보 장치들을 선 택하고, 편이성과 효과 등을 사전에 검토한 후, 최종 구입하는 것이 좋다. ALD 사용은 하나의 장치만을 사용할 수도 있으나 공용 액세서리를 이용 하여 서로 다른 장치를 사용할 수 있으므로 장치 사양을 세밀하게 검토하 는 것이 중요하다.

1) 적외선 보청기

가시광선의 파장은 3,800~7,700 Å(10 THz = 10,000 GHz 대역) 범위이 며, 파장은 주파수와 역의 관계이다. 가시광선에서 파장이 짧은 보라색 은 3,800~4,000 Å 정도이며, 파장이 이보다 짧은(높은 주파수) 4,000~ 4,100 Å 정도를 자외선(ultraviolet, '보라색보다 높은 주파수')이라 한다. 또 가시광선에서 파장이 긴 빨강은 7,000~7,700 Å 정도이며, 이보다 파장 이 긴(낮은 주파수) 7,500~10,000 Å 범위를 적외선(infrared, '빨강색보다 낮은 주파수')이라 한다. 적외선 보청기(Infrared system)는 이러한 주파수 특 성을 갖는 눈에 보이지 않는 적외선을 이용하며, 가장 흔하게 사용하고 있는 것이 텔레비전 원격 조정기(remote controller)이다.

적외선 보청기는 소규모 세미나에서 사용되거나 텔레비전 시청을 위해 사용된다. 텔레비전 시청의 경우 스피커 가까이 배치한 송화기로 소리를 받아 적외선 발신기가 신호를 실어 보내면 사용자가 청진기 형태의 수신기로 직접 듣거나 보청기와 연결하여 듣게 된다. 적외선 수신기와 보청기의 연결은 DAI나 보청기용 유도파 장치(silhouette) 또는 목걸이형 유도파 장치(neck loop) 등을 주로 사용한다. 적외선 보청기는 신호 대 잡음비 개선효과가 크고, 잔향을 줄여서 잡음으로부터 자유롭게 텔레비전을 시청할 수 있다. 그러나 태양광선이나 반사광에 실린 적외선으로부터 간섭을 받을 수 있어서 실외에서 사용이 곤란하다. 실내인 경우에도 주광색 전등은 적외선 신호를 방해할 수 있다.

2) 유도파 보청기

전선에 전류를 흘리면 전류가 흐르는 방향에 따라 특정 방향으로 유도 자장이 발생한다(Fleming 오른손 법칙). 유도파 보청기(induction loop system)는 이렇게 발생한 유도 자장을 음성 신호 전달에 이용하며, ALD 중에서는 비교적 사용 역사가 길다. 유도파 보청기 사용을 위해서는 별도의 유도파 발신기와 보청기 입력 장치의 하나인 텔레코일(audiocoil, telecoil)이 보청기에 내장되어 있어야 한다.

유도파 배선은 유도 자장의 방향과 자장 범위를 고려하여야 한다. 배선은 출력이 높은 증폭기를 사용하여, 가는 전선이 과열되지 않는 범위의 면적에 설치하는 것이 좋다. 이때 구석 부분은 위상이 간섭하여(phased array loop) 자장이 상쇄될 수 있으므로 주의가 필요하다. 유도파 강도는 배선된 공간의 중앙 지점에서 100 mA/m (International Electrotechnical Commission: IEC 60118-4, BS7594) 이상이어야 한다. 난청자용 전화기의 경우 수화기에서의 유도파 강도가 125 mA/m 이상이어야 한다(American

National Standards Institute: ANSI C63.19). 유도파는 저항(resistance impedance)과 유도 저항(inductance impedance)의 영향을 받기 때문에 주파수가 높아질수록 유도파 강도가 낮아질 수 있다.

유도파 보청기는 교실이나 가정, 매표소 등에서 사용하기도 하지만 박물관이나 공연장에서는 청력손실이 없는 사람들이 사용하기도 한다. 송화기는 대부분 신호 대 잡음비를 높이기 위해 화자가 착용하지만 소규모 세미나실의 경우 회의용 송화기(conference microphone)를 테이블 위에 두고 사용한다. 유도파 보청기가 설치된 공간은 보청기 사용자들을 위하여 별도의 표시를 할 필요가 있다([그림 3-4]). 이들 장소에서는 보청기 스위치를 텔레코일로 전환하면 높은 SNR로 근무자의 말소리를 청취할 수 있다는 점을 알리기 위해서이다. 텔레코일 감도는 충분히 높아야 배선된 공간 어디에서도 유도파를 받아들일 수 있으며, 텔레코일 감도는 보청기 전기음향특성 분석을 통해 확인할 수 있다.

유도파는 공간에 따라서 자장 강도나 텔레코일 감도가 달라 이리저리 움직일 때마다 SNR이 낮아질 수 있고, 때때로 전원 주파수나 전자파, 형

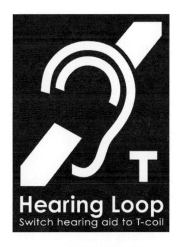
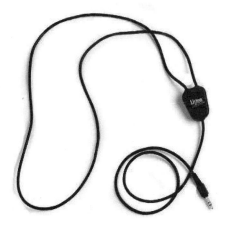

[그림 3-4] 유도파 발신기가 설치되어 있음을 알리는 표시와 개인용 유도파 장치인 neck loop

광등 등의 간섭을 받을 수 있다. 또 여러 개의 방에 배선한 경우에도 유도 자장이 누설되어 간섭이 생길 수 있다. 유도파가 간섭을 받으면 오래된 스피커 등에서 나는 소리('웅') 같은 잡음이 들릴 수 있다. 이를 피하기 위 해서는 500 Hz 이하 음역을 multi memory 등을 이용하여 적절하게 조절 하는 것이 좋다. 또 유도파 배선은 두 방 사이에 20~30 m 정도의 거리를 두고 설치하는 것이 좋다.

3) FM 보청기(FM system)

말소리 이해를 높이는 방법은 발화자 입과 송화기를 가까이하여 SNR 을 높이는 것이 가장 좋다. 실지로 청력손실이 없는 학령기 아동을 대 상으로 발화자와 거리를 180 cm에서 360 cm, 540 cm로 연장하면 문장 이해도가 85%, 55%, 45%로 각각 낮아지지만 FM 장치를 사용하면 거 리와 관계없이 80% 정도로 개선되며, 문장이해도의 향상은 모국어 사 용자보다 외국어 사용자에서 훨씬 크게 개선된다(Crandell et al., 1995). FM 장치는 청각신경병증(auditory neuropathy spectrum disorder: ANSD, auditory neuropathy/auditory dyssynchrony: AN/AD)이나 청력손실이 심하 지 않는 청각처리장애(auditory processing disorders: APD, central auditory processing disorders: CAPD)는 물론 전음성 난청, 주의력 결핍 장애, 학습 장애 등에서도 유용하게 사용할 수 있다(김리석, 정성욱, 이승환, 허승덕, 2003; 정성욱, 김리석, 2016; Smaldino, Kreisman, John, & Bondurant, 2015).

FM 보청기는 입술 가까이에 송화기를 고정하여 음성 정보를 받아들인 후, FM 신호로 변환한 다음 발신기가 보내면 보청기에 장치된 FM 수신기 가 이를 받아 이어폰, DAI, 개인용 목걸이형 유도파 장치 등을 통해 보청 기로 전달되며, 골도 수화기도 사용이 가능하다. 음성 신호는 FM만, FM과 보청기를 동시에, 보청기만으로 각각 선택하여 수신할 수 있다. FM 보청기가 사용하는 무선 주파수 대역은 72 MHz부터 75 MHz 사이와 216 MHz 부터 217 MHz 사이이며, 이 범위를 10개의 광대역 또는 40개의 협대역으로 나누어 사용할 수 있다. 초기 FM 발신기는 크기가 상자형 보청기 정도로 크고 불편했으나 최근에는 귀걸이형 보청기 충전지를 삽입하는 아랫부분에 신발처럼(boot) 장착할 수 있도록 소형화되어 유소아도 사용이 편리하다.

FM 보청기는 난청자의 행동반경을 제한하지 않고, 가장 높은 신호 대 잡음비를 구현할 수 있으며, 잔향을 효과적으로 줄일 수 있어서 말소리 이해도를 크게 높일 수 있다. FM 보청기용 주파수 대역은 전파법에 보호를 받으며 주파수 대역은 국가마다 다르다. 만약, 청취 대상이 여러 명인 경우 수신기의 주파수 대역을 같게 하여 사용할 수 있고, 인접한 공간에서 서로 다른 사람들이 FM 보청기를 사용한다면 주파수 대역을 달리하여 사용할 수 있다.

4) contralateral routing of signal (CROS) 보청기

청력손실이 한 귀에만 있고, 손실정도가 지나치게 큰 경우 난청 귀의 보청기 착용효과를 기대하기 어렵다. CROS 보청기는 심한 편측성 난청 보상에 유용하다. CROS 보청기는 송화기를 분리하여 난청 귀로(satellite microphone), 증폭기와 수화기는 정상 청력인 귀로 각각 착용한다. 송화기가 수집한 소리를 유선이나 무선을 통해 증폭기가 들어 있는 반대쪽 정상 귀로 들려주는 방식이다. 유선은 전선을 목 뒤로 배치하거나 머리띠 또는 안경테를 이용하고, 무선은 블루투스 기술을 이용하기도 한다. 보청기 음향이득과 출력음압은 정상 범위에 있는 청력을 고려하여 조절한다. 따라서 이득을 다소 낮게 하는 것이 보청기 내부 잡음에 의한 불편을 없앨 수 있다. 귀꽂이는 외이도를 막지 않도록 개방형(open mold)을 사용한다. CROS 보청기 장착 후보자는 정상 청력보다 고음역에서 경도 이하의 청력손실이 있는 하강형 청력도일 때 만족도가 높다. 가장 큰 장점은 대부분의 소리는 잘 듣는 귀로 듣지만 난청 귀 소리는 증폭하여 방향성을 개선하는 것이다. 이 과정에서 반대쪽 귀 소리를 차단하는 칸막이 효과(baffle effect)가 생겨서 어음이해도에 도움을 줄 수 있다.

CROS 보청기가 편측성 난청에서 도움을 받게 되자 두 귀 청력손실 차이가 심한 양측성 비대칭성 난청자를 위한 Bilateral CROS(BiCROS)들이 소개되었다. BiCROS에는 uni CROS, cross CROS(stereo CROS 또는 CRIS CROS) 등이 있다(Martin & Clark, 2015).

BiCROS는 송화기를 두 귀 모두에 장착하고, 증폭기와 수화기는 청력이 좋은 귀에 장착하는 방식이다(정영모, 허승덕, 2017). multi CROS라고도 하며, regular BiCROS와 open BiCROS가 있다. 이들 개량형 CROS 보청기들은 좋은 귀 청력이 경도에서 고도 미만 정도이고, 1 kHz 이상 음역에서 급격하게 나빠지는 청력일 때 도움이 크다. 청력손실이 심한 귀는 고도 이상 전농으로 보청기 착용효과를 기대하기 어려워야 한다. uni CROS는 청력손실 차이가 큰 비대칭성 양측성 난청자들이 장착 후보자이며, 나쁜 귀에 송화기를 배치하고, 두 귀 모두에 증폭기와 수화기를 배치하는 방식이다. 귀꽂이는 청력손실 정도에 따라 표준형 또는 개방형을 사용하여 보존된 청력의 일부를 활용할 수 있다. cross CROS는 두 귀 모두 청력손실이 커서 높은 음향이득을 제공하였을 때 생기기 쉬운 소리 되울림(howling)을 예방하기 위한 것이며, 두 귀의 송화기를 서로 다른 귀에 교차하여 착용한다.

이외에도 음영 청력(shadow hearing)을 이용하는 transcranial CROS(internal CROS, power CROS)가 있다. transcranial CROS는 청력손실이 심한 귀에 보청기를 장착하고, 보청기가 증폭한 소리를 골도 전도를 통해 반대쪽 와우로 전달하는 원리이다. 이간감약(interaural attenuation)이 개인마다 달라서 검사를 통해서만 장착효과를 알 수 있고, 장착효과는 두개골을 통해 반대쪽 와우로 진행하는 소리(cross hearing) 강도가 충분해야 만족할 수 있는 수준에 도달한다.

최근에는 편측성 전농(unilateral deafness)의 경우 골도 이식기를, 두 귀 청력이 나쁘면서 비대칭이 있는 경우 청력손실이 심한 귀는 CI를 이식하고 있다. 이외에도 acoustic feedback 억제 등 DSP 기술이 보청기에 접목되면서 미용상 불리한 CROS 보청기 사용이 줄고 있다.

CROS 장착은 REM, 방향성 검사(directional test), hearing in noise test (HINT), speech in noise test (SPIN), Abbreviated Profile of Hearing Aid Benefit (APHAB) 등으로 확인할 수 있으나 transcranial CROS는 REM만으로 확인할 수 없다.

5) 진동 촉각 보청기

음악가들에게 진동으로 변환시킨 음악을 들려주면 일반인이 느끼지 못하는 변화를 느낄 수 있고(Madsen, Standly, & Gregory, 1991), 시각적 자극과 함께 주면 의미 전달 오류가 35% 정도 개선된다(Debus, Becker, Dupont, Jang, & Howe, 2002). 난청자에게 소리를 진동(vibration)으로 변환하여 촉감(tactile sensation)을 자극하면 보청기나 인공와우 등으로 보상하기 어려운 난청자의 의사소통에 도움을 줄 수 있다. 진동 촉각 보청기(vibrotactile device)는 보청기 기술 향상과 인공와우 등 이식형 보청기 사용이 확대되면서 활용도가 현저히 낮아졌다. 그러나 잔존 청력이 없는 인공와우 이식자가 이 장치를 사용하면 잡음하 어음청취역치(speech recognition threshold in noise: SRT in noise)가 평균 2.2 dB 개선(Huang, Sheffield, Lin, & Zeng, 2017)되고, 뇌의 가소성에도 긍정적 영향(Glick & Sharma, 2017)이 있어서 여전히 재활 도구로서 유용하다.

진동 촉각 보청기는 소리의 기본 주파수 등을 분석하여 손가락, 손목, 이개 주변, 흉곽 등에 장착한 장치를 진동시켜 촉각을 자극한다.

6) 음향 직접 연결 장치

음향 직접 연결 장치[Direct audio input (DAI)]는 텔레비전, 오디오 장치, 컴퓨터 등의 음향 출력단자와 보청기 입력단자 사이를 직접 연결하는 전선과 어댑터를 말한다. 개인 휴대용 및 이식형 보청기는 난청자의 청력손실 특성에 맞게 조절하여야 음악이나 배우의 대사, 인터넷 강연까지도 높은 신호 대 잡음비로 들을 수 있다.

출력 단자는 저항이 전자 제품마다 다소 차이가 있을 수 있어서 음량이 차이가 있을 수 있다. 이 경우 보청기 음량을 조절하여 사용하거나 충분하지 않다면 제품의 출력 저항을 확인하여 보상하면 신호 대 잡음비가 개선된 풍부한 음량의 소리를 깨끗하게 들을 수 있다.

7) 블루투스 기술

블루투스(bluetooth technology)는 근거리 무선통신 기술로, 2.4 GHz 대역의 주파수 대역을 2 MHz 단위로 한 40개 정도의 채널을 사용한다. 이들 채널 사이는 초당 1,600회 정도씩 탐색하여 간섭이 적은 주파수 대역을 찾는다. 무선통신은 잡음이 적은 채널로 무작위로 이동하면서 신호를 깨끗하게 전달한다. 무선 전송 반경은 일반적으로 10 m 이내이고, 전송속도는 최대 1 M bps (mega beat per second) 정도이다. 보청기에서는 스마트폰과 연동하여 음량과 프로그램 등을 조절하거나 전화 통화에 사용할 수 있고, CROS 보청기에서 두 귀 사이 신호를 전달에 응용할 수 있다. 블루투스 기술은 최근 개인 휴대용과 이식형 보청기까지 아주 폭넓게 사용하고 있다.

8) 다중 기억 장치

보청기 사용자들은 다양한 듣기 환경에 노출되어 보청기 출력 특성을 상황에 따라 다르게 조절할 필요가 있고, 개인적 선호 등에 따라 소리를 다른 느낌으로 듣기를 원할 수 있다. 이러한 조절은 이퀄라이저(equalizer)처럼 여러 단계가 필요하여 복잡하다. 최근 컴퓨터의 오디오 장치들은 이퀄라이저를 사용자가 조절할 수도 있지만 클래식, 재즈, 팝 등의 장르를 선택하면 최적의 청취 조건이 만들어지기도 한다.

보청기는 이들 기능을 여러 개의 기억 장치에 담아 사용자가 편하게 선택할 수 있도록 하였다. 이를 다중 기억(multi memory) 장치라고 한다. 각각의 기억 장치에는 조용한 환경, 소음이 있는 환경, 음악 듣기, 전화 통화 등의 여러 듣기 상황에 맞도록 음향 특성을 조절하여 저장한다. 기억 장치는 대체로 2개부터 16개 정도의 프로그램을 저장할 수 있다. 메모리에 기억된 프로그램은 환경이 변할 때마다 사용자가 선택하여 사용할 수 있다.

9) 생활 지원 청각 보조 장치

생활 지원 청각 보조 장치(assist listening devices for everyday life)는 아기 울음, 초인종, 시간 알림, 기상 알람, 전화벨, 연기 감지, 화재 알람 등의 소리를 센서가 감지하면, 섬광, 진동, 강한 저주파수 소리 등으로 사용자를 각성시킨다. 이들 장치는 청력손실이 없는 사람들을 위한 제품인 경우가 많으므로 사양을 자세하게 확인하고, 섬광 또는 진동으로 변환이나 보청기와 연계 사용이 가능한지 등을 검토해야 한다.

초인종, 기상 알람, 비상벨 등은 취침 중에도 확인할 수 있도록 베개나

매트리스를 진동시키는 방식도 유용하다. 최근에는 이러한 기능을 가진 스마트폰 애플리케이션들이 다양하게 소개되고 있으므로 이를 활용하면 크게 도움을 받을 수 있다.

10) 장치의 활용

ALD는 하나의 장치만을 사용할 수도 있으나 서로 다른 장치의 액세서리들을 혼용해서 편리하게 사용할 수 있다(Tyler & Schum, 1995). 텔레비전 시청이나 음악 감상은 이어폰 잭을 직접 연결하거나 적외선 보청기로 가능하고, 보청기 사용자라면 DAI로 직접 연결하거나 neck loop([그림 3-4]) 또는 silhouette과 보청기에 내장된 텔레코일([그림 3-5])을 이용하여 유도파를 수신할 수 있다. FM 보청기 사용자는 송신기의 송화기를 음향기기 스피커 앞에 두고 편리하게 사용할 수 있고, 블루투스 기술은 음향기기와 보청기가 직접 연결되어 가장 편리하게 사용할 수 있다. 청자 수를 고려한다면 1:1 상황은 적외선이나 FM 보청기가 유리하고, 대상이 여러 명이라면 방송장비, 유도파 보청기, FM 보청기가 유리하다. 이외에도 스마트폰 애플리케이션을 활용하면 다양하고 유용한 도움을 받을 수 있다.

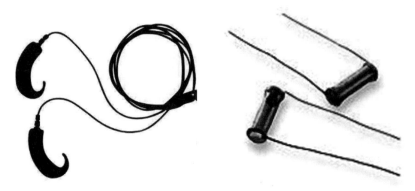

[그림 3-5] Silhouette 유도파 발생장치와 보청기 내장 텔레코일

3. 이식형 보청기

이식형 보청기(Implantable Hearing Aids)는 장치의 이식 정도와 이식 부위 등에 따라 구분할 수 있다. 이식 정도에 따라서는 완전 이식형 보청기(totally implantable hearing aids)와 부분 이식형 보청기(partially implantable hearing aids)가 있다. 이식 부위에 따라서는 고막 부착 보청기(앞서 설명한 고막형 보청기와 동일), 골도 이식기(bone conduction implantable hearing aids: BCIHA), 중이 이식기(middle ear implantable hearing aids: MEIHA), 와우 이식기(cochlear implant: CI), 청성 뇌간 이식기(auditory brainstem implant: ABI), 청성 중뇌 이식기(auditory midbrain implant: AMI), 청각 피질 이식기(auditory cortex implant: ACI) 등이 있다.

1) 완전 이식형 보청기

완전 이식형 보청기는 송화기, 어음처리기, 전극, 충전지 등 청력손실 보상에 필요한 모든 장치를 생체 내부에 이식하는 장치이며, 중이 이식기와 인공와우에서 시도되고 있다.

완전 이식형 중이 이식기는 Carina (Middle Ear Transducer; Otologics, USA), Esteem (Envoy Medical, USA) 등이 있다.

완전 이식형 인공와우는 totally integrated cochlear amplifier (TICA; Cochlear Ltd.)가 있으나 아직까지 피부 두께에 따른 송화기 감도(microphone sensitivity) 저하와 음압 감쇠 및 공명주파수 저하(Deddens, Wilson, Lesser, & Fredrickson, 1990), 충전지 충전과 수명 등의 문제가 해결되지 않았고, 후속 연구에 대한 보고가 없다(Haynes, Young, Wanna, & Glasscock, 2009).

2) 부분 이식형 보청기

이식형 보청기는 아직까지 대부분 부분 이식형 장치들이다. 진동자나 전기 자극을 위한 전극은 생체에 이식하고, 말소리를 받아들이는 송화기, 말소리를 처리하는 장치(audio processor, speech processor), 충전지 등은 체외에 장착한다.

3) 고막 부착형 보청기

고막 부착형 보청기(contact lens hearing aids: CLHA)는 '1. 9) 고막형 보청기'에서 간단히 언급한 것처럼 소리처리기에서 빛으로 보내 온 신호를 고막에 부착된 콘택트렌즈 모양의 장치가 진동하여 작동한다. CLHA는 외이도 내부에 위치하기 때문에 외이 공명을 이용하여 충분한 이득을 얻을 수 있으며 방향성 단서를 최대로 활용할 수 있고, 중이 전달 특성(Aibara, Welsh, Puria, & Goode, 2001)이 유지되며, 소리 되울림이 적은 장점들이 있다(Puria, 2017).

수술 후 120일째 측정한 맨귀 청력은 500 Hz, 1,000 Hz, 2,000 Hz, 4,000 Hz의 4 PTAs가 수술 전 청력과 비교하여 평균 -0.4 dB로 낮아지지 않았고, SRT in noise는 지향성 송화기에서 3.14 dB 개선되었으며, 수술 후 30일째 측정한 SDS (NU-6)는 수술 전에 비해 평균 35%, 작동 이득(functional gain)은 2~10 kHz 범위에서 평균 31 dB(최대 68 dB) 정도이다(Gantz, Perkins, Murray, Levy, & Puria, 2017).

이식 대상자의 청각학적 기준은 두 귀의 125 Hz, 250 Hz, 500 Hz, 1,000 Hz, 2,000 Hz, 4,000 Hz, 8,000 Hz, 10,000 Hz의 8개 주파수 중에서 동일 주파수 5개의 가청역치 차이가 15 dB 이내로 대칭성이면서, 500 Hz, 1,000 Hz, 2,000 Hz, 4,000 Hz 네 개 주파수의 기도 골도 차이(air-bone gap: AB gap)가 10 dB을 초과하지 않는 감각신경성 난청이어야 한다. 그러나 SDS 또는 최고명료도(maximum score of phonetical balance word: PBmax)가 60% 이상이면서 두 귀의 차이가 25%을 이내로 신경 병리를 배제할 수 있어야 한다. 고막운동도(tympanogram)는 반드시 A형이어야 하고, 개인 휴대용 보청기는 적어도 6주 이상 착용 경험이 있어야 한다.

고실 경화증이나 고막 천공, 환기관 삽관을 위한 고막 절개 등 중이 수술 병력, 콘택트렌즈 보청기 장착에 부적절한 고막 상태, 외이도의 해부학적 구조가 장치착용에 어려움 등의 문제가 있다면 이식 대상자가 될 수 없다. 아울러 최근 24개월 이내 만성 또는 재발성 외이 및 중이 질환, 어지러움증 등을 경험한 경우, 이독성 약물 치료, 진행성 또는 변동성 청력, 외이 등에 영향을 줄 수 있는 면역 질환, 방사선 및 화학적 암 치료 등의 문제가 있어도 후보자가 될 수 없다(Gantz et al., 2017).

4) 골도 이식기

골도 이식기(bone conduction implantable hearing aids: BCIHA)는 고정 닻 골도 이식기(bone anchored hearing devices: BAHD)와 가교식 골도 이식기(bone bridge implantable hearing devices: BBHD)가 있으며, 1977년 고정 닻 골도 이식기가 먼저 소개되었다(Tjellstrom & Hakansson, 1995). 현재는 두피를 뚫고(percutaneous) 소리처리기(audio processor)와 진동자를 직접 연결하는 BAHD와 두피를 손상시키지 않고 두피를 사이에 두고 소리처리기와 진동자가 무선으로 신호를 주고받는(transcutaneous) BBHD가 모두 시술되고 있다. 고정 닻 골도 이식기에는 bone anchored hearing aid (BAHA, Cochlear, Australia), Ponto (Oticon, Denmark) 등이 시술되고 있으며, 가교식 골도 이식기에는 bonebridge implant system (BIS, MedEl, Austria)이 시술되고 있다.

청각학적으로는 두 귀 모두 0.5, 1, 2, 3 kHz의 골도 순음청력손실 평균 (4 PTAs)이 45~50 dB HL 이내인 양측성 난청이거나 AB gap이 30 dB이상인 전음성 또는 혼합성 난청, 좋은 귀 기도 청력이 20 dB HL 이내로 정상인 편측성 전농으로 개인 휴대용이나 CROS 보청기 사용이 곤란한 경우 골도 이식 대상이 될 수 있다.

이식은 5세 이상(Cochlear BAHA, MedEl Bonebridge, Oticon Ponto)부터 가능하며, 의학적으로는 물 귀지나 외이도 만성 습진, 이루가 잦은 만성 재발성 외이도염, 외상 등에 의한 후천성 외이도 손상, 선천성 외이 기형으로 개인 휴대용 보청기 사용이 곤란한 경우, 이루가 잦은 중이염, 증후 군성 선천성 중이 기형, 진주종성 중이염에 의한 침골과 등골의 괴사, 이경화증, 외상성 이소골 탈구 등으로 개인 휴대용 보청기 사용이 곤란한 경우, AB gap이 큰 전음성 및 혼합성 난청 등이 이식 대상이 될 수 있다. 증후군이 없는 소이증이나 무이증, Treacher Collins 증후군, 청력변동이 있는 Down syndrome 등도 이식 대상이 될 수 있다. 편측 청신경 종양, 편측성 돌발성 감각신경성 난청, 중이 수술로 발생한 감각신경성 난청, 메니에르병, 선천성 감각신경성 난청이 한쪽에 있는 경우 후보로 포함할 수 있다.

두개골(측두골) 두께는 골도 이식에 중요한 변수이다. 최소한 4 mm 이상이어야 하며, 삼염색체 증후군은 주의가 필요하다. 그러나 21번 삼염색체 증후군(Down syndrome)의 수행력은 비교적 좋다.

5) 중이 이식기

중이 이식기(middle ear implantable hearing aids)는 완전 이식형 보청기인 Carina (Otologics, USA), Esteem (Envoy Medical, USA)과 부분 이식형 보청기인 Maxum (Ototronix, USA), Vibrant Soundbridge (MedEl, Austria) 등이

있다.

Carina는 송화기(microphone), 소리처리기, 진동자, 충전지가 모두 체내에 이식된다. 난청 성질에 따라 진동자를 달리 이식하며, 감각신경성 난청은 추골에, 전음성 또는 혼합성 난청은 필요한 경우 정원창에 진동자를 이식한다. 충전지는 1시간 충전으로 30시간 이상 사용 가능하고, 수명은 10년 정도이다. 소리 되울림과 고장 비율이 높다(이전미, 최재영, 2016).

Esteem은 모든 장치를 체내에 이식하며, 센서(sensor)가 추골과 침골의 진동을 받고, 소리처리기(sound processor)가 증폭하면 진동자(transducer)가 등골로 진동을 전달하여 청력손실을 보상한다. 이식은 18세 이상의 중등도 난청부터 고도 난청으로 SDS가 60% 이상인 감각신경성 난청자가 대상이 될 수 있다. 고막과 중이가 정상이어야 하며, 청력은 변하지 않고 안정되어야 한다. 이식 전 최소한 30일 이상 보청기 사용 경험을 필요로 하며, 중이강 공간이 충분히 넓어야 한다. 이식 후 수중 100 m 정도까지 잠수가 가능하고, 충전지는 하루 1시간 이상 충전이 필요하며, 수명은 4.5~9년 정도이나 강한 소리에 노출되면 2.8년까지 단축될 수 있다(Esteem, 2017; Medgadget, 2010; Sterkers et al., 2003).

Maxum은 귀속형 소리처리기를 사용하고 있어서 외이 공명과 칸막이 효과(baffle effect)를 이용할 수 있다. 중등도부터 고도의 하강형 감각신경성 난청자에게 적용할 수 있다.

Vibrant Soundbridge는 소리처리기인 외부 장치(Amade)와 vibrant ossicular prosthesis (VORP), floating mass transducer (FMT)의 내부 장치로 구성된다. 시술 방법은 난청에 따라 **침골 이식**(incus vibroplasty)과 **정원창 이식**(round window vibroplasty)으로 나누어지며, 좋은 수행력을 얻을 수 있다(Bruchhage et al., 2017; Lee, Jung, Moon, Kim, & Choi, 2017). 두 방법 모두 골도 청력이 45 dB HL을 넘지 않는 양측성 감각신경성 난청이거나 좋은 귀 가청역치가 20 dB HL을 넘지 않는 편측성 농이 이식

후보가 될 수 있다. 수술을 결정하기 전에는 적어도 2주 정도 시험 사용 기간을 갖는 것이 좋다. 침골 이식은 감각신경성 난청이 대상이며, 고막운동도와 등골근 반사가 정상이어야 하고, 청력이 안정되어야 하며, 65 dB HL에서 SDS가 50% 이상, 0.5, 1, 2, 4 kHz의 AB gap이 10 dB 이내, 0.5, 1, 2, 3 kHz의 기도 가청역치가 최대 50, 60, 65, 70 dB HL을 넘지 않아야 한다. 정원창 이식은 전음성 또는 혼합성 난청이 대상이며, 이루나 중이 질환이 없어야 하고, 0.5, 1, 2, 3 kHz의 골도 가청역치가 최대 45, 50, 65, 65 dB HL을 넘지 않아야 한다. 소이증(Yu, Wong, Tsang, & Tong, 2014)이나 이경화증(Dumon, 2007)도 이식이 가능하다(Coordes, Jahreiss, Schönfeld, & Lenarz, 2017). 폐쇄 효과나 소리 되울림이 생기지 않고, 1.5 Tesla MRI 촬영이 가능하지만 500 Hz 이하의 저음역 이득에 한계가 있다. 이 장치는 우리나라 의료보험 급여가 인정된다.

국민건강보험 적용 기준은 만 18세 이상의 양측 비진행성 감각신경성 난청 환자로 후미로성 또는 중추성 병변이 없어야 한다. 0.5, 1, 2, 3 또는 4 kHz의 4 PTAs가 41~70 dB HL 범위이고, SDS가 50% 이상, 1개월 이상 보청기 착용에도 불구하고 청각재활 효과가 제한적이거나 지속적인 보청기 사용이 곤란한 경우여야 한다. 중이 이식기는 내부 장치와 외부 장치 각 1개씩을 인정하지만, 분실, 파손된 경우 외부 장치 한 개를 추가 인정한다.

6) 와우 이식기

와우 이식기(cochlear implant)는 청력손실 원인이 내이에 있고, 난청 정도가 두 귀 모두 고도 이상인 난청자가 시술 대상이다. 수술은 와우관 내부로 전극을 삽입하는 과정이며, 삽입된 전극은 전기를 청신경 말단에 직접 자극하여 난청자가 소리를 느끼게 한다(허승덕, 2016).

장치는 송화기, 어음처리기(speech processor), FM 발신기(외부 안테나), 전지 등으로 구성된 외부 장치와 FM 수신기(내부 안테나), 전극 등으로 구성된 내부 장치가 있다.

송화기는 소리를 받아들이는 부분이며, 어음처리기는 소리를 선별·분석하여 외부 안테나로 보내 주는 부분이다. 어음처리기는 귀걸이형(ear level processor), 귀걸이-상자 혼합형(body level processor), 단추형(button processor) 등이 있다. 귀걸이형과 단추형은 충전지까지 하나로 만들어 사용하고 있으나 귀걸이-상자 혼합형은 귀걸이에 어음처리기를, 상자에 충전지를 각각 담고 있다. 외부 안테나는 어음처리기에서 받은 신호를 FM으로 변환하여 발신할 수 있도록 처리하며, 내부 안테나는 FM 신호를 수신하여 전기 펄스로 변환한 다음 전극으로 보내 주는 역할을 한다. 내부 및 외부 안테나는 서로 다른 극성의 자석을 이용하여 외부 안테나를 두피 외부에 고정한다. 내·외부 안테나가 사용하는 자석 때문에 MRI 시행에 한계가 따른다. MRI 시행은 인공와우 제조사마다 기준이 다르므로 확인하여야 한다. 전극은 청신경 말단을 전기 펄스로 자극하는 역할을 하는데, 와우 이식기는 여러 개의 전극을 사용한다.

와우의 생리학적 기능 중 하나는 주파수를 분석하는 것이다. 와우의 주파수 분석은 진행파 이론(travelling theory) 등에 따른다. 파장이 짧은 고주파수는 와우에서 소리가 들어오는 난원창(oval window) 가까운 기저회전(basal turn)에서, 파장이 긴 저주파수는 난원창으로부터 먼 첨부(apical turn)에서 각각 수용한다. 이 주파수 정보는 와우 회전을 따라 각각 분포하는 나선신경절(spiral ganglion) 세포들이 수용하여(위치이론, place theory) 고위 청각중추로 전달한다. 주파수 분해능은 와우 회전마다 분포하는 주파수들의 미세한 차이를 인지하는 능력이며, 주파수 분해능에는 자극 비율(rate pitch) 등도 관여한다. 와우 이식기의 전극들은 이러한 주파수 해석과 분해능에 기여한다.

와우 이식기 전극의 수는 Advanced Bionics가 16개, Cochlear Ltd.가 22개, MedEl이 12개, Oticon이 20개이다. 이들 전극은 각각 독립된 채널로 작동하고 있으며, 소프트웨어를 이용하여 추가하기도 한다. 소프트웨어상으로는 가상 채널을 만들며, 회사에 따라서 최대 120개까지 확장하기도 한다.

인공와우 이식자의 청각적 수행력은 난청 발생 시기, 해부학적 기형 여부, 시술 직전까지 보청기 사용 여부, 수술 동기 및 기대치, 시술 시기, 장치 및 지원 소프트웨어 기술, 가족적 지원 등 다양한 요인에 영향을 받는다.

인공와우이식 대상자는 연령 제한은 없으며, 보청기 이득을 기대할 수 없는 고도 이상의 양측성 난청을 가지고 있어야 한다. 정신분열증 등 의학적 금기 증상이 없어야 하고, 전신 마취가 가능해야 한다. 인공와우를 충분히 이해하고 적절한 기대를 가져야 하며, 충분한 재활 의지가 있고 가족의 적극적 지원이 있어야 한다. 내이가 없거나(agenesis, Micheal dysplasia) 내이도 협착으로 청신경이 없는 경우, 청신경 종양 수술 등으로 청신경이 손상된 경우는 수술 대상에서 제외한다.

인공와우는 국민건강보험이 적용되며, 건강보험 적용 기준은 1세 이상으로, 2세 미만인 경우 청력이 양측 90 dB HL 이상이며 최소 3개월 이상 보청기를 사용하여야 한다. 보청기 사용에도 불구하고 청각적 수행력이 개선되지 않으면 이식할 수 있다. 뇌막염 합병증으로 시급한 수술이 필요하면 1세 미만의 조기 시술이 가능하다. 2~15세 미만은 양측 70 dB HL 이상으로 최소 3개월 이상 보청기 사용과 청각재활에도 불구하고 SDS와 언어 수행력이 진전되지 않으면 적용 대상이 될 수 있다. 그러나 수술 후 일상에서 인공와우를 사용하지 않을 것으로 예상되면 대상에서 제외한다. 15세 이상은 양측 70 dB HL 이상으로 문장 언어 평가 성적이 50% 이하이면 적용 대상이지만 수술 후 의사소통에서 인공와우를 사용하지 않을 것으로 예상되면 마찬가지로 대상에서 제외한다. 요양 급여 적용을 받지 않은 편측 이식자나 15세 미만에서 양이 청취가 필요한 경우 앞의 연령별 적용 기준을 충족하면 적용 대상이 된다. 이 과정에서 순음청력검사와 문장 언어 평가는 보청기를 착용한 상태에서 얻은 결과를 적용한다.

와우 이식기는 내부 장치와 외부 장치 각 1개를 인정하지만, 분실이나 파손 등으로 필요한 경우 외부 장치 1개를 추가 인정한다. 아울러 양측 인공와우 적응 기준에 해당하는 15세 미만의 경우 내부 장치와 외부 장치를 2개씩 인정하되, 외부 장치는 추가 인정을 하지 않는다. 이 기준을 초과하는 와우 이식기의 본인부담률은 80%로 적용한다.

건강보험 적용 기준은 '2세 미만인 경우 90 dB HL, 2세 이상인 경우 70 dB HL'에서 '1세 이상 70 dB HL'으로 개정되었고, 19세 미만의 외부 장치 양측 교체도 급여가 인정되도록 개정되었다. 이 개정안은 2018년 11월부터 시행되고 있다.

7) 청성 뇌간 이식기(auditory brainstem implant)

소리 자극으로 생긴 나선신경절의 흥분은 31,000~32,000개 정도에 이르는 수초화된 청신경 섬유(myelinated auditory nerve fibers) (Spoendlin & Schrott, 1989)로 전달된다. 이 정보는 내이도를 지나 교뇌(pons)와 연수(medulla oblongata)가 만나는 인접 부위(ponto-medullary junction)를 통해 뇌간(brainstem)에 도달한다.

청각전달로 전반에서는 신경섬유의 위치와 신경원의 종류에 따라 다소 차이가 있지만 기둥 구조(columnization)로 주파수가 배열된다. 이미 기억하고 있는 것처럼 와우에서는 진행파 이론에 따라 첨부가 저주파수를, 기저부가 고주파수를 담당하고, 내이도를 지나는 청신경은 중심부에서 저주파수를, 주변부에서 고주파수를 각각 담당한다. 청신경핵에서는 뒤쪽 외측(배외측, dorsolateral)에서 저주파수를, 앞쪽 내측(복내측, ventromedial)에서 고주파수를 각각 담당하는 위상학적(tonotopology) 기둥 구조를 유지하고 있다. 청신경핵의 주파수 배열에 관한 이러한 정보들은 청성 뇌간 이식에 있어 매우 중요한 이론적 기반이다. 그러나 와우처럼 단순하게 나란히 배열되어 있지 않고, 신경원 종류, 모양, 세포막 등의 기능들도 복잡하다(Shannon, 2012). 이 때문에 청성 뇌간 이식자의 의사소통은 구어(auditory verbal)만으로는 여전히 한계(Vincent, 2012)가 있다.

청성 뇌간 이식기는 와우부터 뇌간 사이를 지나는 청신경의 문제로 생긴 청력손실을 보상하는 데 유용한 장치이다. FDA는 2형 청신경종증(neurofibromatosis type 2: NF2)이 있는 성인 난청자의 수술만을 승인한 상태이지만 유소아에서도 시술하고 있다.

내이도에서 발생하는 신경섬유종증은 수술로 제거할 수 있지만 수술 후 청신경 손상이 있을 수 있다. 이렇게 청신경이 손상되어 나타난 청력손실은 와우 이식기로는 보상할 수 없고, 청신경핵(cochlear nucleus complex)을 직접 자극하는 청성 뇌간 이식기로 보상할 수 있다(Schwartz, Otto, Shannon, & Hitselberger, 2008). NF2 환자는 magnetic resonance image (MRI)를 이용한 추적이 필수적이므로 장치 사용 중 MRI 시행을 고려한 장치 선택이 중요하다.

이식 기준은 생후 18개월 이상, 전농(profound)인 감각신경성 난청, 와우 또는 청신경의 무형성(hypoplasia, aplasia), 뇌수막염으로 골화가 심각하게 진행되어 인공 와우 이식이 곤란한 경우, 2형 청신경종증, 양측 측두골 골절에 의한 신경성 난청 등이다. 후보자들은 이식에 대한 올바른 이해와 기대치를 가져야 하고, 재활에 대한 가족적 지원이 있어야 한다. 와우 기형 등과 관련해서는 5~6세 이전을 이식에 중요한 시기로 보기도 한다.

금기 대상은 의학적 문제로 수술이 곤란한 경우, 인지 및 발달 지연 등이 있는 경우, 뇌간이나 청각 피질 영역에 기형 또는 병리가 있는 경우, 정신질환이 있는 경우 등이다.

청성 뇌간 이식기는 Cochlear Ltd., MedEl, Oticon 등의 제품이 소개되어 있다. MedEl ABI (MedEl, Austria)는 NF2로 진단받은 15세 이상으로, NF2가 청신경을 기능하지 못하게 하였거나 수술 후에도 회복되기 어려운 경우 이식 대상이 되며, 활성 전극은 12개이다. Nucleus 24 ABI system (Cochlear Ltd., Australia)은 21개의 활성 전극을 사용할 수 있고, MRI는 1.5 Tesla까지 촬영이 가능하다. Oticon Digisonic (Oticon, Sweden)은 와우 완전 골화 및 기형, 추체부 골절, 축삭 신경병증, 청신경 종양, 양쪽 청신경 완전 소실 등이 후보가 될 수 있으며, 수술 후 MRI는 1.5 Tesla까지 촬영이 가능하다(Oticon, 2017).

대부분 이식자들은 부작용 없이 장치를 매일 사용하고 있으며, 환경 소리를 인지할 수 있고, 환경 소음으로부터 말소리를 분간하며 독화와 함께 이해할 수 있다(Lenarz et al., 2002). 일부는 청성 뇌간 이식기만으로도 의사소통이 가능하지만 전반적으로는 독화를 병행하여야 하고, 수행력 진전은 수술 후 8년까지도 진행 중이다(Otto, Brackmann, Hitselberger, Shannon, & Kuchta, 2002). 이렇게 느린 진전은 청신경 가소성 등과 관련이 있을 것으로 추정된다. 난청 원인이 청신경 종양인 경우와 와우 무형성인 경우의 반응 역치는 차이가 있고, 반응 역치가 낮을수록 어음이해도도 좋다(Colletti & Shannon, 2005).

8) 청성 중뇌 이식기

청신경핵은 청신경초종 제거 과정에서 근위부가 손상될 수 있으며, 만약 손상되면 청성 뇌간 이식기를 사용하더라도 청각 정보가 전달되지 않을 수 있다. 청성 중뇌 이식기(auditory midbrain implant)는 청성 뇌간 이식기를 대체하여 효과적으로 청신경을 자극한다. 이식한 전극은 하구를 자극하는데, 외과적으로도 접근(Lim et al., 2007)이 용이한 것으로 알려져 있다.

하구에서의 청신경섬유들은 와우, 청신경, 청신경핵 등에서와 마찬가지로 위상학적으로 기둥 구조를 유지하면서 바깥쪽이 저주파수를, 안쪽이 고주파수를 각각 담당하고 있다. 청성 중뇌 이식은 하구의 잘 정돈된 주파수 배열을 활용한다. 전극은 청성 뇌간 이식기 전극을 개량한 뇌심부자극(deep brain stimulation: DBS) 전극을 삽입한다. 외부 장치는 와우 이식기, 청성 뇌간 이식기와 같은 어음처리기를 사용하여 전극의 전류 특성을 조절한다.

실지로 동물 실험에서 전기 생리학적으로 개선된 결과를 얻었고(Lim & Anderson, 2006), 임상에서도 일상의 소리 듣기 능력이 전반적으로 향상되는 등(Lenarz, Lim, Reuter, Patrick, & Lenarz, 2006)의 성과가 있었다. 하지만 청각적 수행력은 언어에 대한 기억과 난청 기간, 중뇌에서 전극 삽입 위치에 따라 극적인 결과를 보이기도 하며, 보기를 주지 않고(open set) 청각적 단서만으로 평가하면 청성 뇌간 이식기와 마찬가지로 여전히 낮고 수행력 진전도 느린 편이다(Lim, Lenarz, & Lenarz, 2009).

9) 청각 피질 이식기

대뇌 피질은 감각, 운동, 연합의 기능적 영역이 서로 다르다. Brodmann은 기능적 영역을 47개로 구분하였다. 각성, 의식, 집중, 기억, 사고, 언어 등은 매우 복잡한 연결 과정을 통해 실행한다. 대뇌 피질 관련 이식은 청각과 같은 감각뿐 아니라 마비 환자의 활동을 돕기 위한 목적으로도 활발하게 연구되고 있다.

대뇌 피질에서 청각 관련 영역은 소리의 주파수 등을 변별하는 일차 청각 피질 영역(Brodmann 41, 42)과 소리의 위치 및 의미를 해석하는 이차 청각 피질 영역(청각 연합 영역, Brodmann 22) 등이 있다(고도흥, 2017). 또 여러 감각 영역과 연합하여 언어를 통합하고 해석하는 Wernicke 영역과 관련 운동 영역과 연합하여 언어를 표현하게 하는 Broca 영역 등이 있다(김재옥, 김정완, 송윤경, 표화영, 허승덕, 2015). 이들 영역이 손상되면 운동실어증(Broca's aphasia) 또는 이해실어증(Wernicke's aphasia)이 생긴다(권도하 외, 2012; 김향희, 2012; 이지연, 허승덕, 2017b).

청력손실 보상이 목적인 청각 피질 이식(auditory cortex implant)은 와우이식, 청성 뇌간 이식, 청성 중이 이식 등에 비해 시술 및 재활에 대한 기술적으로 완성도가 낮다. 일차 청각 피질 영역에서 주파수는 저주파수를 앞쪽에서, 고주파수를 뒤쪽에서 각각 분석한다. 기능적으로 분화되어 있고, 매우 복잡한 점을 고려하면 한계가 많겠지만 청각 피질 이식으로 주파수 및 시간 정보, 강도 등의 정보를 제공하면 환경 소리 듣기와 이해, 말소리 이해 등에서 도움을 받을 수 있다. 다만, 청각 중추 영역의 가소성 등을 고려하면 수술 시기와 수행력 진전에 대한 적절한 기대치를 가져야 하고, 많은 시간 동안 재활에 참여하겠다는 이식자의 의지와 가족적 지원이 매우 중요할 것으로 판단된다.

청각 피질 이식은 여전히 연구가 진행 중이며, 전극 관련 연구로는 피질에서 전극의 삽입 깊이에 따른 영향(Voigt, Hubka, & Kral, 2017)과 시상-피질 연접(corticothalamic communication) 영역에서 활동전위를 티타늄으로 제작한 미세 전극(titanium-based microfabricated electrodes)으로 기록(McCathy, Rao, & Otto, 2011)한 것들이 있다.

청각학적으로는 이명과 휴지 상태에서 전전두 연합 영역(Brodmann area 10)의 연결 상태 및 피질 자극과 해마 주변 활동 등을 관찰하였고(Ridder & Vanneste, 2014), 청각 피질 자극과 이명 억제 연구에서 5년 동안의 자극이 이명을 소실하게 하거나 50% 완화시키는 효과를 얻기도 하였다(Ridder & Vanneste, 2015).

4. 서랍형 보청기

서랍형 보청기(in the drawer hearing aids)는 모양이나 특성이 실지로 존재하지 않지만, 개인 휴대용, ALD, 이식형 보청기 등 모든 보청기에서 나타날 수 있다.

보청기는 청력손실 특성을 고려하고, 난청자의 주관적 감각을 보상해 주어야 한다. 만약, 이러한 과정이 생략되거나 보청기 및 청각 전문가들의 배려가 부족했다면 난청자는 보청기 사용에 많은 불편을 느낄 수 있다. 이것은 시력에 맞지 않는 안경을 착용하고 있을 때 느끼는 불편보다 더 할 수 있다. 서랍형은 결국 난청자들이 보청기 사용이 도움되지 않고 사용에 불편이 심하여, 서랍 등에 넣어 둔 모든 보청기를 말한다. 따라서 서랍형 보청기는 값비싼 비용을 지불하고서도 청력손실을 보상받는 대신 정신적 금전적 손실만 부담한 모든 보청기를 이르는 용어이다.

서랍형 보청기가 많다는 것은 난청자나 그 가족들이 보청기 구입을 간단하게 생각하고 있거나 청각 및 보청기 전문가가 역할을 게을리하고 있다는 것을 의미한다. 아울러 경제적 측면에서 난청자와 국가에게 불필요한 비용 손실을 초래하고, 삶의 질적 측면에서 난청자와 그 가족의 삶을 피폐하게 한다.

독자의 생각

참고문헌 및 추천자료

강명구, 홍성화, 부성현, 배우용, 김창근, 김동영, 박헌수, 허승덕(2002). 상고실성
　　형술과 유양동폐쇄술이 술후 청력재활에 미치는 영향. 대한이비인후과학회지:
　　두경부외과학, 45(8), 755-759.

고도흥(2017). 언어기관의 해부와 생리. 서울: 학지사.

권도하, 신후남, 이무경, 전희숙, 김시영, 유재연, 신명선, 황보명, 박선희, 신혜정,
　　안종복, 남현욱, 박상희, 김효정(2012). 언어치료학개론. 대구: 물과길.

김리석, 정성욱, 이승환, 허승덕(2003). 청각신경병증 3예. 대한이비인후과학회지:

두경부외과학, 46(10), 847-881.

김민성, 허승덕(2016). 환기구 직경이 실이 음향에 미치는 영향. *Audiology and Speech Research*, *12*(4), 204-208.

김재옥, 김정완, 송윤경, 표화영, 허승덕(2015). 말, 언어, 청각의 해부와 생리. 서울: 박학사.

김향희(2012). 신경언어장애. 서울: 시그마프레스.

민병란(2004). 청각장애 아동의 언어 지연이 정서 이해 발달에 미치는 영향. *Communication Sciences and Disoreders*, *9*(3), 199-191.

박상희, 권영주(2003). 청각장애 아동의 청능발달과 언어발달간의 상관관계 연구. 음성과학, 10(4), 255-261.

박혜진, 배소영(2003). 청각장애 유아의 어휘 발달. *Communication Sciences and Disorders*, *8*(1), 66-81.

백만기(1993). 최신 이비인후과학. 서울: 일조각.

이전미, 최재영(2016). Otologic Acitve Middle Ear Implants. 대안이비인후과학회지: 두경부외과학, 59(12), 807-812.

이지연, 허승덕(2017). 중등도 난청 베르니케 실어증 언어 재활. 허승덕 편저, 청각학-프로젝트 기반 청각재활. 서울: 학지사.

이지윤, 최양규(2011). 청각장애 아동의 언어적 및 비언어적 작업기억 특성. 언어치료연구, 20(4), 217-230.

장선아, 심희정, 고도흥(2013). 시각 및 청각장애 아동을 위한 효과적인 부모교육 방안 연구. 언어치료연구, 22(4), 303-324.

장유경, 최유리, 이근영(2007). 24개월 영아의 어휘습득, 책읽기 활동과 청각기억 능력의 발달. 한국심리학회지: 발달, 20(1), 51-65.

정성욱, 김리석(2016). 청각신경병증의 치료. *Audiology and Speech Research*, *12*(S1), S10-S13.

정영모, 허승덕(2017). Bilateral routing of signal 기술을 이용한 고도 이상 감각신경성 난청의 청각재활. 허승덕 편저(2017). 청각학-프로젝트 기반 청각재활. 서울: 학지사.

정현경, 배소영(2002). 4, 5세 청각장애아동과 정상아동의 의사소통기능 비교: 정보적 기능을 중심으로. *Communication Sciences and Disorders*, *7*(3), 21-38.

최아현, 이미소, 최아름, 허승덕(2009). 외이도 용적에 따른 외이도 공명의 변화.

말소리와 음성과학, 1(3), 151-154.

최은아, 박한상, 성철재(2010). 심도 청각장애 아동의 발성특성: 강도, 음도 및 그 변동률을 중심으로. 말소리와 음성과학, 2(1), 135-145.

허승덕(2012). 순수 외이도 공명. 언어치료연구, 21(3), 465-473.

허승덕(2016). 청각학-인공와우재활. 서울: 박학사.

허승덕(2017a). 청각학-프로젝트 기반 청각재활. 서울: 학지사.

허승덕(2017b). 청취 영역을 이용한 인공와우 MAP 검증 증례. 대한치료과학회지, 9(1), 73-80.

허승덕(2017c). Hearing Handicap Inventory for Elderly (HHIE)로 확인한 노인성 난청 실태, *Communication Sciences and Disorders*, *22*(1), 170-176.

허승덕, 유영상(2004). 청각학(3판). 부산: 동아대학교출판부.

허승덕, 이제현, 전성민, 김인아(2010). 이개 크기에 따른 이개강 공명. *Communication Sciences and Disorders*, *15*(1), 107-113.

황보명, 정대현(2004). 청각장애아의 다중지능 발달 특성에 관한 연구. 언어치료연구, 13(1), 133-151.

Aibara, R., Welsh, J. T., Puria, S., & Goode, R. L. (2001). Human middle-ear sound transfer function and cochlear input impedance. *Hearing Research*, *152*(1-2), 100-109.

Bruchhage, K. L., Leichtle, A., Schönweiler, R., Todt, I., Baumgartner, W. D., Frenzel, H., & Wollenberg, B. (2017). Systematic review to evaluate the safety, efficacy and economical outcomes of the Vibrant Soundbridge for the treatment of sensorineural hearing loss. *European Archives of Oto-Rhino-Laryngology*, *274*(4), 1797-1806.

Chasin, M. (1997). The acoustics of CIC hearing aids. In M. Chasin (Eds.), *CIC Handbook*. San Diego: Singular Publishing Ltd.

Colletti,, V., & Shannon, R. V. (2005). Open Set Speech Perception with Auditory Brainstem Implant?. *The Laryngoscope*, *115*(11), 1974-1978.

Coordes, A., Jahreiss, L., Schönfeld, U., & Lenarz, M. (2017). Active middle ear implant coupled bilaterally to the round window despite bilateral implanted stapes prostheses. *The Laryngoscope*, *127*(2), 500-503.

Crandell, C., Smaldim, J., & Flexer, C. (1995). Speech Perception in Specific

Populations. In C. Crandell, J. Smaldim., & C. Flexer C. (Eds.). (1995). *Sound-Field FM Amplification; Theory and Practical Applications*. San Diego: Singular Publishing Group.

Crandell, C., Smaldim, J., & Flexer, C. (1995). *Sound-Field FM Amplification; Theory and Practical Applications*. San Diego: Singular Publishing Group.

Debus, T., Becker, T., Dupont, P., Jang, T. J., & Howe, R. D. (2002). Multichannel vibrotactile display for sensory substitution during teleoperation. Proceeding SPIE 4570, Telemanipulator and Telepresence Technologies VIII, 42.

Deddens, A. E., Wilson, E. P., Lesser, T. H. J., & Fredrickson, J. M. (1990). Totally implantable hearing aids: The effects of skin thickness on microphone function. *American Journal of Otolaryngology, 11*(1), 1–4.

Dillon, H. (2012). *Hearing Aids*. New York: Thieme.

Dumon, T. (2007). Vibrant Soundbridge Middle Ear Implant in Otosclerosis. In W. Arnold & R. Häusler (Eds.), *Otosclerosis and Stapes Surgery*. Basel: Karger.

Gantz, B. J., Perkins, R., Murray, M., Levy, S. C., & Puria, S. (2017). Light-Driven contact hearing aid for broad-spectrum amplification: Safety and effectiveness pivotal study. *Otology & Neurotology, 38*(3), 352–359.

Glick, H., & Sharma, A. (2017). Cross-modal plasticity in developmental and age-related hearing loss: Clinical implications. *Hearing Research, 343*, 191–201.

Groth, J., & Christensen, L. A. (2015). Hearing Aid Technology. In J. Katz (Ed.), *Handbook of Clinical Audiology*. Philadelphia: Lippioncott Williams & Willkins.

Haynes, D. S., Young, J. A., Wanna, G. B., & Glasscock, M. E. (2009). Middle ear implantable hearing devices: An overview. *Trends in Hearing, 13*(3), 206–214.

Huang, J., Sheffield, B., Lin, F., & Zeng, F. G. (2017). Electro-Tactile stimulation enhances cochlear implant speech recognition in noise. *Scientific Reports 7*, Article number: 2196.

Lee, J. M., Jung, J. J., Moon, I. S., Kim, S. H., & Choi, J. Y. (2017). Benefits of active middle ear implants in mixed hearing loss: Stapes versus round window. *The Laryngoscope, 127*(6), 1435-1441.

Lenarz, M., Matthies, C., Lesinski-Schiedat, A., Frohne, C., Rost, U., Illg, A., Battmer, R. D., Samii, M., & Lenarz, T. (2002). Auditory brainstem implant part II: Subjective assessment of functional outcome. *Otology & Neurotology, 23*(5), 694-697.

Lenarz, T., Lim, H. H., Reuter, G., Patrick, J. F., & Lenarz, M. (2006). The auditory midbrain implant: A new auditory prosthesis for neural deafness-concept and device description. *Otology & Neurotology, 27*(6), 838-843.

Lewis, D. E. (1995). Orientation to the use of frequency modulated systems. In R. E. Tyler & D. J. Schum (Eds.), *Assistive Devices for Persons with Hearing Impairment*. Needham Heights: Allyn & Bacon.

Lim, H. H., & Anderson, D. J. (2006). Auditory cortical responses to electrical stimulation of the inferior colliculus: Implications for an auditory midbrain implant. *Journal of Neurophysiology, 96*(3), 975-988.

Lim, H. H., Lenarz, M., & Lenarz, T (2009). Auditory Midbrain Implant: A review. *Trends in Amplification, 13*(3), 149-180.

Lim, H. H., Lenarz, T., Joseph, G., Battmer, R. D., Samii, A., Samii, M., Patrick, J. F., & Lenarz, M. (2007). Electrical stimulation of the midbrain for hearing restoration: Insight into the functional organization of the human central auditory system. *Journal of Neuroscience, 27*(49), 13541-13551.

Madsen, C. K., Standley, J. M., & Gregory, D. (1991). The effect of a vibrotactile device, somatron™, on physiological and psychological responses: Musicians versus nonmusicians. *Journal of Music Therapy, 28*(1), 14-22.

Martin, F. N., & Clark, J. G. (2015). *Introductioni to Audiology* (12th ed.). 허승덕 역(2016). 청각학개론(12판). 서울: 박학사.

McCarthy, P., Rao, M., & Otto, K. (2011). Simultaneous recording of rat auditory cortex and thalamus via a titanium-based, microfabricated, microelectrode device. *Journal of Neural Engineering, 8*(4), 046007.

Nábělek, A. K. (1993). Communication in noise and reverberant environments. In G. A. Studebaker & I. Hochberg, I. (Eds.), *Acoustical Factors Affecting*

Hearing Aid Performance. Needham Heights: Allyn & Bacon.

Otto, S. R., Brackmann, D. E., Hitselberger, W. E., Shannon, R. V., & Kuchta, J. (2002). Multichannel auditory brainstem implant: update on performance in 61 patients. *Journal of Neurosurgery, 96*(6), 1063–1071.

Puria, S. (2017). Attenuating the ear canal feedback pressure of a laser-driven hearing aid. *The Journal of the Acoustical Society of America, 141*(3), 1683–1693.

Ridder, D. D., & Vanneste, S. (2014). Targeting the parahippocampal area by auditory cortex stimulation in tinnitus. *Brain Stimulation, 7*(5), 709–717.

Ridder, D. D., & Vanneste, S. (2015). Multitarget surgical neuromodulation: Combined C2 and auditory cortex implantation for tinnitus. *Neuroscience Letters, 591*, 202–206.

Ross, M. (1992). Room acoustics and speech perception. In M. Ross (Ed.). *FM Auditory Training System; Characteristics, Selection, & Use*. Maryland: York Press.

Schwartz, M. S., Otto, S. R., Shannon, R. V., & Hitselberger, W. E. (2008). Auditory brainstem implants. *Neurotherapeutics, 5*(1), 128–136.

Shannon, R. V. (2012). Advances in auditory prostheses. *Current Opinion in Neurology, 25*(1), 61–66.

Smaldino, J., Kreisman, B., John, A., & Bondurant, L. (2015). Room acoustics and auditory rehabilitation technology. In F. Katz (Ed.), *Handbook of Clinical Audiology*. Philadelphia: Lippioncott Williams & Willkins.

Spoendlin, H., & Schrott, A. (1989). Analysis of the human auditory nerve. *Hearing Research, 43*(1), 25–38.

Staab, W. J. (1997). Deep canal hearing aids. In M. Chasin (Ed.), *CIC Handbook*. San Diego: Singular.

Sterkers, O., Boucarra, D., Labassi, S., Bebear, J-P., Dubreuil, C., Frachet, B., Fraysse, B., Lavieille, J-P., Magnan, J., Martin, C., Truy, E., Uziel, A., & Vaneecloo, F. M. (2003). A middle ear implant, the symphonix vibrant soundbridge: Retrospective study of the first 125 patients implanted in france. *Otology & Neurotology, 24*(3), 427–436.

Tjellstrom, A., & Hakansson, B. (1995). The bone-anchored hearing aid. Design principles, indications, and long-term clinical results. *Otolaryngology Clinical North America, 28*(1), 53-72.

Tyler, R. E., & Schum, D. J. (Eds.). (1995). *Assistive Devices for Persons with Hearing Impairment.* Needham Heights: Allyn & Bacon.

Vincent, C. (2012). Auditory brainstem implants: How do they work?. *Anatomical Record, 295*(11), 1981-1986.

Voigt, M. B., Hubka, P., & Kral, A. (2017). Intracortical microstimulation differentially activates cortical layers based on stimulation depth. *Brain Stimulation, 10*(3), 684-694.

Yu, J. K. Y., Wong, L. L. N., Tsang, W. S. S., & Tong, M. C. F. (2014). A tutorial on implantable hearing amplification options for adults with unilateral microtia and atresia. *BioMed Research International, 2014*, 1-7.

Earlens Corporation (2017). http://earlens.com

http://hearingmojo.com/starkey-readies-xperia-wireless-hearing-aids/

http://www.medel.com/maestro-components-abi/

https://earlens.com/

https://esteemhearing.com/how-it-works/

https://www.medgadget.com/2010/03/envoy_esteem_first_totally_implantable_hearing_system_gains_fda_approval.html?utm_source=TrendMD&utm_medium=cpc&utm_campaign=Medgadget__TrendMD_0

https://www.oticonmedical.com

제4장 메타인지 사고체계를 기반으로 하는
학업수행능력 향상 전략

박종석(Park, JongSeok, MA), 권재환(Kwon, JaeHwan, PhD)*

| Chapter 4 | Strategies for Academic Performance Improving in
Meta-cognitive Platform

1. 서언

우리는 4차 산업혁명과 6차 산업의 시대라고 일컫는 급격한 사회변혁
시대를 살아가고 있다. 매일 폭주하는 새로운 지식과 새롭게 탄생하는
융·복합적 지식들은 더 이상 과거의 전통적인 교육에서 이루어지는 일
방적이고 선형적인 교육에서 벗어나 실제적이고 맥락적이며 상호작용적
인 교수학습 방식을 필요로 하게 되었다. 이와 같이 새롭게 출현하는 지
식의 형태와 방식들은 교수패턴과 학습패턴의 변화를 선도하고 있다. 따
라서 교수자는 학습자의 학습수행보다는 학습자의 사고과정이나 이해능
력을 어떻게 향상시킬 것인지에 대한 고민이 필요하다.

우리나라에 입학사정관제도가 도입된 이후 정권이 바뀔 때마다 대학
입시제도의 큰 방향이 변화하였으며 대학수학능력시험이나 논술시험 등

* 박종석, 권재환(2019). 메타인지 사고체계를 기반으로 하는 학업수행력 향상 전략. 허승덕
(2019). 융복합 청각재활. 서울: 학지사.
Park, J. S.; Kwon, J. H. (2019). Strategies for Academic Performance Improving in
Meta-cognitive Platform. In: Heo, S. D. (2019). *Audiological Rehabilitation for
Interdisciplinary Research*. Seoul: HakJiSa.

의 비중도 매년 변화되고 있다. 또한 고교학점제나 내신 성취 평가제의 도입으로 초·중·고등학생의 학습 수행능력에서의 변화를 예측할 수 있게 되었다. 그럼에도 불구하고 현행 대입제도는 객관식 선다형 중심의 시험제도를 고수하고 있어서 학생들에게 단편적 지식을 도식화시키는 일방적 주입식 수업방식을 전개할 수밖에 없게 하고 있다. 평가방식 또한 무조건적 암기와 반복적 문제풀이를 유도하고 있으며, 이런 방식은 학생들이 사교육에 의존할 수밖에 없는 풍토를 조성하고 있다(김지하, 2017). 이에 따라 학생들은 '예습-수업-복습'의 패턴보다 '학습-방송강의-학원-과외'의 패턴에 익숙해지고 있다.

현대 학습에 대한 연구는 행동주의적 관점, 현상학적 관점, 사회인지적 관점, 인지적 관점 그리고 구성주의적 관점 등 다양한 관점에서 탐구되어 왔고 현재까지도 다양한 이론이 제안되고 있다. 메타인지학습 연구는 Zimmerman 등을 중심으로 한 일군의 교육 연구자들이 Bandura의 경험적 내용과 연구형태를 토대로 학습자가 어떻게 자신의 학습을 조절해 나가는가에 대한 집중적 논의를 거듭하면서 본격적으로 시작되었다(홍기칠, 1994: 양명희, 오종철, 2006에서 재인용). 자신의 학습을 스스로 통제하고 조절해 나가는 능력은 어떠한 과목이냐에 관계없이 존재하는 일반적인 능력이라는 연구결과(김영상, 1992)는 메타인지능력이 학교에서뿐만 아니라 직업상황이나 개인적 삶에도 일반화될 수 있는 가능성을 시사한다(허은영, 2009). 메타인지학습은 동기적·인지적·행동적 측면에서 활용될 수 있다. 동기적 측면에서 메타인지학습은 자발적 참여와 함께 과제의 본질에 흥미를 가지고 접근하며, 인지적 측면에서는 학습자 스스로 학습을 계획하고 목적을 수립하며 자기점검과 자기평가를 하는 것을 의미한다. 행동적 측면에서는 성공적인 학습의 성과를 이끌기 위해 학습자 스스로 최적의 활동을 수행하고 학습에 도움이 되는 정보를 찾아 전략을 세워 학습에 적용한다.

학습환경에서 학업수행능력을 검증할 수 있는 방법은 평가에 의존하는 것이 쉬운 방법 중 하나이다. 그래서 학습자들은 좋은 평가결과를 얻기 위해 끊임없이 시험 준비를 한다. 시험 준비란 시험 준비기간 동안 일정한 학업성취 달성을 위해서 학생 스스로 시험에 관련된 정서, 인지 및 행동을 관리하는 것을 의미한다(황정훈, 2007). 메타인지전략은 학습자가 자신의 학습과정을 계획하고, 그 계획을 실천하기 위해서 과정을 점검하고 평가하는 방식을 활용하는 것을 말한다. 메타인지전략은 계획(planning), 점검(monitoring), 조절(regulating) 단계로 구분하며, 목표점검 활동을 구성하기 위한 학문적 개념으로 사용하고 있다(박찬경, 2017). 메타인지학습은 학업성취를 촉진하는 과정에서 개념화되었으며(김아영, 2014), 학습자가 학습과정에서 자신의 학습을 계획, 점검하고 인지적으로 조절하는 상위인지, 동기, 학습전략 측면에서 자신의 학습과정을 계획, 조절, 통제하면서 학습과제에 적극적으로 참여하는 학습과정을 일컫는다(한국교육심리학회, 2000).

메타인지학습이 잘 이루어지기 위해서는 적절한 평가기준의 모델링을 보여 주는 것, 적절한 곤란도를 지닌 분명한 목표를 설정하는 능력을 기르는 것, 어렵고 먼 목표인 경우 일련의 작고 즉각적인 하위목표들을 설정하는 방법을 익히도록 하는 것, 성취동기를 자극하는 것, 결과에 대한 지식을 제공하는 것, 자기강화 방법을 익히도록 하는 것 등을 들 수 있다(한국교육심리학회, 2000). 높은 학업성취도의 달성과 밀접한 관련이 있는 메타인지전략은 훈련을 통해 개발될 수 있으며, 자신의 사고를 조절하고 통제함으로써 학업성취도에 영향을 미칠 수 있다(박찬경, 2017).

따라서 이 장에서는 메타인지 전략적 사고 기반에서 학업수행능력을 향상할 수 있는 방법과 전략을 다루고자 한다. 학습활동이 정보의 입력, 기억, 인출의 과정으로 진행된다는 전제에서 효과적 인출활동을 위한 전략과 정보의 관리 및 목표 등의 자기자원 관리를 살펴보고, 이어서 학업

수행능력의 결과는 학습량 및 학습시간과 관련 있으므로 학습량의 조절 방법과 시간 관리의 방법을 제시하고자 한다.

2. 학업수행능력 향상 전략

1) 메타인지 사고역량을 요구하는 학업수행능력과 평가

평가는 대체로 학습활동이 이루어진 이후 학습성취 정도를 파악하기 위한 일련의 과정이지만 평가의 목적에 따라 내용은 조금씩 다르다. 평가는 수업을 시작하기 전에 학생들의 선수 지식을 판단하기 위한 목적으로 치르는 진단평가, 수업 중에 학생들의 이해 정도에 대한 확인과 교정을 위한 형성평가 그리고 수업 후에 학생들의 학업성취를 판단할 목적의 총괄평가로 구분된다(박한숙, 2004). 또한 평가는 학습과정에서 이루어진 결과를 확인하는 기능도 있지만, 교육의 방향과 내용을 결정하는 기능과 평가라는 과정을 통해 학습자의 학습을 증진하게 하는 가장 효과적인 학습 수행과정이라 할 수 있다. 엄밀한 의미에서의 평가는 학습의 과정으로 여길 수 있겠으나 통념상의 평가는 학습과정의 결과로의 작용이 강조되어 사용되고 있다. 고등학생의 3년간 학습활동을 증명하는 수학능력평가고사나 취업을 위한 입사시험 등이 대표적 예가 될 수 있겠다.

학습자는 최상의 평가 결과를 얻기 위해 시험 준비에 몰입한다. 그리고 시험을 잘 치르기 위해 다양한 전략과 기술을 적용하려 한다. 시험전략과 시험기술을 혼자서 터득한 학습자가 있는가 하면 시험전략의 필요성을 전혀 느끼지 못하는 학습자도 있다. 어떤 경우에는 자신의 평소 실력 이상의 시험결과가 나와 만족스럽기도 하지만 대부분은 실제로 학습한 만큼의 학업성적이 나오지 않는다고 호소하는데, 이것은 대부분 시험을 보는 방법에 대한 지식이 부족하거나 습관이 잘못 형성된 것이 원인인 경우가 많다. 이런 경우, 시험 상황에서 공부한 지식을 최대한 활용할 수 있도록 시험대비 전략을 습득할 필요가 있다.

시험대비 전략은 다음과 같이 요약할 수 있다. 첫째, 평소의 자기관리 방법이나 개인의 정보처리능력 등과 밀접한 관계가 있다. 동일한 교실에서 동일한 교사로부터 동일한 시간에 동일한 내용을 배우는 데에도 불구하고 정보의 습득과 학업성취도가 다른 형태로 나타나는 것은 정보전달 과정이나 내용의 문제가 아닌 학습자의 정보처리능력과 방법의 차이라고 볼 수 있다. 예컨대, 시험공부는 대부분 학교나 가정, 독서실에서 하게 되는데, 이 경우 자기관리기술의 적용이 필수적이다. 시험에 임박해서 교사가 수업시간에 시험에 대한 정보나 힌트를 줄 경우에는 수업청취기술에서 요구되는 기능들의 발휘가 필요하다.

둘째, 시험대비는 2주 혹은 3주간에 걸쳐서 이루어지는데, 사실상 시험대비는 학습이 시작되기 이전 단계에서부터 시작되며 '예습-수업-복습'의 전 과정이 체계적, 반복적 순환구조로 이루어질 때 제대로 된 시험공부가 이루어진다. 흔히 시험대비에 사용되는 2주 완성 시험공부법이나 3주 완성 시험공부법은 사실상 일련 과정의 한 부분이라고 할 수 있겠다. 시험대비 방법을 잘 안다고 해서 좋은 결과가 보장되는 것은 아니지만 시험대비 전략을 통해 학습내용에 대한 성실한 학습이 선행될 때 그 효과가 십분 발휘될 수 있을 것이다.

셋째, 초 · 중 · 고등학생이나 심지어 대학생의 경우라 하더라도 학부모 또는 가정의 적극적인 관심과 지지가 필요하다. 학습기술은 학교와 가정 등에서 활용하게 된다. 학교에서 훈련받은 학습기술이 학교에서만 이루어지고 가정에서는 이루어지지 않는다면 별다른 효과를 기대할 수가 없다. 시험대비 전략 훈련도 마찬가지이다. 시험에 관련된 여러 가지 사항들을 체계적으로 정리하고 적절한 상황에서 이용하기 위해서는 학부모의 호응이 절대적으로 필요하다(박한숙, 2004).

본격적인 시험공부에 앞서 점검해 봐야 할 사항은 공부에 대한 본질적인 의미이다. 학습이란 배울 학(學)과 익힐 습(習)이라는 한자어로, 국어사전에는 배우고 익히는 것이라고 되어 있다. 학교나 학원에서 배우는 과정, 즉 배웠던 내용을 학교나 가정 또는 독서실에서 학습자의 것으로 내재화하는 과정, 다시 말하면 습(習)의 과정으로 분류할 수 있다면 스스로 숙고하고 수련하는 과정을 공부라고 정의할 수 있겠다. 그래서 시험 준비에 필요한 공부는 문제유형을 대비하는 인출연습이 아닌 인출을 전제한 입력과 저장의 과정이라는 사실을 인지할 필요가 있다. '학'의 과정과 '습'의 과정으로 학습을 분류하여 습의 과정에 역점을 두고 학의 내용을 되새기는 것이 시험공부라는 것이다.

공부를 열심히 하는 학생과 공부를 잘하는 학생의 공부방법은 같을 수도 있지만 다를 수도 있다. 수업시간에 배운 내용에 대해 토씨까지 모두 머리에 담고자 하는 학생이 있는가 하면 필요한 것만 선택적으로 공부하는 학생도 있다. 학습의 효율성과 효과성에서 후자가 바람직할 수밖에 없는 것은 정보처리과정과 방법의 이해 여부에 있다고 하겠다.

시험공부를 위해서는 많은 것이 준비되어야 한다. 우선 시험의 성격을 알아야 한다. 결과를 드러내기 위한 시험인지, 아는 것과 모르는 것을 분류하기 위한 시험인지의 성격에 따라 준비과정이 달라질 수 있기 때문이다. 우선은 시험시기와 자신에게 주어진 시간을 파악해야 한다. 시험 준비기간이 얼마나 되는지 자신에게 주어진 시간들 중에 시험공부에 할애할 수 있는 실제 적용 시간은 얼마나 되는지에 따라 다른 전략이 필요하기 때문이며 그 외 가용자원에 대한 조사나 시험범위나 출제자의 경향 등에 대한 사전 조사 등이 필요하다.

가장 중요한 것은 시험대비 활동을 준비하면서 끊임없이 이루어지는 자기점검과정이다. 평가에 대비하면서 결국 자신의 학습을 정확하게 모니터링하고 적합한 전략을 사용하는 것은 학습의 핵심적이며 필수적인 성공 요소인 것이다(윤용식, 손영우, 2011). 따라서 학습 성공의 요소가 되는 메타인지를 훈련시키는 프로그램을 학교에 도입하고, 메타인지 능력을 향상시키는 프로그램의 개발이 지속적으로 이루어져야 한다(배진희, 조혜승, 김경일, 2015).

2) 시험대비를 위한 절차

성공적인 학습수행 결과 도출 전략의 첫 번째는 정보력이다. 평가에 대비하기 전에 준비해야 할 사항 중에 하나는 교수자의 수업의도와 출제자의 출제의도 예상의 일치점 찾기이다. 시험 응시자 대부분은 시험공부를 할 때에 자기중심적 공부를 한다. 누군가는 문제의 유형을 파악하기 위해 문제집 중심의 공부를 하고, 누군가는 교수자의 유인물이나 교수 내용을 점검하며, 또 누군가는 참고서 중심의 학습을 한다.

예컨대, 학교 과학 지필시험을 위한 중등학생과 교사의 세 가지 학습자료 사용분석을 한 정은미(2015)의 연구에 의하면 중학교 교사들이 시험문제를 출제할 때 각 학습자료를 참고하는 비율이 교과서, 보조자료, 참고서의 순서로 대략 45%, 38%, 16%이고, 중학생들이 시험공부 할 때 각 학습자료 참고 비율이 약 44%, 32%, 24%인 것으로 나타났다. 두 집단의 비율에서 보면 교사의 경우 교과서와 보조자료의 사용 비율이 83%, 참고서 이용 비율이 16%인 반면, 중학생의 경우 참고서 이용 비율이 24%를 차지하고 있다. 학습자들은 교수자의 수업내용을 충실히 공부하는 것이 시험에서 좋은 결과를 낼 수 있음을 알고 있다. 그러나 다수의 학습자는 교수자 중심의 학습보다 학원이나 과외 등의 사교육에 의존하거나 교수자 교재인 보조자료나 교과서 중심의 학습보다 문제풀이 중심의 학습에 치중하는 경향이 많다. 연구에 의하면 80% 이상의 학생들은 사교육이 성적향상에 도움이 된다고 생각하지만 실제로 성적이 향상된 것을 의미하지는 않으며 오히려 수업시간의 집중도를 떨어뜨린다고 했다(어성식, 2013). 학교 교육에서 평가는 대부분 교과서의 내용을 중심으로 교수자가 직접 평가문제를 출제하고 있기 때문에 시험 준비와 관련해서는 당연히 사교육보다는 학교 교육 중심이어야 함에도 불구하고 사교육이 학업능력 향상에 도움이 된다고 믿는 학습자가 많은 실정이다.

시험공부를 시작할 때 학습자가 준비해야 할 정보는 시험범위와 날짜만 있는 것은 아니다. 해당시험의 성과목표와 함께 과목별 자신의 성취정도를 확인해 둘 필요가 있다. 예를 들면, 고등학생의 경우 모의고사 이후 제공되는 모의고사 영역별 정오표를 파악하면서 자신의 부족한 부분이 어디인지 어떤 영역에 강점을 갖고 있는지를 알아야 한다. 시험공부에 필요한 교재, 부교재, 참고서, 문제지 등의 학습자료도 필요하며 스스로 작성해 둔 시험 예상경향이나 지난 시험지 분석표 등을 준비하기도 해야 한다. 시험공부를 할 수 있는 시간과 이용할 수 있는 자투리시간 계산도 해 두어야 한다. 여럿이 함께 모여 공부하는 것이 효과적이라고 생각하는 경우라면 스터디그룹 멤버의 구성에도 신경을 써 두어야 한다. 시험내용과 관련해서는 수업시간에 선생님이 강조했거나 특이한 방식의 제시를 했던 내용도 곱씹어야 하며 출제가능성이 애매한 경우라면 시험 일주일 전후의 수업시간에 공개적 질문을 통해 교사의 반응을 살피거나 우리 반에서는 강조하지 않았는데 다른 반에서 강조를 한 경우가 있는지도 살펴보아야 한다.

시험공부 시작 시점에 먼저 해야 할 것은 목표관리이다. 목표가 없는 학습자에 비해 목표가 있는 학습자의 학업성취도가 더 높을 수밖에 없다. 많은 학자는 성취목표지향이 학습자의 학업능력을 견인한다고 하지만 다른 측면에서 보면 수행접근 목표지향이 강력한 경쟁유발동기를 일으켜 높은 수준의 성취와 정적 상관을 유지하고 있음을 밝히고 있다(조현철, 2011).

　목표관리에서 첫 번째로 해야 할 것은 전략과목의 설정이다. 이번 시험에서 어떤 과목을 전략적으로 선택하여 자신의 성취수준을 맞출 것인지가 중요하기 때문이다.

　학업성취도가 높은 학생이라면 응시과목 중 점수가 가장 낮은 과목을 전략과목으로 선정하고 학업성취가 낮은 경우라면 성적을 올리기에 가장 용이한 과목을 선택하는 것이 좋다. 전략과목을 선정하고 공부한다는 것은 선정된 과목을 더 열심히 한다는 것이지 다른 과목을 공부하지 않는다는 의미는 아니다. 고득점을 원하는 경우에는 평균을 높이는 것을 목표로 하고 점수가 높지 않는 경우라면 스스로 성취정도를 확인함으로써 다른 과목의 학습을 구인할 수 있는 계기를 만드는 것이 중요하기 때문이다.

　전략과목을 선정했다면 수행목표를 선택해야 한다. 과목별로 구체적 목표점수와 성적의 목표등급이나 예상 등수를 세우는 것이 확실할 동기를 갖게 한다. 대체로 사람들은 자기 자신에 관한 한 전문가이다. 자신을 자기보다 더 잘 아는 사람은 없다. 변화를 일어나게 하고 활성화시키는 강점, 동기, 자원들은 이미 스스로 갖고 있기 때문이다(신성만, 권정옥, 이상호, 2015). 이때에 너무 과도한 목표를 설정하지 않도록 지난 평가에서 획득한 점수나 등급을 적고 이번에 세운 목표에 대해서는 수행방법과 과정, 목표의 설정 이유나 근거까지 꼼꼼하게 기록하며 충분한 시간을 갖고 계획하면서 미래에 대한 꿈과 긍정적 마인드를 키우는 기회를 가져 본다.

　시험이 어려운 것은 기억해야 할 내용이 많기 때문이다. 예를 들어, 어려운 영어공부를 할 때 1년에 100단어 이상을 습득하지 못하도록 강제해서 학습하게 한다면 영어가 어려울 리 없을 테지만 외워도 늘 모르는 단어가 생겨나는 영어공부의 특성이 영어를 더 어렵게 여기게 하는 것이다. 초등학교 때는 공부를 잘 하던 아이가 중학교 고학년이 되면서 점점 학습에 흥미를 잃어가는 것 역시 비슷한 맥락에서 이해할 수 있을 것 같다. 이런 의미에서 본다면 우리나라의 교육 편제를 고민해 볼 필요가 있다. 학습량이 많지 않은 초등학교와 중학교 1학년까지는 평가활동을 하지 않거나 중요하게 여기지 않다가 학습량이 폭주하기 시작하는 중학교 2학년부터 평가를 시작하는 것은 아직 공부할 준비가 되지 않은 학생에게 성적위주의 학습을 강요하게 만들고 있는 것이라고 볼 수 있다. 시험공부가 어려운 또 다른 이유는 공부할 시간이 부족하다는 점이다. 6~8교시의 학교 수업을 마치고 방과 후에 밤늦도록 사교육현장에서 추가적 학습을 마치고 귀가하면 자기공부를 할 수 있는 물리적 시간이 부족한 것은 충분히 예측 가능하다. 더군다나 대부분의 사교육현장에서는 시험철에는 더 많은 시간을 학생들에게 할애하여 시험 총정리를 해 주거나 오답정리를 하도록 해서 최상의 학습효과를 낼 수 있도록 도와준다. 이런 이유들로 학생 스스로 기억하고 이해하고 통찰할 수 있는 시간적 기회는 박탈되고 만다.

시험공부를 시험 준비기간에 국한하여 준비하면 좋은 결과를 예측하기 어렵다. 물론 벼락치기라는 방식으로 시험공부를 해도 어느 정도 효과는 나타나겠지만 최상의 효과를 나타내기 위해서는 일련의 학습절차에 의해 준비하는 것이 바람직하다. 학습을 경험에 대한 내용의 습득이라고 하고 기억을 학습내용을 저장하고 보관하는 것이라고 한다면 기억을 잘하기 위해 전제되는 것은 이해라고 할 수 있다. 그래서 시험 준비를 위한 효과적 기억을 위해서는 수업의 단계 또는 수업 이전의 단계부터 준비되어야 한다.

3) 학업수행능력 극대화

시험 준비기간이란 시험을 준비하는 2~3주간의 기간뿐만 아니라 예습과 수업 그리고 복습의 단계에 이르는 전 과정이 포함된다. 학업수행능력을 최대화하기 위한 첫 번째 방법으로 OK4R 전략이 있다. OK4R은 SQ3R과 비슷하게 활용되지만 정리차원에서의 학습에 유용하다. OK4R에서 Overview는 큰 제목을 보면서 전체 윤곽을 파악하는 단계이고, Key Ideas 단계에서는 주제 및 중요 개념을 파악하며, Read의 단계에서는 질문에 대한 해답과, 주제 이해를 위한 정독을 한다. Recall은 읽은 내용을 재생, 확인하는 단계이고, Reflect는 반복학습으로 완전히 습득된 내용을 다른 생각이나 지식과 연결해서 생각하는 숙고의 단계이며, 마지막으로 Review는 정기적으로 점검하는 복습 및 활용의 단계이다. PQRST(Preview, Question, Reading, Self-Recite, Test)도 이와 유사한 방법이다(박병관, 2006).

OK4R과 PQ4R은 유사한 개념이지만 PQ4R 전략의 Preview(개관하기), Question(질문하기), Read(읽기), Reflect(숙고하기), Recite(암송하기), Review(점검하기)의 순서에서 Question(질문하기) 단계와 Key Ideas(핵심어 찾기) 단계의 차이가 Question(질문하기)은 내가 아는 것이 무엇인지 모르는 것이 무엇인지를 아는 단계라고 한다면 Key Ideas(핵심어 찾기)는 소제목 단위의 핵심내용을 파악하는 것이다(박형원, 2013).

Overview(개관하기)는 교과서를 바탕으로 학습 분량 전체의 틀을 살피는 단계이다. 여행을 하기 전 지도를 살펴보는 것이나 비행기에서 땅을 바라보듯 한눈에 전체를 담아 두는 과정으로 비유할 수 있다. 이 과정은 약 5분 정도 학습단원 소개나 요약 부분을 읽고 글의 전개순서나 주요 토픽을 파악한다. 교과서에 제시되어 있는 제목과 학습목표 단원정리나 탐구활동 그래프나 보충자료들의 전체의 흐름을 파악하되 암기는 하지는 않아도 좋다.

Key Ideas(핵심어 찾기)는 해당 학습 단위의 주제 및 중요 개념을 파악하고, 수업시간에 교수자가 강조했던 내용을 학습목표나 주요 부분의 의문점과 비교하거나 단락별 핵심어와 개념어를 찾아보는 단계이다. 앞의 과정에서 학습 단위의 전제적인 윤곽이 잡혔다면 학습 단위별 토픽이나 주요 부분에 대해 의문을 갖고 핵심주제를 파악하는 것이 중요하다.

Read(정독하기)는 핵심어 찾기 단계에서 학습 단위별 토픽이나 의문문으로 전환한 핵심어 문제에 답하기 위한 문장이나 문단을 읽는다. 전환문구인 '그러나' '하지만' 그리고 결론 부분은 특히 주의하며 정독하고, 읽는 동안 '이런 내용이 주제를 보완하는가?' '핵심이 무엇인가?' 등 지속적으로 비판적인 읽기를 해야 한다. 또한 앞서 만든 질문에 답을 찾는 자세로 첫 번째 소제목의 절을 끝까지 읽는다. 다 읽고 난 후 각 페이지의 여백에 자신의 말로 이해하기 쉽게 중요한 점들을 요약해 둔다. 이 과정은 글을 한 줄 한 줄 읽어 가는 수동적인 것이 아니라 해답을 찾기 위한 적극적인 탐색이어야 한다(강민주, 최성규, 2011).

Recall(읽은 내용 재생하기)은 개념을 찾고 난 이후 소제목 중심의 정독하기를 마쳤다면 다 읽은 책을 보지 않고 핵심주제와 이를 뒷받침하는 증거 등을 재생한다. 소제목 중심의 해법을 찾은 이후 문제를 유형별로 정리하고 요점정리 등과 어떻게 연결되는지를 확인한다. 또한, 단락별 또는 세부내용별 2차 질문을 생성해 본다. 2차 질문은 1차 질문의 서술적 구도가 아닌 객관식 형태나 단답형 형태가 바람직하다. 재생의 방법은 다양할 수 있다. 스스로 설명해 보기, 개념지도 그려 보기, 기억내용을 구조화하여 기록하기, 스스로 제기한 질문에 정답을 달아 보고 풀이해 보기 등의 방법을 들 수 있다.

Reflect(숙고하기)는 Recall의 단계를 거쳐 습득된 지식을 자기가 원래 가지고 있던 지식이나 또 다른 생각들과 결합하는 것으로 창의적 사고에 이르게 하는 단계이다. 학습한 내용을 깊이 통찰하고 교수자의 의견을 반영한 자신의 의견과 또 다른 전문가의 의견을 비교하기 위해 참고서를 살펴보거나 1, 2차 문제의 해답과 유형을 또 다른 문제집과 견주어 보며 자신의 학습을 깊이 있게 하는 과정이다. 교과서 외의 노트나 보충자료를 정리하고 참고서의 핵심내용과 보충사항 등을 점검하고 중요한 부분이나 꼭 기억해야 하는 것 등은 책에 표기하거나 따로 필기해 둔다.

Review(점검하기) 단계에서는 앞의 단계를 통해 내용을 충분히 익혔으면 전체 내용에 대한 기억을 확실하게 할 수 있도록 복습한다. 이때 중요한 요점과 요점들 간의 상호관계에 대한 조감도를 얻을 수 있도록 노트를 훑어보고 각 소제목 단위의 하위 요점들을 암송해 봄으로써 내용을 기억하고 있는지 확인한다. 학습한 내용을 재확인하면서 핵심내용을 확인하거나 틀렸던 문제를 중심으로 실력 향상을 점검해 보거나 실전용 총평가 문제로 시험에 대한 리허설을 해 보는 단계이다. 기억했던 내용은 잊지 않기 위한 장치를 구축해야 하며 각자에게 맞는 기억방법과 학습기술을 발휘할 단계이다. 가장 중요한 것은 기억해야 할 것과 기억하고 있는 것을 알아야 하며, 시험에 나올 것과 나오지 않을 것을 예상하는 것이다.

학습자들은 시험범위의 학습내용을 이해하고 기억하기 위해 열심히 노력한다. 심지어 이미 알고 있는 내용조차 마치 모르는 내용을 공부하듯이 열심히 공부한다. 잊힐까 불안해서 공부하고 있거나 해당 진도 부분이니까 당연히 공부한다는 이유 때문이다. 시험공부가 시간과의 싸움이라고 한다면 아는 내용에 할애하는 시간을 최소화하고 모르는 내용과 기억되어 있지 않은 내용의 기억에 더 많이 몰입할 필요가 있다.

학업수행능력을 최대화하기 위한 두 번째 방법은 시간 관리이다. 시간을 관리한다는 것은 시간의 속성을 이해하고 자신의 생활을 잘 구조화하여 시간을 효율적으로 사용한다는 것이다. 효과적인 시간 관리는 학업 스트레스를 줄이고, 삶과 학업에 만족감을 높이며, 학업수행능력을 최대화하게 한다. 시간 관리는 목표를 설정하고 목표에 맞게 자신의 시간을 구조화하기, 중요한 것과 중요하지 않은 것을 구별하기, 자신이 시간을 어떻게 사용하고 있는가를 검토하고 통제하기 등을 포함한다. 시험기간의 시간 관리는 한정된 시간 내에 학습에 몰입하여 최대한 많은 양을 기억하거나 이해할 수 있느냐의 문제이다. 하지만 어떤 것도 연습이 없으면 충분한 보상이 나올 수 없듯이 시간관리 또한 평소의 습관이나 태도 등이 시험 시간과 결과를 예측하게 하는 것임을 분명하게 알아야 한다.

시험 준비기간의 시간 관리는 평소의 시간 관리와 크게 다르지 않다. 오히려 평소의 시간 관리 형태를 지속하는 것이 바람직하다고 볼 수 있다. 시험기간이라 해서 밤늦도록 공부하여 생활의 리듬이 흐트러진다면 수업시간에 몰입할 수 없기 때문이다. 중·고등학생의 경우 시험 준비기간에 시험에 대한 직간접적 정보를 파악할 수 있는 기간이라서 더 그렇다.

대개의 경우 학교에서는 홈페이지에 연간 계획표가 나와 있어서 시험 기간을 예상할 수 있으며 선생님에 따라 조금 다르기도 하지만 시험 전 3주 전후로 시험범위를 발표한다. 시험범위를 3주 전에 발표하는 이유는 3주 동안 열심히 공부해서 좋은 성과를 내 보라는 취지일 테지만 결과는 장담할 수 없다. 많은 학생은 3주 전 시험 발표가 나자마자 시험계획을 세우고 이번 시험은 열심히 공부해서 가장 좋은 성적을 내어 보리라 다짐을 하지만 대부분은 계획 따로 실행 따로가 된다.

학생들은 자신의 시간을 효율적으로 관리하고, 학습활동을 계획하고 조절하기 위한 보조수단으로 학습 플래너를 이용한다(윤소정, 전보라, 정상훈, 김회용, 2013). 학습 계획과 실천은 학생들의 학업성취감과 직접적인 관련이 있다(정지근, 2012). 평소에 계획을 세워 실천하는 힘을 만들지 못한 경우에는 시험기간 동안 계획을 세워 실천할 수 있는 힘이 없을 뿐 아니라 좋은 성과를 만들어 내지 못하는 것은 당연한 논리이다.

학습 플래너의 경우 남학생에 비해 여학생이, 학업성취 수준이 낮은 집단에 비해 학업성취 수준이 높은 집단이, 고등학생에 비해 중학생이 활용을 더 잘하는 것으로 나타났다. 또한 학습 플래너 사용을 잘하는 집단의 학생들은 미래지향적 시간관을 갖고 있는 것으로 나타나 있으며, 목표세우기, 우선순위 정하기, 계획하기, 실행하기, 평가하기, 정보 이용하기 등의 시간 관리 능력 또한 높은 것으로 나타났다(윤소정 외, 2013). 학습플래너를 만들어 학생들에게 활용방법을 설명하면서 느꼈던 것이 상위권 학생들은 이미 어떤 경로를 통해 배웠는지는 모르겠지만 이미 학습 플래너 사용법에 대해 비교적 정확하게 알고 있었으며 중위권의 학생들의 경우에는 학습 플래너가 아닌 기록장으로 활용하는 경우가 많았으며 하위권의 경우에는 학습 플래너에 대한 인식 자체가 부족했다.

학습전략 전문가나 교사들 중 일부는 학생들에게 주어진 시간이 똑같고 공부해야 할 과정이 이미 정해져 있는데 별도의 학습 계획을 세워야 할 필요가 있겠느냐고 주장하기도 하지만 평소에 사용하는 학습 플래너는 시험기간에 매우 유용한 능력을 가져다 줄 것이다. 따라서 평소의 시간 관리가 반영된 학습 플래너의 활용은 적극 권장할 만하다.

시험 공부계획에서 부족한 공부시간의 문제는 두 가지 원칙으로 해결할 수 있다. 계획을 세울 때 이중 진도를 위한 계획과 분산학습계획의 원칙을 이해하고 준수하는 것이 좋다. 시험 준비기간이라고 특정하여 공부하는 시험 준비는 사실 시험 준비기간 훨씬 이전부터 진행되었어야 한다. 시험범위 발표 이후에도 학교의 수업은 계속되고 있으므로 학생들은 수업도 열심히 들어야 하고 시험공부도 열심히 해야 하는 시간이 된 것이다. 따라서 학교 수업진도에 맞는 주 계획표와 시험 준비를 위한 별도의 두 가지 계획표를 가져야 한다. 보통 학습활동을 계획할 때는 집중학습계획과 분산학습계획을 사용하는데, 시험계획에서는 분산학습의 방식으로 계획하는 것이 좋다. 분산학습이란 학습을 한꺼번에 몰아서 연속으로 하는 것이 아니라 여러 번으로 나누어서 하는 것이며, 이런 방법은 장기기억에 더 많은 도움이 된다(고성근, 2018). 분산학습계획을 할 때는 먼저 주 계획은 원래 하던 대로 예습과 복습에 대한 계획, 별도의 학업 보충을 위한 스스로의 학습을 계획하는데, 시험기간에는 스스로 보충하는 학업에 대한 부분은 최소화하고 예·복습을 제외한 시간을 이용한 시험계획을 세운다. 다시 말하면 학교 수업의 진도에 맞는 계획표와 시험 준비를 위한 두 가지 계획표를 세워야 한다는 말이다. 시험을 위한 분산학습계획은 예습과 복습을 제외한 시간에 계획을 세워야하므로 전략적으로 접근해야 한다. 경우에 따라서 평소 할애 시간이 많은 주요 과목의 투여 시간을 줄이거나 전략과목 중심으로 방향을 세워야 할 필요가 있다.

3. 결언

학업수행능력 평가에서 교과목 이수 능력을 경시할 수는 없다. 학교나 사회에서는 학생들에게 학업수행능력 부문에서 미래사회에 대처할 수 있도록 역량을 기를 것을 요구하고 있으며, 지식 축적의 시대에서 정보의 활용과 창출의 시대로 발전을 해 오면서 지필고사 중심의 평가방식이 아닌 학업역량과 함께 창의력과 잠재력 등을 종합평가하는 과정중심으로 변화되었다. 평가의 방식에 있어 오지선다 형식의 지필평가의 비율을 줄이고 개념 이해와 서술형 평가를 통한 종합사고능력을 측정하고 수행평가의 비율을 늘려 학업 집중도를 높이려는 추세이므로 학생들은 이런 시대적 변화에 맞는 효율적 학업수행능력이 요구되고 있다.

인지전략을 학습내용이나 학습정보에 적용되는 과정이라고 한다면, 메타인지전략은 자신의 사고를 인지하는 인지에 대한 인지과정이라 할 수 있다. 미국의 발달심리학자 존 플라벨(J. Flavell)에 의해 주창된 메타인지(Metacognition)는 끊임없는 자기탐색을 통해 자신이 필요로 하는 전략을 수립하고 실천하고 조절하는 과정이다. 메타인지를 활용하여 자신의 학습상태를 점검할 뿐 아니라 심리 정서적 요인까지 인지하고 있어야 함은 물론 인지 이후의 상태, 즉 자신의 모습을 스스로 특정한 이후 목적과 목표를 달성을 위해 전략을 수립하여 적용하고 재조정하는 과정이 이루어져야 한다. 성공적인 학업수행 결과를 원한다면 체계적이고 자기성찰적인 학업수행 방법이 필요하며 이런 능력은 메타인지 사고체계에서 발휘된다. 결국 효과적이고 효율적인 학습은 자신의 의지와 노력으로 통찰과 변화를 이루어야 한다. '그냥 열심히'가 아닌 '어떻게 열심히 할 것인지'를 생각하는 것이 변화로 이어질 수 있는 길이다.

독자의 생각

📊 참고문헌 및 추천자료

강민주, 최성규(2011). SQ3R 독해전략이 경도 정신지체학생의 독해력 및 자기결정력에 미치는 영향. 지적장애연구, 13(3), 158-174.

고성근(2018). 분산학습 개념을 적용한 수업일기 쓰기가 초등학생의 자기주도적 학습태도, 자기효능감, 학업성취에 미치는 영향. 성산효대학원대학교 박사학위논문.

김아영(2014). 미래교육의 핵심역량: 자기주도학습. 교육심리연구, 28(4), 593-617.

김영상(1992). 교과특성, 학업성취, 성 지능에 따른 자기조절학습의 이용. 고려대학교 대학원 석사학위논문.

김지하(2017). 미래지향적 대입제도 개선방안 연구. 충북: 한국교육개발원.

김현우(2012). PBL 수업에서 나타난 학습 성과와 학습 정서의 유형 및 단계별 특징. 경희대학교 대학원 박사학위논문.

박병관(2006). 학습클리닉 전문가 양성교육. 서울: 한국청소년상담원.

박찬경(2017). 초인지 전략을 활용한 목표점검활동이 초등학생의 자기조절학습 능력과 학업성취도에 미치는 영향. 서울교육대학교 교육전문대학원 석사학위논문.

박한숙(2004). 시험치기 전략 훈련이 학습자의 자기주도적 학습능력 및 학업성취에 미치는 효과. 열린교육연구, 12(1), 97-115.

박형원(2013). 피노키오. 서울: (주)한솔미디어.

배진희, 조혜승, 김경일(2015). 메타인지 정확성의 발달 차이 연구: 고등학생과 대학생 데이터. 인지과학, 26(1), 53-67.

신성만, 권정옥, 이상호(2015). 동기강화상담: 변화 함께하기. 서울: 시그마플러스.

양명희, 오종철(2006) 성취목표지향성과 자기조절학습과의 관련성 검토. 교육심리학연구, 21(3), 745-764.

어성식(2013). 사교육 학습이 수업 집중도와 성적 향상 지각에 대한 영향. 고려대학교 교육대학원 석사학위논문.

윤소정, 전보라, 정상훈, 김회용(2013). 중고등학생의 학습플래너 사용도에 따른 시간관리 능력과 시간관 차이 및 학습플래너 활용 방안. 열린교육연구, 21(3), 101-127.

윤용식, 손영우(2011). 메타 인지적 인식과 미래계획기억 인출 과정: 자발적 주의 할당 전략의 효과. 인지과학, 22(2), 145-172.

이모란(2017). 메타인지 활용성을 높이기 위한 체크리스트 개발 및 활용 연구. 한양대학교 대학원 석사학위논문.

정은미(2015). 학교 과학 지필시험을 위한 중등 학생과 교사의 세 가지 학습자료 유형별 사용 분석. 전남대학교 대학원 석사학위논문.

정지근(2012). 자기 주도 플래너 쓰기 활동이 학생의 학업성취도와 자기 효능감에 미치는 영향. 고려대학교 교육대학원 석사학위논문.

조현철(2011). 내외적 학습동기, 자기결정성, 목표지향, 자기지각, 지능관 및 자기 조절학습전략 요인들의 학습태도, 학습행동 및 학업성취에 대한 효과. 교육심리연구, 25(1), 33-60.

한국교육심리학회(2000). 교육심리학용어사전. 서울: 학지사.

허은영(2009). 방과후학교 자기주도학습 프로그램이 중학생의 자기조절학습 전략, 자기효능감, 학업성취도에 미치는 효과. 중등교육연구, 57, 209-234.

황정훈(2007). 학급단위 단회 집단 상담이 시험 준비 행동과 학업성취에 미치는 효과. 공주대학교 대학원 석사학위논문.

제2부

청각학적 평가 해석과 재활

허승덕(Heo, SeungDeok, PhD)*

| Chapter 5 | Interpretation for Newborn Hearing Screening and Follow-up Audiological Evaluation

프로젝트 요약

청각선별은 의료 장비가 결과를 해석하여 '통과(PASS)' 또는 '재검 (REFER)'으로 판정하고, 판정 내용은 화면 또는 인쇄물로 간단하게 출력 된다. 따라서 청각전문가나 청각선별을 지원하는 관련 분야 전문가들은 결과의 해석에 관여하지 않아도 된다. 그러나 청각선별에서 재검 대상자 로 결정되면 정밀 검사가 반드시 필요하며, 정밀검사는 아이의 성장을 고 려하여 객관적 검사를 시행하여야 한다. 이때 객관적 검사에는 청성뇌간 반응(auditory brainstem responses: ABR)을 반드시 포함한다. ABR은 검사 과정에서 피검자의 협조를 필요로 하지 않는다는 점에서 객관적이나 검 사를 통해 기록된 파형을 분석하고 결과를 해석하는 것이 전문가의 주관 에 따라 크게 달라질 수 있는 한계가 있다.

* 허승덕(2019). 신생아 청각선별과 추적 청각학적 평가의 해석. 허승덕(2019). 융복합 청각재 활. 서울: 학지사.

Heo, S. D. (2019). Interpretation for Newborn Hearing Screening and Follow-up Audiological Evaluation. In: Heo, S. D. (2019). *Audiological Rehabilitation for Interdisciplinary Research*. Seoul: HakJiSa.

이 프로젝트는 객관적 평가에서 파형의 분석과 결과의 해석 과정에서 전문가의 역할과 판단에 대하여 고민하고자 한다.

🔬 프로젝트 개요

대상 아동은 2015년 7월에 태어났다. 출생 과정에서 탯줄에 감겨 약간의 무호흡이 있었던 것을 제외하면 특이 사항은 없는 것으로 보고하였다.

청각선별은 신생아실 입원 기간 중에는 시행하지 않았고, 생후 2주일후 예방접종을 위해 방문하면서 시행하였다. 이때 재검으로 판정받았고, 다시 2주일 후 한 차례 더 받은 것으로 보고하였다. 청각선별은 두 차례 모두 일과성 유발이음향방사(transient evoked oto-acoustic emission: TEOAE)와 변조이음향방사(distortion product oto-acoustic emission: DPOAE) 및 자동화 청성뇌간반응(automated auditory brain-stem responses: AABR) 등을이용하였다. 청각선별 결과는 TEOAE와 DPOAE 및 AABR 모두 재검으로판정받았다.

정밀 청력검사는 출생 후 3개월째 ABR을 이용하였다. ABR로 확인한청력은 정상 범위에 있다고 들은 것으로 보고하였다.

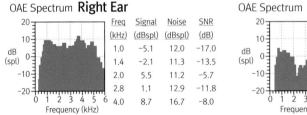
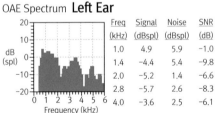

[그림 5-1] 2차 일과성 유발이음향방사 결과

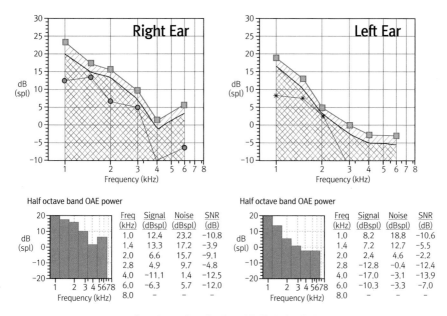

[그림 5-2] **2차 변조이음향방사 결과**

이후 부모는 청각선별에서의 불편한 기억과 일상적으로 관찰되는 청각 반응 등을 주의 깊게 관찰하면서 아이의 청력에 대해 우려를 계속한 것으로 보고하였다. 청력손실이 의심되는 일상적 청각 반응으로는 집 안에서 말소리를 충분히 듣고 반응하지만 소란스러운 곳에서 말소리에 되묻고, 주행 중인 승용차에서 평소 즐겨 듣는 동요를 구별하지 못하는 것 등으로 보고하였다. 특수 교사인 지인이 시행한 간이 평가에서 수용언어는 또래와 같으나 표현 언어에서 문장 길이가 짧고, 조음측면에서 지연이 의심된다는 말을 전해들은 것으로 보고하였다.

3세 되던 해, 다른 기관에서 정밀검사인 ABR을 포함한 청각학적 평가를 받았다. 두 번째 기관에서 받은 ABR 결과는 두 귀 모두 90, 80, 70, 60, 50, 40 dB nHL을 자극하여 90, 80, 70, 60 dB nHL에서만 V파가 오른쪽 5.6, 5.67, 5.93, 6.47 ms, 왼쪽 5.67, 5.67. 5.87, 6.47 ms에서 각각 관찰된 것으로 보고되었다. 청력은 ABR 결과를 근거로 중등고도(moderate-

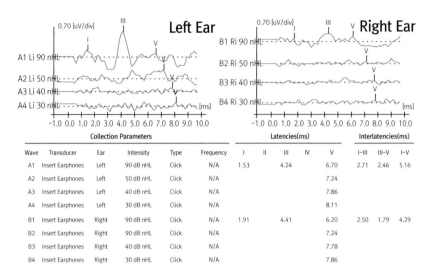

[그림 5-3] 청각선별 기관에서 시행한 click 유발 청성뇌간반응 결과

Collection Parameters						Latencies(ms)					Interlatencies(ms)		
Wave	Transducer	Ear	Intensity	Type	Frequency	I	II	III	IV	V	I-III	III-V	I-V
A1	Insert Earphones	Left	90 dB nHL	Click	N/A	1.53		4.24		6.70	2.71	2.46	5.16
A2	Insert Earphones	Left	50 dB nHL	Click	N/A					7.24			
A3	Insert Earphones	Left	40 dB nHL	Click	N/A					7.86			
A4	Insert Earphones	Left	30 dB nHL	Click	N/A					8.11			
B1	Insert Earphones	Right	90 dB nHL	Click	N/A	1.91		4.41		6.20	2.50	1.79	4.29
B2	Insert Earphones	Right	90 dB nHL	Click	N/A					7.24			
B3	Insert Earphones	Right	40 dB nHL	Click	N/A					7.78			
B4	Insert Earphones	Right	30 dB nHL	Click	N/A					7.86			

[그림 5-3] 청각선별 기관에서 시행한 click 유발 청성뇌간반응 결과

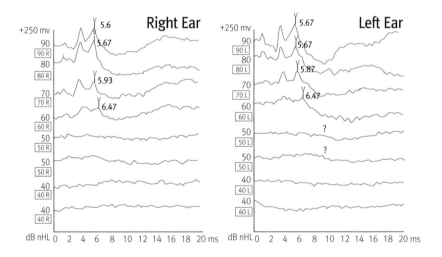

[그림 5-4] 3세에 다른 기관에서 시행한 click 유발 청성뇌간반응 결과

severe)의 청력손실이 있다는 진단을 받은 것으로 보고하였다.

그러나 아동이 비록 되묻기는 하였지만 대화에 어려움이 없는 등의 청각적 능력을 고려하여 결과는 전적으로 신뢰하지 못하였던 것으로 보고

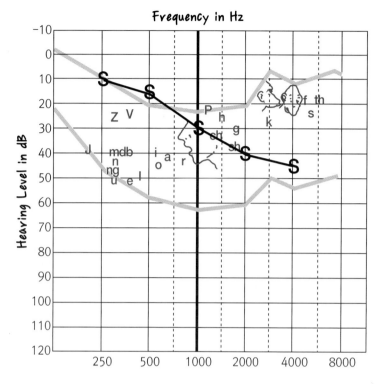

[그림 5-5] 3세에 청각학적 평가와 재활을 위해 방문 당시 시행한 순음청력도

하였다.

세 번째 기관은 전반적인 청각학적 평가와 재활 방향 등을 결정하기 위해 방문하였다. 이 기관에서 청각학적 평가는 이미턴스 청력검사(Immittance audiometry), 유희청력검사(Play audiometry), TEOAE, DPOAE, ABR 등을 시행할 예정이었다. 아동은 검사를 위하여 검사실 환경에 충분한 시간을 갖고 적응하였고, 전문가와 친밀감(rapport)을 형성하였다. 이러한 노력으로 아동은 주관적 평가에서 자극에 대하여 안정되고 일관된 반응을 하였다. 평가 과정에서 신뢰도(reliability)가 높았고, 결과 또한 충분히 믿을 수 있을 것으로 판단하였다. 따라서 청각학적 평가는 교차분석으로 타당도 있는 결과 획득에 필요한 최소한의 검사인 고막

운동성계측(tympanogram), TEOAE, 순음청력검사(pure tone audiometry: PTA)만을 시행하였다.

체계적인 언어병리학적 평가는 시행하지 않은 것으로 확인되었다.

🔬 청각학적 평가

고막운동성계측에서는 두 귀 모두 외이도와 고막의 손상 등을 확인할 수 있는 외이도 용적(ear canal volume), 이관의 개구 상태를 확인할 수 있는 중이강 압력(middle ear pressure), 이소골 연쇄의 상태를 확인할 수 있는 정적 탄성(static compliance)이 정상 범위에 있는 A형 고막운동도가 관찰되었다.

TEOAE는 click으로 이음향방사를 유발하였다. 좌측 유발 방사음은 평균 13.5 dB SNR이었고, 2,000 Hz에서 최대 16.8 dB SNR (98% confidence)로 관찰되었으나 2,432 Hz부터는 관찰되지 않았다. 우측 유발 방사음은 평균 12.7 dB SNR이었고, 2,000 Hz에서 최대 10.4 dB SNR (91.7% confidence)로 관찰되었으나 2,757 Hz부터는 관찰되지 않았다.

PTA는 헤드셋 수화기 대신 음장 스피커를 이용하였다. PTA 과정에서 피검자의 반응은 일관성이 높았고, 반복 시행한 1,000 Hz 가청역치가 일치하여 신뢰도를 양호하게 평가하였다. 이렇게 구한 PTA상 주파수별 가청역치는 250, 500, 1,000, 2,000 Hz의 순서로 10, 15, 30, 40, 45 dB HL로 각각 관찰되었다.

🔬 평가 결과

청각학적 평가 결과는 서로 다른 세 곳의 기관에서 시행한 결과와 함께 종합적으로 해석하면 다음과 같이 요약할 수 있다.

고막운동도는 두 귀 모두 정상으로 관찰되어 외이도와 이관 기능 등 중이 기능에는 이상은 없는 것으로 볼 수 있다.

TEOAE와 DPOAE는 청각선별을 포함하여 모두 3회 시행하였다. 청각선별을 위해 2회 시행한 첫 번째 기관의 결과는 두 차례 모두 이음향 방사가 기록되지 않았다. 그러나 마지막 기관에서 시행한 TEOAE에서는 2,000 Hz까지의 이음향방사만 의미 있게 관찰되었다. 이 결과는 저음역과 어음역을 수용하는 유모세포가 정상적으로 기능하고 있다는 것을 의미하며, 2,000 Hz 이하 주파수의 가청역치가 30 dB HL을 초과하지 않는다는 것을 의미한다. 따라서 중이 상태가 건강한 것으로 확인된 고막운동도를 고려하면 청력손실은 고음역에서만 30 dB HL을 초과하는 감각신경성 난청으로 판단할 수 있다.

ABR은 V파를 관찰하여 청력손실 정도를 결정할 수 있다. 청각선별에서 재검으로 판정한 기관에서 생후 3개월에 시행한 click 유발 ABR 결과를 살펴보면, 모든 자극 음강도에서 V파가 출현하는 것으로 판단하고 90, 50, 40, 30 dB nHL만을 검사한 것으로 보인다. 그러나 출력된 보고서의 파형을 자세히 살펴보면 왼쪽 90 dB nHL과 50 dB nHL에서, 오른쪽 90 dB nHL에서만 V파가 분명하게 관찰되었다. 두 귀 각각의 나머지 음강도에서는 파형에 표시한 V파를 반응으로 보기 어렵고 기저선(base line) 변동으로 보는 것이 합리적일 것으로 추정된다.

생후 3세에 또 다른 기관에서 두 번째 시행한 ABR은 두 귀 모두 90, 80, 70, 60, 50(2회 검사), 40(2회 검사) dB nHL을 검사하였다. 보고서는 두 귀 모두 60 dB nHL까지 V파가 관찰된 것으로 표시되어 있다. 그러나 왼쪽의 경우 50 dB nHL에서 구한 파형을 중첩(overlap)시키고 진폭을 키워본다면 9 ms 근처에서 나타난 정점(peak)과 경사(slop)는 V파로 해석하여도 무리가 없을 것으로 판단된다. 특히 이 결과에서 자극 강도에 따른 V파 잠복시간 변화는 외유모세포 손상으로 나타나는 누가현상(recruitment phenomenon)이 있는 감각성 난청(sensory hearing loss)으로 해석할 수 있다.

일반적으로 순음청력도가 수평형인 경우 ABR 역치는 실제 가청역치보다 10~20 dB 정도 높게 나타난다. 그러나 이 프로젝트처럼 저음역 청력이 좋으면 ABR 역치가 고음역 청력과 같거나 좋게 관찰되기도 한다. 이 경우 잠복시간은 지연된다. 따라서 실제 청력은 파형 분석에서 신뢰할 수 있는 두 번째 기관의 두 귀의 ABR 역치 60 dB nHL과 자극음이 click이라는 점을 고려하면 고주파수 범위에서 40~50 dB HL 정도로 추정할 수 있다.

두 기관에서 시행한 ABR은 주파수 특성이 있는 tone pip에 대한 파형을 기록하지 않아서 주파수별 가청역치는 알 수 없다. 그러나 세 번째 기관에서 시행한 TEOAE 결과와 함께 분석하면 음역별 청력손실을 어느 정도 예측할 수 있다.

PTA는 아동인 피검자가 충분히 편안함을 느끼도록 조성한 환경에서 안정되고 일관된 반응으로 시행하였다. 이렇게 구한 최량 청력(best hearing)은 두 주파수 순음청력손실 평균(2 frequency pure tone average: 2 PTAs)이 22.5 dB HL, 세 주파수 순음청력손실 평균(3 frequency pure tone average: 3 PTAs)이 28.3 dB HL, 가변 순음청력손실 평균(varied pure tone average: VPTAs)이 42.5 dB HL로 각각 관찰되었다. 이렇게 2 PTAs, 3 PTAs VPTAs가 차이가 있으면 청각행동이 다양하게 나타난다. 이 결과는 고막운동도, TEOAE, ABR 등과 교차 검증을 하여도 일관되게 믿을 수 있다. 두 귀 각각의 청력은 일상생활에서 방향성 혼동을 느끼지 않았지만 두 번째 기관이 시행한 ABR 결과 보고서에 나타난 파형을 근거로 왼쪽이 오른쪽보다 5~10 dB 정도 좋을 가능성을 배제할 수 없다.

이상을 요약하면, 2,000 Hz 미만 또는 2,000 Hz까지의 저음역 청력이 정상 또는 미세 난청(slight hearing loss)이고, 고음역 청력이 40~50 dB HL에 이르는 고음역에 국한한 감각성 난청으로 추정할 수 있다. 다만, 두 귀 각각의 청력을 평가할 필요가 있고, 언어를 포함한 전반적 발달에 중요한 시기이므로 언어 병리학적 평가와 함께 정기적인 추적 관찰이 반드시 필요하다.

문제점과 향후 대응 방향

1. 청각선별에서 '재검' 판정이 정밀검사에서 '정상'으로 달라지는 원인은 무엇인가?

2. 청각선별에서 automated oto-acoustic emission (AOAE), TEOAE, DPOAE의 한계는 무엇인가?

3. 청각선별에서 ABR의 파형 분석이 결과 해석에 있어서 중요한 이유는?

4. 청각선별에서 AOAE, TEOAE, DPOAE, AABR 등 도구의 한계를 극복하기 위한 방안은 무엇인가?

5. ABR 가청역치를 이용한 주파수별 가청역치를 예측하는 방법은?

6. 청각학적 평가에서 신뢰도 향상을 위해 교차분석이 중요한 이유는?

7. 청력손실 정도에 따른 청각행동 양상은?

8. 영유아에서 PTA 시행과 결과 해석에서 주의할 점은?

9. 청각학적 평가와 해석에서 청각 및 관련 분야 전문가들의 역할과 사

명은?

10. 도덕적 성품 관점에서 전문가의 역할과 사명은?

11. 공리주의 관점에서 전문가의 역할과 사명은?

12. 칸트주의 관점에서 전문가의 역할과 사명은?

13.

🔬 고찰

영유아의 청각선별에서 재검비율은 아동의 나이가 어릴수록 높아진다 (허승덕, 2015a). 특히 청력손실이 고음역에 국한한 경우 비록 성인일지라 도 쉽게 자각하지 못하기 때문에 발견이 늦어지는 경우가 많다(김나연, 소 원섭, 하지완, 허승덕, 2017; 허승덕, 2017). 때로 난청을 조기에 발견하더라 도 주파수별 가청역치 결정과 보정 등을 고려하지 않으면 청력손실 정도 를 과대평가할 수도 있어서 주의가 필요하다.

신생아 및 영유아기 청각선별은 신생아실에서 퇴원하기 전에 시행하 는 것이 일반적이다. 그러나 미숙아 또는 중환자실 신생아의 경우 예상 임신 34주부터 생후 1개월 사이에 시행한다. 신생아는 이관 기능이 여전 히 불완전하고 태아가 양수를 삼키기도 하여 중이 상태가 불안하기 때문 에 출생 후 24시간을 전후하여 시행하고, 결과가 의심스러운 경우 퇴원 전 추가로 시행하여 청력손실 유무를 판단한다. 특히 이음향방사로 시행 하는 청각선별은 소리가 외이와 중이를 지나 내이에 도달하여 유모세포 를 자극하고, 내이에서 생긴 전기적 변화가 중이로 누설되어 외이도에 삽 입한 탐침으로 수집하기 때문에 외이와 중이의 상태는 매우 중요하다. 따 라서 외이나 중이에 이상이 있는 경우 이음향방사는 시행하지 않는다. 만 약, 만약 청각선별에서 '재검'으로 판정되면 평가 도구를 바꾸어 시행하

는 것이 좋고, 예방접종을 위해 외래를 방문하는 시기에 추적 검사를 하
다. 아울러 '재검' 후 '통과'로 판정을 받았을지라도 필요하다면 정밀검사
를 시행하고, 고위험 요인이 있다면 정밀검사를 추적하는 것이 중요하다.

청각선별에서 '재검'으로 판정되는 비율은 AABR이 4%, AOAE가 8% 정
도에 이른다(American Academy of Pediatrics & Joint Committee on Infant
Hearing, 2007). 그리고 1차 청각선별에서 '재검' 판정을 받은 후, 2차 청각
선별을 거쳐 정밀검사에서 청력손실이 있는 것으로 최종 판단하는 양성
예측도는 14.3% 정도이다(문성균 외, 2002). 이러한 원인은 청각선별에서
청력손실이 발견되지 못하는 것(false negative)을 방지하기 위해 정한 통
과 기준의 영향일 수도 있고, 일부 주파수에 국한한 난청, 청력이 변할 수
있는 전정도수관 확장증, 거대세포 바이러스 등으로 난청이 진행하는 경
우에는 결과가 다르게 나타날 수 있다. 이외에도 청력이 회복되는 고빌리
루빈혈증, 이관 기능이 개선되어 중이가 정상 상태로 바뀌는 구개열, 미
숙아, 패혈증, 저체중 등이 있다. 따라서 AOAE는 민감도가 50% 이상이지
만 검사를 자연 수면을 하는 동안 시행하고 여러 가지 원인으로 위양성이
나타날 수도 있어서 특이도가 매우 다양하게 관찰된다. 반면, AABR은 청
신경 축색 발달과 관련하여 잠복시간 변화가 있지만 민감도 특이도가 모
두 90% 이상이다.

청각선별은 대부분 객관적 도구인 AOAE 또는 AABR을 이용한다. 이들
도구는 청각전달로상에서 특정 부위의 정보를 획득하여 청력손실의 유
무를 판단한다. AOAE는 내이 외유모세포에서의 전기적 변화를, AABR은
청신경 뇌간 영역에서의 전기적 변화를 관찰한다. 따라서 이미 언급한 것
처럼 외이나 중이에 이상이 없어야 하고, AOAE는 외유모세포 이후의 상
태를, AABR은 뇌간 이후의 상태를 각각 알 수 없다. 비록 후미로성 및 중
추성 병변에 의한 청력손실이 많지 않아서 결과의 대부분이 일치하지만
결과가 정상으로 나타났더라도 청력손실을 완전하게 배제할 수 없고, 출

생 이후 청력은 다양한 원인으로 변할 수 있어서 결과는 검사 시점의 상태만을 의미한다는 점을 기억해야 한다.

이 프로젝트는 청각선별을 출생 2주와 4주에 시행하였고, 두 차례 모두 '재검'으로 판정받은 경우이다. 청각선별은 두 귀 중 한 귀에서라도 '재검'으로 판정되면 반드시 두 귀 모두 2차 청각선별을 시행하거나 정밀검사를 시행하여야 한다. 물론 이 경우 '재검'은 전적으로 난청이라는 것을 의미하지 않는다는 점을 기억해야 한다. 특히 이 프로젝트처럼 '재검'으로 판정받은 후 시행하는 정밀검사인 ABR은 파형 분석과 결과의 해석 과정에서 더욱 세심한 배려가 필요하다.

첫 번째 기관이 두 차례 시행한 TEOAE, DPOAE, AABR로 청력손실을 발견하였다. TEOAE 및 DPOAE에서 아쉬운 점은 청력도상 검사실 환경 잡음 등에 의한 영향으로 보이는 저음역 잡음이 그대로 기록되어 있는데, 이를 배제하기 위한 검사실 환경과 소음 통제 등에 관한 정도 관리가 필요할 것으로 보인다. AABR은 30~40 dB nHL의 click 음에 대한 V파 출현 여부만을 확인하며, 이 자극으로 V파가 기록되지 않으면 결과는 '재검'으로 판정된다. TEOAE, DPOAE는 물론 AABR에서도 '재검'으로 판정된 상태에서 정밀검사로 시행한 ABR의 결과 해석은 담당 전문가의 역량 강화를 위한 재교육이 필요할 것이다.

두 번째 기관이 시행한 ABR의 경우 합리적인 절차로 검사를 진행하였고, 역치 범위의 50, 40 dB nHL 등에서 동일 강도의 파형을 두 차례씩 기록한 점은 전문가로서 매우 당연하고도 신중한 노력을 한 것으로 볼 수 있다. 그러나 왼쪽 50 dB nHL의 파형은 9 ms 근처에서 관찰된 정점과 이후 낮아지는 경사가 V파로 볼 수 있는 충분한 여지가 있다. 따라서 진폭을 달리하는 등의 노력이 있었으면 하는 아쉬움이 남는다.

ABR 역치는 실제 청력과 다소 차이를 보인다. 이것은 ABR 전위가 두개골 중앙에 뇌간 영역 청신경 흥분으로 발생하는 데 비해, 기록된 전위는 두개골 표면인 두피에 부착한 전극에서 수집(원위기록, far field recording)하기 때문에 신호의 일부가 손실되어 생기는(signal-to-noise ratio) 당연한 결과이다. 따라서 5~10 dB 정도에 이르는 실제 청력과의 차이를 보정하기 위한 노력이 필요하다. 이를 위해서는 장비 운용 기관이 정상치를 구하여 결과 해석 과정에서 반드시 반영하여야 한다. 그러나 두 기관 모두 이에 대한 정보는 제공하지 않았고, ABR 역치를 실제 청력으로 설명하고 있어서 이에 대한 이해가 부족한 것으로 보인다.

ABR에서 V파 잠복시간은 소리 강도에 영향을 받는다. V파 잠복시간은 소리가 충분히 강하면 강도가 10 dB 낮아질 때마다 0.5~0.6 ms 정도씩 연장되지만 소리가 적당한 크기부터 역치 범위에서는 강도가 10 dB 낮아질 때마다 0.1~0.2 ms 정도씩 연장된다(허승덕, 2004). 두 번째 기관이 시행한 ABR 정밀검사에서 V파의 잠복시간은 90, 80, 70, 60 dB nHL의 순서로 오른쪽 5.6, 5.67, 5.93, 6.47 ms, 왼쪽 5.67, 5.67. 5.87, 6.47 ms로 잠복시간 지연이 크지 않다. 이렇게 잠복시간 변화가 크지 않은 것은 유모세포 손상이 원인인 누가현상에 의한 영향이다. 누가현상은 청력손실 진단과정에서 경도, 중등도, 중등고도 난청, 특히 유소아 난청을 발견을 어렵게 만들기도 하고, 난청 재활과정에서 보청기 음향특성을 잘못 조절하는 가장 큰 원인이 되기도 한다. 아울러 6 ms 전후인 잠복시간은 청신경 축색 발달이 완성된 것으로 볼 수 있고, 헤드폰 수화기를 사용하여 검사한 것으로 추정된다. 헤드폰은 음향 전달을 위하여 400 그램 정도의 압력을 가하며, 이 압력이 외이도에 작용하여 수 dB 정도의 추가 손실이 나타날 가능성을 배제할 수 없다.

ABR은 주파수 click이나 tone burst (pip) 등으로 전위를 기록한다. click은 주파수 특성이 없는 순간 마찰음으로 청신경을 효과적으로 흥분시킬 수 있고, 파형 분석이 비교적 쉬워서 대부분 기관이 사용하고 있다. Tone burst는 순음과 마찬가지로 주파수 특성을 유지하고 있어서 청신경

부터 대뇌피질까지 위상학(tonotopology)적이고 위계(columnization)적
으로 전달되는 청신경 전달로의 정보 전달 특성을 기록할 수 있다. 따라
서 Tone burst ABR은 주파수마다의 가청역치를 알 수 있다. Tone burst
ABR의 단점으로는 주파수가 낮아지면 와우에서 교류상으로 발생하는
cochlear microphonics와 소리 자극으로 유발한 파형이 겹쳐지기도 하기
때문에 특히 500 Hz 이하의 저음역 파형 분석에 어려움이 따른다는 점이
다. 청각학적 평가에서는 1,000, 2,000, 4,000 Hz tone burst를 사용하거
나 1,000 Hz tone burst와 click을 사용하는 ABR이 널리 시행되어 청력
예측에 많은 도움을 얻고 있다. 이러한 측면에서 생각한다면 두 기관 모
두 1,000 Hz tone pip을 포함한 주파수 특이 ABR을 시행하지 않은 것은
아쉬움이 남는다.

청각학적 평가 결과는 그 도구가 아무리 객관적이고 신뢰도가 높다고 하
더라도 하나의 결과만으로 판단하는 것은 많은 한계가 있다. 이 프로젝
트의 경우 청각 행동과 첫 번째 기관에서 TEOAE, DPOAE, AABR, click
ABR, 두 번째 기관에서 시행한 click ABR 그리고 마지막으로 시행한 고
막운동도와 TEOAE 등은 일관되게 대칭성 난청을 암시하고 있으며, PTA
로 확인할 수 있다. 유소아의 주관적인 청각 평가는 아동의 짧은 집중시
간, 새로운 공간과 도구에 대한 두려움, 정확한 응답 등을 고려하여 시행
한다. 이러한 점을 고려한다면 최초로 시행한 PTA를 음장에서 시행한 것
은 적절한 결정이라 볼 수 있다. 그러나 음장검사 결과의 한계를 극복하
여 두 귀의 정확한 청력 확인이 필요하다. 체계적이고 효과적인 청각언어
재활을 위해서는 아동이 공간에 적응하고 전문가와 친밀감을 가질 수 있
도록 충분히 시간을 가지면서 두 귀 각각 청력을 반드시 따로 평가하여야
한다.

PTA는 피검자의 올바른 협조로 진행된다면 청력손실 정도와 양상 및
성질 등에 대한 정보를 포괄적이며 정확하게 획득할 수 있다. 따라서 순

음청력검사에 한계가 있는 영유아일지라도 조건화나 강화 등을 이용하여 가급적 조기에 시행하는 것이 매우 중요하다. 그러나 여러 가지 원인으로 제한된 주파수에서만 PTA를 시행하였거나 시행하였더라도 신뢰도에 한계가 있는 경우도 있을 수 있다. 이러한 경우에는 연령에 따른 주관적 반응과 역치 사이의 손실을 보정(허승덕, 2015b)하여 청력을 예측하려는 노력이 필요하다. 아울러 일정한 간격을 두고 반복검사를 시행하면 영유아가 심리적으로 편안해지고 반응 방법을 터득하여 결과의 신뢰도를 높일 수 있다.

🔗 독자의 생각

📊 참고문헌 및 추천자료

김나연, 소원섭, 하지완, 허승덕(2017). 학령 전기 경도 및 중등고도 대칭성 고음 급추형 감각신경성 난청의 청각학적 평가 해석 증례. 재활복지공학회논문지, 11(1), 9-14. http://doi.org/10.21288/resko.2017.11.1.9

문성균, 박홍준, 박문성, 강영숙, 김영주, 정연훈, 박기현(2002). 신생아 청각선별 검사로 진단된 선천성 난청환아의 임상적 추적. 대한이비인후과학회: 두경부외과학회지, 47, 812-817.

허승덕(2004). 청각학. 부산: 동아대학교출판부.

허승덕(2015a) 유소아 및 청소년 청각선별 결과. 언어치료연구, 24(3), 161-168. http://doi.org/10.15724/jslhd.2015.24.3.013

허승덕(2015b) 청각학-청각학적 평가와 해석 기초. 서울: 박학사.

허승덕(2016). 청각학개론(12판). 서울: 박학사.

허승덕(2017). Hearing Handicap Inventory for Elderly (HHIE)로 확인한 노인성 난청 실태. *Communication Science Disorder*, *22*(1), 170-176. http://uci.or.kr/G704-000725.2017.22.1.011

American Academy of Pediatrics, & Joint Committee on Infant Hearing (2007). Year 2007 position statement: Principles and guidelines for early hearing detection and intervention programs. *Pediatrics 2007*, *120*, 898-921.

제6장 **양측 중등도 고음급추형 난청 노인의 이명 평가와 재활**

소원섭(So, WonSeop, MSc)*

| Chapter 6 | Assessment and Rehabilitation of Tinnitus in Elderly with Bilateral Moderate Sharply Slop Hearing Loss

프로젝트 요약

현대 의학의 발전에 따른 평균 수명의 증가로 노인 인구는 지속적으로 증가하고 있다. 통계청 주요 인구 지표에 따르면 2018년 현재 우리나라 총 인구는 약 5,160만 명이며, 이 중 65세 이상의 노인 인구는 약 738만 명으로 총 인구의 14.3%를 차지하고 있다. 2025년에는 노인 인구 비율이 약 20%로 증가하여 초고령 사회에 도달할 것으로 전망하고 있다(통계청, 장래인구추계). 이런 사회적 현상을 바탕으로 노인성 질환이 증가하고 있으며, 노인성 난청(presbycusis) 인구 또한 증가하고 있는 추세이다. 이에 따른 노인성 난청과 이와 밀접하게 연관된 이명(tinnitus)의 진단 및 재활이 중요한 문제로 대두되고 있다.

연령 증가에 따른 퇴행성 변화는 모든 신체기관에서 노화현상이 진행

---

* 소원섭(2019). 양측 중등도 고음급추형 난청 노인의 이명 평가와 재활. 허승덕(2019). 융복합 청각재활. 서울: 학지사.

So, W. S. (2019). Assessment and Rehabilitation of Tinnitus in Elderly with Bilateral Moderate Sharply Slop Hearing Loss. In: Heo, S. D. (2019). *Audiological Rehabilitation for Interdisciplinary Research*. Seoul: HakJiSa.

되고, 이와 함께 청력손실이 나타나게 되는 것인데, 이를 노인성 난청이라 한다(신정은, 2013). 노인성 난청은 흔히 양측성으로 발생하며, 60세 이상의 노인 인구에서는 1년에 평균 1 dB씩 점진적으로 역치가 증가하면서 어음이해도는 이보다 더 빠른 속도로 쇠퇴해 간다(Lee, Matthews, Dubno, & Mills, 2005).

인구의 노령화와 소음 등으로 이명 환자는 점차 늘고 있지만, 이명의 원인과 발생기전은 명확하게 알려지지 않고 있다. 이명은 외부 자극 없이 귀나 머리 등에서 소리가 느껴지는 현상을 말하는데, 정확한 이명의 진단을 위해서는 환자와의 인터뷰와 이학적 검사가 필수적이다. 그러나 현재 우리나라는 이명의 증상을 정확히 평가하고 치료 과정을 객관적으로 확인할 수 있는 표준화된 평가법이 없는 상태이다. 이명 환자 중 대부분은 주관적 이명을 가진 환자들이 많기 때문에 객관적인 청력검사를 통해서 알 수 있는 부분이 한정되어 있어서 표준화된 검사법을 개발하기에도 한계가 있다.

현재 주로 사용하는 이명 치료법은 이명차폐치료, 약물치료, 이명재훈련치료(tinnitus retraining therapy: TRT), 보청기를 이용하는 방법 등이 있다. 이 중, 이명재훈련치료는 이명의 습관화를 유도함으로써 이명 환자들에게서 발생하는 여러 현상을 차단할 뿐만 아니라, 이명을 인지하는 것 자체를 차단할 수 있다는 이명의 새로운 치료 방법이다(Jastreboff, 1990). 국내에서는 TRT를 실시하기 전에 환자와의 인터뷰를 진행한 후, 이학적 평가를 통해서 환자가 주관적으로 느끼는 이명의 크기와 종류 등 이명의 전반적인 상태를 확인한다. 이후 환자와의 상담을 통해 조용한 공간을 가급적 피하고, 잡음이 나오는 소리 발생기(noise generator)나 기타 휴대기기 등을 통해 환자 스스로가 소리를 조절하며 신호 대 잡음비(signal-to-noise ratio: SNR)를 감소시켜 이명을 효과적으로 차폐할 수 있도록 설명하여 쉽게 사용할 수 있도록 안내한다. 또한 일정기간 동안 환자와의 상담을 통해 TRT가 지속적으로 이루어질 수 있도록 노력한다.

이명은 주관적 이명(subjective tinnitus)과 객관적 이명(objective tinnitus)으로 나눌 수 있다.

주관적 이명은 환자 자신이 경험하는 이명의 정도와 생활에 미치는 영향 등을 청각학적 평가를 포함한 객관적 검사법만으로 평가하기에 어려움이 있어서 이를 보완하기 위해 설문지를 활용하거나 환자와의 인터뷰를 통해 얻은 정보로 치료 효과를 분석하는 데 함께 활용한다. 귀 주변의 근육이나 혈관에서 주로 기원하는 객관적 이명, 체성 소리(somatosound)의 경우는 주관적 이명에 비해 발생 빈도가 매우 낮으나 정확히 진단할 경우 수술적 치료 등으로 보다 쉽게 치료될 수 있어서 진단적 접근 시에 간과해서는 안 된다.

노인성 난청과 이명은 밀접한 관련이 있다. 노인의 경우 연령이 증가할수록 이명을 느끼는 경우가 많고, 청력손실이 동반되는 경우가 대부분이며(이승준, 이석기, 2007), 현재 성인의 약 35%가 이명을 경험했을 정도로 심각한 문제로 대두되고 있다(Heller, 2003). 또한 이명 환자들의 0.5~1%는 신체적 및 정신적인 문제로 인해 일상생활에 어려움을 겪는다(Erlandsson & Hallberg, 2000).

이명 환자들은 단순히 듣는 것뿐만 아니라 의사소통에도 어려움을 보인다. 이는 이명 자체로 인한 것일 수도 있으며, 이명 환자의 약 80% 정도가 감각신경성 난청을 동반한다는 것을 고려할 때 난청으로 인해 야기된 것일 수도 있다(Shulman & Goldstein, 2009).

이 프로젝트는 이명을 동반한 양측성 중등도 고음 급추형 청력손실을 보이는 노인성 난청자의 청각학적 평가와 재활에 대하여 다루고자 한다.

🔗 프로젝트 개요

대상자는 청력손실 가족력이 없는 72세 남성이다. 약 3~4년 전부터 점점 귀가 들리지 않았다고 하며, 개인 병원에서 청력검사를 시행한 결과 중도 난청에 해당한다는 말을 들었다고 보고하였다. 청력손실이 느리지만 계속 진행 중이라고 하며, 지난해부터는 양측 귀에서 "삐~" 하는 고주파수대의 이명 소리가 지속적으로 들린다고 보고하였다. 처음에는 이명 소리 때문에 잠을 이루지 못하여 여러 병원을 찾아 진료를 받았지만 이명 소리는 줄어들지 않았다고 보고하였다.

현재는 이명 소리를 신경 쓰지 않으려 노력하고 있고, 되도록 조용한 곳에는 가지 않고, 집에 있을 때에도 항상 라디오를 켜 놓는다고 보고하였다.

대상자는 동반 질병은 없다고 보고하였고, 손자 손녀들과 대화 시 몇 번이고 반복적으로 되물어 본다고 하며, 10개 단어 중에 3~4개 단어는 알아듣지 못한다고 보고하였다. 집에서 TV를 시청할 때 자주 볼륨을 높인다고 하며, 그럴 때마다 가족들이 시끄럽다며 소리를 다시 조절하는 상황이 많다고 보고하였다.

🔗 청각학적 평가

청각학적 평가는 고막운동도(tympanometry), 순음청력검사(pure tone audiometry: PTA), 어음청력검사(speech audiometry: SA), 이명도검사(tinnitogram), 이명장애지수 설문지(tinnitus handicap inventory: THI) 등을 시행하였다.

고막운동도는 외이도 용적(ear canal volume), 정적 탄성(static compliance), 중이강 압력(middle pressure) 등이 양측 모두 정상 범위에 있는 A형으로 관찰되었다.

순음청력검사에서 기도 수화기는 헤드폰 수화기(TDH-50P)를 사용하였고, 3분법 순음청력손실 평균(3 frequency pure tone average: 3 PTAs)은 오른쪽 41.6 dB HL, 왼쪽 43.3 dB HL로 나타났다. 차폐골도검사 가청역

Tympanogram

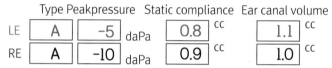

	Type	Peakpressure	Static compliance	Ear canal volume
LE	A	-5 daPa	0.8 cc	1.1 cc
RE	A	-10 daPa	0.9 cc	1.0 cc

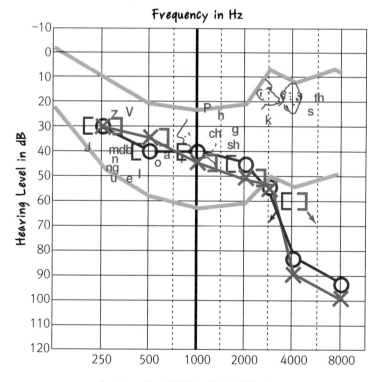

[그림 6-1] 고막운동도와 순음청력도

Speech Audiogram

Intensity	Spondee				Response(%)	Intensity	Spondee				Response(%)
55 dB HL	연필 ○	노래 ○	거울 ○	단추 ○	100 %	60 dB HL	수도 ○	하늘 ○	그림 ○	밥통 ○	100 %
45 dB HL	마음 ○	바다 ○	안경 ○	사람 ○	100 %	50 dB HL	전화 ○	글씨 ○	우유 ○	고향 ○	100 %
35 dB HL	친구 ○	장갑 ×	편지 ×	양말 ○	50 %	40 dB HL	신발 ○	땅콩 ○	기차 ○	동생 ×	75 %
30 dB HL	수도 ×	하늘 ×	그림 ×	밥통 ×	0 %	35 dB HL	머리 ×	약국 ×	눈물 ×	과자 ×	0 %
25 dB HL	시간 ×	아들 ×	비누 ×	달걀 ×	0 %	30 dB HL	꽃병 ×	점심 ○	학교 ×	책상 ×	25 %

Speech discrimination score

Phonetically Balanced Word List (함태영)
Rt 귀 힘 논 맛 솔 잔 국 솜 닭 옆 불 남 숫 감 윷 조 좀 담 주 육 들 잣 배 침 꿀 반 멋 키 딸 겁 먹 치 　72% @30 dB SL
Lt 향 법 산 골 짐 녹 끌 통 삼 뽕 되 폭 설 뜻 명 장 노 감 콕 절 은 북 점 밑 싹 벼 왕 색 물 개 믹 삽 잭 　68% @30 dB SL

※ Open Set, Only Hearing

	SRT dB HL mask	SRT dB HL mask	%	SDS mask	dB SL	%	SDS mask	dB SL
Right	35		72	masked	30			
Left	40		68	masked	30			

[그림 6-2] 어음청력도

치는 3 PTAs가 오른쪽 41.6 dB HL, 왼쪽 43.3 dB HL로 나타났다. 6분법 순음청력손실 평균(6 frequency pure tone average: 6 PTAs)은 오른쪽 49.1 dB HL, 왼쪽 52.5 dB HL로 나타났으며, 양측 대칭성 중등도 고음급추형 감각신경성 난청을 보였다.

어음청력검사에서 어음청취역치(speech reception threshold: SRT)는 오른쪽 35 dB HL, 왼쪽 40 dB HL로 나타났다. 어음이해도(speech discrimination score: SDS)는 오른쪽 72%, 왼쪽 68%로 나타났다.

이명도 검사에서 이명 주파수 매칭(tinnitus pitch matching)은 양측 모두 4,000 Hz의 순음(pure tone)으로 나타났고, 이명 크기 매칭(tinnitus loudness matching) 검사에서는 오른쪽 88 dB HL, 왼쪽 94 dB HL로 나타났다.

이명으로 인해 나타나는 사회적, 심리적 불안감 등을 평가하기 위해 한국어 번역판 Tinnitus Handicap Inventory (THI)를 시행하였고, 그 결과는 76점으로 나타났다.

청각학적 재활

평가를 통해 나온 결과들은 대상자가 알아듣기 쉽도록 설명하였다. 대상자는 지속적으로 나타나는 이명으로 인해 일상적인 생활에도 매우 불편함을 느끼고 있었다. 이미 개인 병원을 방문하여 이명에 대한 기본적인 내용들을 숙지한 상태임에도 불구하고 직접적인 재활은 하지 않고 있었다.

이명 재활 방향을 설정하는 과정에서 소리발생기나 전자기기를 이용한 직접적인 치료 방법 이외에, 일상생활에서도 쉽게 접할 수 있는 환경음과 집에서 사용하는 라디오를 이용하여 이명 소리를 최소한으로 느낄 수 있도록 하는 치료 방법을 대상자에게 설명하였다. 이명재훈련치료는 환자가 이명을 느끼는 시간을 최소화할 수 있도록 습관화하는 데 도움을 주는 방법이므로 이명을 완전히 느끼지 못하는 정도의 소리 크기를 듣기보다는 이명 소리를 감소시킬 수 있을 정도의 적당한 환경음 소리 크기로 조절하여 들을 수 있도록 교육하였다. 또한 직접적으로 소음이 발생하는 공간 등으로의 접근을 삼가도록 하였고, 알코올과 카페인 등으로 인해 이명이 악화될 수도 있음을 설명하였다.

이명의 크기와 이명을 느끼는 시간, 이명으로 인한 스트레스로 인해 일상생활에서 느끼는 불편함 등 대상자가 주관적으로 느끼는 내용들을 기록해 두었으며, 이명재훈련치료가 진행되는 동안에 참고 자료로 활용하였다.

이명 재활은 약 3개월 정도 지속되었으며, 대상자의 상태에 따라 이명을 느끼는 시간의 차이를 보였다. 대상자의 보고에 의하면 집에 있는 시간 대부분은 환경음과 라디오를 통해 이명을 느끼지 못할 정도의 소리로 하루에 5~6시간 정도 청취하였다고 한다. 이명재훈련치료의 효과를 알아보기 위해 치료 시작 약 3개월 후, THI를 실시한 결과 총점 64점으로 본격적으로 재활을 시작하기 전 76점에서 12점 정도 낮은 점수로 나타났다. 실제로 대상자가 느끼는 이명의 시간이 줄었다고 보고하였고, 대상자 본인이 재활에 대한 의지가 확고하여 지금까지도 지속적으로 환경음을 이용하여 이명을 습관화하는 노력을 하고 있다고 보고하였다.

문제점과 향후 대응 방향

1. 추가로 필요한 청각학적 평가는?
2. 노인성 난청 재활 방향은?
3. 일상에서 보청기 효과는?
4. 이명재훈련치료 효과는?
5.

고찰

노인성 난청은 청력손실이 나타나며, 중추신경계의 음향 자극 처리 속도가 느려지고 정보의 손실이 오면서 어음이해도가 낮아진다(Gates &

Mills, 2005). 또한 고음영역, 즉 고주파수 역치의 상승으로 인한 감각신경
성 난청을 주로 나타내고 있으며, 고주파수 청력손실 정도는 단어이해능
력에 개인차를 발생시키는 노인들의 어음이해도에 유의한 차이가 나타
난다(Van Rooji, Dolmp, & Orlebeke, 1990).

어음이해도를 평가할 때 사용하는 단음절어는 주로 자음에 의해 평가
되며, 모음이 자음에 비하여 강도가 세고, 더 낮은 주파수대역에 존재하
기 때문에 어음이해도가 낮고, 고주파수 대역에 분포하는 자음은 감각신
경성 난청과 같이 고주파수 청력손실이 있는 경우, 어음이해도가 더 낮
게 나타난다(주연미, 장현숙, 2009). 앞의 대상자도 고음역대 손실을 보이
며, 어음이해도도 정상수치(약 80%)에 비해 떨어져 있음을 보여 준다. 또
한 노인의 경우 단음절의 어음이해능력은 청력손실 정도에 비하여 더 떨
어지게 나타나는데, 이는 가청력(audibility) 이외에 다른 인지적인 요소의
영향을 받았을 가능성도 있을 것이다.

노인성 난청은 가장 큰 원인이 노화로 대부분 양측성을 나타낸다. 노인
성 난청은 고주파수 청력손실부터 시작하여 시간이 흐름에 따라 저주파
수 대역도 점점 낮아지는 경향을 보이는데, 초기에는 회화음역인 500~
2,000 Hz 사이에 영향을 받지 않으므로 일상생활에 큰 문제를 보이지 않
는다. 이러한 특성은 어음 청취에서도 밀접하게 관련되어 있다. 한국어
음소 중 모음은 500~3,000 Hz 범위에 분포하고, 자음 중 높은 주파수
대역을 나타내는 것은 /ㅅ/, /ㅆ/로 4,000~7,000 Hz, /ㅈ/, /ㅉ/, /ㅊ/는
3,500~5,500 Hz, /ㄷ/, /ㄸ/, /ㅌ/는 3,800~4,800 Hz, 상대적으로 낮은
주파수 대역을 나타내는 /ㄴ/, /ㅁ/, /ㄹ/는 500 Hz 이하에 분포한다(이주
현, 2005). 이러한 연구결과로 볼 때, 노인성 난청자들은 /ㄴ/, /ㅁ/, /ㄹ/
를 제외한 나머지 음소들의 청취에서 어려움을 느끼며, 청력손실이 점차
적으로 진행될 때, 모음의 청취에도 문제가 나타날 것으로 예측할 수 있
다. 또한 노인성 난청은 청력손실 특성과 신체 기능의 전반적 퇴행에 따

라 난청 정도에 비하여 말소리를 알아듣는 능력이 더욱 낮아지는 특성이 있다(Martin & Clark, 2015). 대상자도 앞의 연구결과와 마찬가지로 고주파수 대역인 어두 초성 /ㅅ/에서 주로 많은 오류를 범하고 있다.

현재까지 이명과 가장 많은 연관성을 보이는 것은 청력손실로 알려져 있다. 감각신경성 난청과 소음성 난청, 돌발성 난청, 메니에르병과 관련된 난청 등의 청력손실이 이명과 밀접한 관련성을 띠며, 특히 돌발성 난청 후에는 보다 높은 빈도의 이명 발생률이 보고된 바 있고, 청력손실의 정도가 심할수록 이명이 동반될 가능성이 높다(박시내 외, 2004).

순음을 이용한 이명의 주파수 매칭 검사에서 많은 연구를 통해 3,000 Hz 이상의 고주파수대 이명이 가장 흔한 것으로 알려져 있다. 특히 청력손실 영역과 이명의 주파수가 비슷하거나 일치한다는 보고가 많아 이명도 검사와 순음청력검사 결과를 함께 활용하여 이명 발생 기전의 이해를 돕고 환자에게 설명할 때 유용하게 활용할 수 있다(Fortune, Haynes, & Hall, 1999). 본 예제에서도 이명 주파수 매칭검사를 실시한 결과 4,000 Hz의 순음이 이명과 비슷한 소리로 나타나 위의 연구를 지지하는 결과를 보였다.

이명은 청력손실과 동반하여 나타나지만, 약 27%의 농 환자에게서는 이명이 발견되지 않은 반면, 약 20%의 이명 환자가 정상 청력을 가지고 있는 이과적 질환이다(Jastreboff & Jastreboff, 2000; Paglialonga, Del, Ravazzani, & Tognola, 2010). 정상 청력이라 할지라도 이명 환자는 소음환경에서 정상인보다 어음이해도가 저하되며, 이는 이명 지속시간 및 이명으로 인한 기능적, 감정적 장애에 영향을 받기 때문에(류인선, 2011), 이명 환자가 호소하는 주관적 증상인 이명을 청각학적으로 정확히 평가하기는 매우 어렵다. 이러한 이유로 청각학적 검사와 더불어 지속적인 상담를 통해 환자가 겪고 있는 다양한 증상에 대해 기록해 둔다면 이명 재활을 할 때 참고 자료로 활용할 수 있을 것이다. 주관적인 방법 이외에 객관적인 방법으로 이명을 평가하는 몇 가지 설문지가 있는데, 대표적인 것이 Tinnitus Reaction Questionnaire (TRQ), Tinnitus Handicap Questionnaire (THQ), Tinnitus Handicap Inventory (THI) 등이 있다. 이 중 THI는 기능과 정서 그리고 재앙화 하위 척도 등 총 25개의 문항으로 구성되어 있으며 검사 신뢰도와 타당도가 높고, 한국어 번역본이 있어 이명 환자들에게 실제로 가장 많이 사용되는 설문지 중 하나이다.

이명재훈련치료(TRT)의 목적은 이명을 완전히 사라지게 하는 것이 아니라, 이명을 습관화하여 이명에 의해 생기는 여러 가지 고통이나 불편함을 덜어 주고 시간이 지남에 따라 이명 소리를 느끼는 것 자체를 줄여 거의 느끼지 못하게 하는 것이다.

TRT를 할 때는 순음청력검사 결과를 보고 난청 유무에 따라 환자를 분류하기 때문에 순음청력검사가 필수적이다. TRT는 각 환자들에게 치료의 범주와 방법을 선택한 후 상담을 실시하고 각 치료의 범주에 따라 소리 치료를 병행하기도 하는데, 국내의 연구결과 최소 6개월 간의 TRT의 효과는 70~80%에 이르는 것으로 보고되었다(박시내 외, 2002). 일반적으로 경도나 중등도 난청을 가진 환자에게 보청기 착용을 권유하는 데 문제가 있을 수 있지만 이명 환자에게는 강력히 권유할 수 있는데, 그 이유는 단순한 청력 증가 이외에 이명 감소라는 이차적인 효과가 있기 때문이다. 난청을 동반한 이명 환자에게서 보청기 착용에 따른 이명 완화 효과를 살펴보면 이명과 난청의 불편함이 클수록 보청기 착용 후 이명으로 인한 불편함이 크게 개선된 것으로 나타났다(이현주, 김정범, 정재윤, 이정구, 서명환, 2009)는 연구결과가 있다. 만성적인 이명의 대부분은 확실한 치료법이 없어 완치라는 개념을 적용하기에 어려움이 있다. 하지만 일상생활에서의 삶의 질을 높일 수 있다면 환자가 가진 이명의 특성에 맞게 이명을 관리해야 할 것이다. 주로 알려진 이명 환자들이 지켜야 할 생활 속의 규칙에는 충분한 수면과 규칙적인 생활, 음주와 흡연 그리고 과도한 운동을 삼가는 것, 지나친 전자기기 사용과 이어폰으로 소리를 크게 듣거나 소음이 많은 곳을 피하는 것 등이 있다.

고령화로 인한 노인 인구의 증가로, 노인성 질환들에 대한 관심이 증가하고 있다. 경·중도의 노인성 난청 환자의 경우 본인 스스로는 일상생활에서 불편함을 느끼지 못할 수 있다. 그러나 주위 사람들과의 원활한 의사소통을 위해서는 적절한 재활이 필요하다. 노인성 난청을 조기에 진단하고 적절한 청각 보조 기구를 사용하여 환자 스스로가 보다 적극적으로 재활에 임할 수 있도록 주변 사람들의 역할이 점점 중요해질 것이다. 또한 청력손실과 이명 치료 및 재활은 정확한 청력검사에서부터 시작하며, 실제로 환자를 접하는 청각전문가는 청각학의 기본적인 이해는 물론, 다양한 청력검사를 잘 이해하고, 검사의 신뢰도를 향상시키기 위해 항상 노력해야 할 것이다. 의학적 치료가 가능한 부분은 적극적인 치료를 권하며, 지속적인 이명으로 인한 불편함은 환자 본인이 환경음을 이용하거나 기타 다른 방법을 통해 이명소리에 민감하게 반응하지 않게 지속적인 노력이 필요할 것이다.

독자의 생각

참고문헌 및 추천자료

류인선(2011). 소음 환경에서 이명 환자의 어음이해도 분석. 울산대학교 대학원 석사학위논문.

박시내, 여상원, 정상희, 이수진, 박용수, 서병도(2002). 이명재훈련치료의 적용 방법과 치료 효과. 대한이비인후과학회지: 두경부외과학, 45(3), 231-237.

박시내, 여상원, 박경호, 박소영, 전범조, 송창은, 김동현(2004). 돌발성 난청 환자에 동반된 이명의 특성 및 난청 회복 정도에 따른 이명의 변화. 대한이비인후과학회지, 47(3), 222-226.

신정은(2013). 노인성 난청 환자의 청각재활치료. 대한이비인후과학회지: 두경부외과학, 56(8), 475-481.

이승준, 이석기(2007). 노인환자에서 이명에 대한 주파수 분석과 난청과의 관계. 대한이비인후과학회지: 두경부외과학, 50, 869-875.

이주현(2005). 한국어 음소의 주파수 특성에 관한 연구. 한림대학교 대학원 석사학위논문.

이현주, 김정범, 정재윤, 이정구, 서명환(2009). 난청을 동반한 이명 환자의 보청기 착용데 따른 이명 완화효과와 예후 인자. *Audiology and speech research*, 5(1), 51-59.

주연미, 장현숙(2009). 노인성 난청의 청력손실 정도에 따른 어음인지능력. *Audiology and Speech Research*, 5(1), 36-41.

통계청(2018). 장례인구추계.

허승덕(2004). 청각학(3판 2쇄). 부산: 동아대학교출판부.

허승덕(2016). 청각학개론(12판). 서울: 박학사.

허승덕(2018). 청각학: 프로젝트 기반 청각재활. 서울: 학지사.

Erlandsson, S. T., & Hallberg, L. R. (2000). Prediction of quality of life in patients with tinnitus. *British Journal of Audiology*, 34(1), 11-19.

Fortune, D. S., Haynes, D. S., & Hall, J. W. (1999). Tinnitus: Current evaluation and management. *The Medical clinics of North America*, 83(1), 153-162.

Gates, G. A., & Mills, J. H. (2005). Presbycusis. *The lancet*, 366(9491), 1111-1120.

Heller, A. J. (2003). Classification and epidemiology of tinnitus. *Otolaryngologic Clinics of North America, 36*(2), 239-248.

Jastreboff, P. J. (1990). Phantom auditory perception (tinnitus): Mechanisms of generation and perception. *Neuroscience Research, 8*(4), 221-254.

Jastreboff, P. J., & Jastreboff, M. M. (2000). Tinnitus retraining therapy (TRT) as a method for treatment of tinnitus and hyperacusis patients. *Journal of American Academy of Audiology, 11*(3), 162-177.

Lee. F. S., Matthews, L. J., Dubno, J. R., & Mills, J. H. (2005). Longitudinal study of pure-tone thresholds in older persons. *Ear and hearing, 26*(1), 1-11.

Martin, F. N., & Clark, J. G. (2015). *Introduction to Audiology* (12th ed.). 허승덕 역(2016). 청각학개론(12판). 서울: 박학사.

Paglialonga, A., Del Bo, L., Ravazzani, P., & Tognola, G. (2010). Quantitative analysis of cochlear active mecanisms in tinnitus subjects with normal hearing sensitivity multiparametric recording of evoked otoacoustic emissions and contralateral suppression. *Auris Nasus Larynx, 37*(3), 291-298.

Shulman, A., & Goldstein, B. (2009). Sujective idiopathic tinnitus and palliative care: A plan for diagnosis and treatment. *Otolaryngol Clinics North America, 42*(1), 15-37.

Van Rooji, J. C., Dlomp, R., & Orlebeke, J. F. (1990). Auditive and cognitive factors in speech perception by elderly listener: I development of test battery. *PsycScan Applied Experimental & Engineering Psychology, 4,* 1028-1233.

메니에르병의 청각학적 평가

김은지(Kim, EunJi, BSc), 김수진(Kim, SooJin, MA)*

| Chapter 7 | Audiological Evaluation for Meniere's Disease

🔬 프로젝트 요약

어지럼증은 살면서 누구나 한 번 정도는 겪어 보았다고 할 정도로 흔한 증상이며, 상당수는 안정을 취한 후 자연스레 상태가 호전된다. 하지만 지속적인 어지럼으로 인해 일반인의 15~30%는 일생 동안 한 번 이상은 병원에 내원하게 된다. 내원한 환자는 천장과 바닥이 빙빙 돌아가는 느낌, 아찔한 느낌, 몸이 한쪽으로 기울어지는 느낌, 구름 위를 떠다니는 느낌(부유감) 등 여러 가지 양상으로 어지럼을 호소한다. 이처럼 호소하는 증상이 다양하고, 발생 원인과 기전 또한 복합적이기 때문에 정확한 진단과 확실한 치료가 필요하다. 어지럼증은 크게 두 가지 원인으로 나누어지는데, 내이의 이상으로 발생하는 말초성 어지럼과 중추신경계의 이상으로 발현되는 중추성 어지럼으로 구분할 수 있다. 이비인후과에서는 주로 말초

* 김은지, 김수진(2019). 메니에르병의 청각학적 평가. 허승덕(2019). **융복합 청각재활**. 서울: 학지사.

Kim, E. J.; Kim, S. J. (2019). Audiological Evaluation for Meniere's Diseases. In: Heo, S. D. (2019). *Audiological Rehabilitation for Interdisciplinary Research*. Seoul: HakJiSa.

성 어지럼에 대한 진단과 치료가 이루어지고 있다.

말초성 어지럼은 전정기관에 이상이 생겨 발생하는 것이 대부분이다. 전정기관은 귀의 가장 안쪽 부분인 내이에 자리하고 있으며, 달팽이관과 반고리관 사이에 있다. 난형낭, 구형낭, 막성 반고리관으로 구성되어 있고, 몸의 운동감각이나 신체의 균형을 감지하는 역할을 담당한다. 이 기관에서 유발되는 대표적인 어지럼증으로 청력감소, 이충만감, 어지럼, 이명 등이 동시에 발현되는 메니에르병(Meniere's disease), 세반고리관 내의 이석으로 인해 발생 되는 양성자세현훈(benign paroxysmal positional vertigo, 이석증), 전정신경의 바이러스 감염이 원인인 전정신경염(vestibular neuritis) 등이 있다.

이 중 메니에르병(Meniere's disease)은 불규칙하게 반복적으로 발생하는 회전성 어지럼, 난청, 이명, 이충만감을 주 증상으로 하는 만성질환으로, 1861년 해당 증상이 나타나는 질환을 최초로 보고한 프랑스 의사인 'Prosper Meniere'의 이름에서 유래되었다. 이 질환은 내이에서 발생한다고 추정하며, 시간이 지날수록 증상이 반복되어 내이의 손상으로 청력과 전정기능장애와 같은 영구적인 내이의 기능 장애가 나타난다. 많은 연구자의 노력에도 불구하고 아직도 명확한 원인과 기전이 밝혀지지 않았으며, 따라서 증상을 위주로 진단을 내리고 어지럼 조절은 가능하지만, 청력의 악화라는 병의 진행을 막을 수 있는 명확한 치료 방법은 없는 실정으로, 앞으로도 병인 기전과 진단 및 치료에 대한 많은 임상 및 기초연구가 필요하다고 볼 수 있다(김성헌, 최현승, 김규성, 2016).

이 장에서는 만성 메니에르병 환자의 청각학적 평가에 대해 살펴보고자 한다.

프로젝트 개요

50대 남성으로, 6년 전 초가을에 낚시를 가서 찬물에 오랫동안 있었고 저체온증으로 기절하여 응급실을 통해 처음 내원하였다. 입원 후 MRI를 비롯한 여러 검사를 실시하였으나 특이 사항은 발견되지 않았다고 한다. 하지만 30분 이상 지속되는 어지럼, 이명, 이충만감, 청력 저하를 호소하며 이비인후과로 전과되었고 이후 메니에르병으로 진단받았다고 보고하였다.

〈표 7-1〉 메니에르병 진단기준

American Academy of Otorlaryngology, Head & Neck Surgery (AAO-HNS, 1995) 기준	Barany Society Meeting (2015) 기준
확실한(certain) 메니에르병 • 명확한 메니에르병과 병리조직 소견 확진이 동반	확실한 메니에르병(Definite Meniere's disease) A. 20분~12시간 지속되는 2회 이상의 자발적 현기
명확한(definite) 메니에르병 • 2회 이상의 20분 이상 지속되는 자발 어지럼 병력 • 청력검사로 기록된 난청이 1회 이상 존재 • 동측의 이명이나 이충만감	B. 적어도 1회 이상 현기발작 전이나 현기발작 중 혹은 현기발작 후에 이환된 귀의 중저음역 감각신경성 난청이 확인된 경우 C. 이환된 귀에서 발생한 변동성 청각증상(청력변동, 이명, 이충만감)
가능성이 높은(probable) 메니에르병 • 1회 이상의 확실한 어지럼의 병력 • 청력검사로 기록된 난청이 1회 이상 존재 • 이명이나 이충만감	D. 다른 전정질환의 진단으로 환자의 증상이 설명되지 않음
가능성이 있는(possible) 메니에르병 • 난청을 동반하지 않은 주기적 어지럼의 병력 • 감각신경성 난청, 변동성 혹은 고정성, 평형장애를 동반하나 확실한 어지럼의 병력은 없음	가능성이 높은 메니에르병(Probable Meniere's disease) A. 20분~12시간 지속되는 2회 이상의 회전성 어지럼이나 어지럼 B. 이환된 귀에서 발생한 변동성 청각증상(청력변동, 이명, 이충만감) C. 다른 전정질환의 진단으로 환자의 증상이 설명되지 않음

환자는 나트륨이 많이 함유된 음식과 맵고 자극적인 음식을 선호하고, 음주 또한 즐겨 하여 식이조절에 어려움을 느끼고 있으며, 기저 질환으로 고혈압이 있어 약물치료 또한 병행 중이다. 어지럼의 전조증상으로 혈압이 급격히 떨어지며 심한 이충만감이 있다고 보고하였고, 6년이 지난 지금까지도 회복과 악화가 반복되어 꾸준히 통원치료 중인 만성 메니에르병 환자이다.

청각학적 평가

청각학적 평가는 고막운동성계측(tympanometry), 순음청력검사(pure tone audiometry: PTA), 어음청력검사(speech audiometry: SA), 청성뇌간반응(auditory brainstem response: ABR), 온도안진검사(caloric test), 전정유발전위(vestibular evoked myogenic potentials: VEMP) 등을 시행하였다.

고막운동성계측에서 고막운동도는 두 귀 모두 외이도 용적, 정적 탄성, 중이강 압력이 정상 범위에 포함되는 A형으로 관찰되었다([그림 7-1]).

메니에르병 진단기준(〈표 7-1〉)에서 순음청력검사는 변동성 감각신경성 난청이 특징적으로 관찰되며, 병력과 함께 중요한 판단 기준이 된다.

최초 방문 시 3분법 청력손실 평균(3 frequency pure tone average: 3 PTAs)은 오른쪽의 경우 13 dB HL로 고음역 손실을 제외하면 정상 범위에서

Tympanogram

	Type	Peakpressure	Static compliance	Ear canal volume
LE	A	-5 daPa	0.3 cc	0.8 cc
RE	A	-10 daPa	0.3 cc	0.9 cc

[그림 7-1] 고막운동도

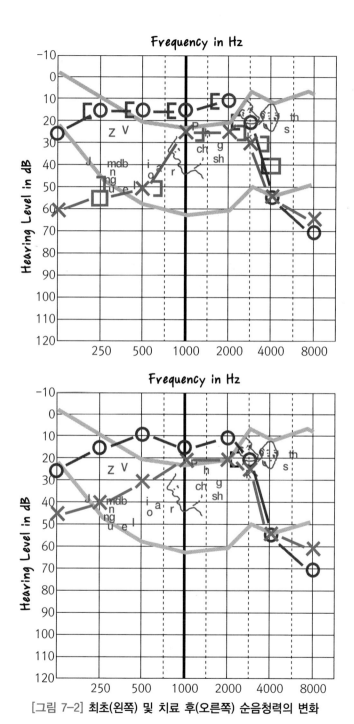

[그림 7-2] 최초(왼쪽) 및 치료 후(오른쪽) 순음청력의 변화

Speech Audiogram

	SRT dB HL mask	SRT dB HL mask	%	SDS mask	dB SL	%	SDS mask	dB SL
Right	15		92	Un masked	40			
Left	35		92	masked	35			

[그림 7-3] 최초 시행한 어음청력도

관찰되었으나 왼쪽의 경우 35 dB HL로 저음역에서 중등도인 감각신경성 난청으로 관찰되었다. 순음청력은 증상이 호전되면서 왼쪽 3 PTAs가 23 dB HL로 저음역 손실이 경도로 개선된 감각신경성 난청으로 관찰되었다([그림 7-2]).

어음청력검사상 어음청취역치(speech reception threshold: SRT)는 오른쪽 15 dB HL, 왼쪽 35 dB HL로 순음청력검사상 3 PTAs와 일치되었고 어음이해도(speech discrimination score: SDS)는 오른쪽 92%, 왼쪽 92%로 각각 관찰되었다.

7개월 후 메니에르병이 재발되면서 저음역 순음청력손실이 다시 발생하였다. 재발 당시 순음청력은 3 PTAs가 오른쪽 16 dB HL, 왼쪽 55 dB HL로, 왼쪽의 저음역이 중등고도까지 낮아진 감각신경성 난청으로 관찰되었다([그림 7-4]). 어음청력검사상 SRT는 오른쪽이 15 dB HL, 왼쪽이 50 dB HL로, SDS는 오른쪽이 96%, 왼쪽이 68%로 각각 관찰되었다([그림 7-4]).

메니에르병은 재발에 대한 치료 후 1년 동안 증상이 나타나지 않았고, 추적 1년 후 순음 및 어음 청력은 3 PTAs가 오른쪽 15 dB HL, 왼쪽 28 dB HL, SRT는 Rt 15 dB HL, Lt 25 dB HL로 3 PTAs와 일관된 결과를 보였으며, SRT가 오른쪽 15 dB HL, 왼쪽 25 dB HL로, SDS가 오른쪽 96%, 왼쪽 84%로 각각 관찰되었다([그림 7-4]).

ABR은 최초 방문 당시 click 음을 자극하여 전위를 기록하였다. 자극음의 강도는 두 귀 모두 90 dB nHL부터 10 dB 단위로 낮추면서 검사하였

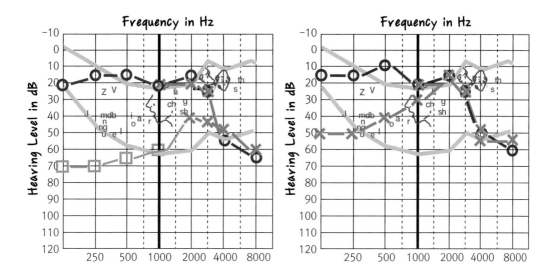

Speech Audiogram

	SRT dB HL mask	SRT dB HL mask	SDS % mask dB SL			SDS % mask dB SL		
Right	15		96	Un masked	40			
Left	50		68	masked	35			

Speech Audiogram

	SRT dB HL mask	SRT dB HL mask	SDS % mask dB SL			SDS % mask dB SL		
Right	15		92	Un masked	40			
Left	25		84	masked	40			

[그림 7-4] 재발 직후(왼쪽 순음청력도 및 위쪽 어음청력도)와 1년 추적 후 순음
및 어음청력도

고, 90 dB nHL은 각 파의 잠복시간을, 나머지 음 자극 강도에서는 V파의
잠복시간을 각각 분석하였다([그림 7-5]).

90 dB nHL에서 각 파의 잠복시간으로 구한 파간 잠복시간(inter peak
interval: IPI)은 후미로성 병변을 의심할 수 있는 단서가 나타나지 않았고,
V파 잠복시간으로 확인한 ABR 역치는 두 귀 모두 40 dB nHL로 추정할

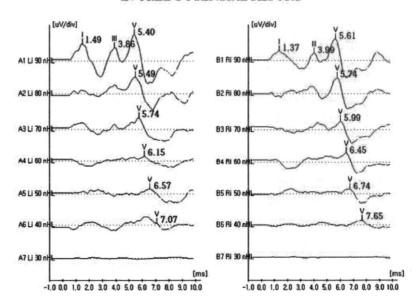

[그림 7-5] 청성뇌간반응

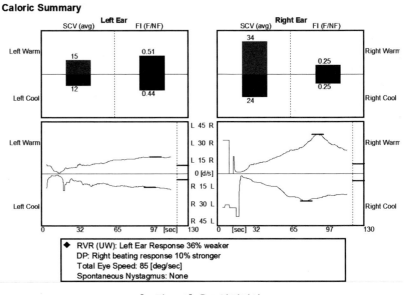

[그림 7-6] 온도안진검사

수 있었다([그림 7-5]).

온도안진검사는 30 ℃ 및 44 ℃의 물을 두 귀에 교대로 주입하여 검사하였다. 온도안진검사에서 반고리관 마비(canal paresis: CP)의 경우 병변쪽 귀(왼쪽)에서 36%의 weakness가 관찰되었고, 방향우위(directional preponderence: DP)의 경우 오른쪽으로 향하는 안진이 10% 더 강하게 나타나는 양상을 보였다([그림 7-6]).

VEMP는 전정신경계의 이석기관인 구형낭을 지나 흉쇄유돌근으로 나타나는 전정 척수 반사를 기록하는 검사이다. 이 프로젝트는 click 음을

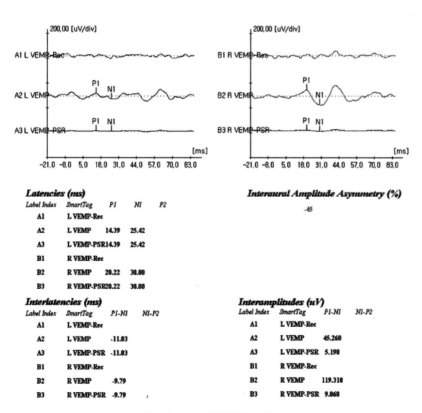

[그림 7-7] 전정유발근전위

자극하여 흉쇄유돌근의 반응을 기록하였고, 병변 방향의 weakness 45% 를 관찰하였다([그림 7-7]).

🔗 문제점과 향후 대응 방향

1. 메니에르병으로 확진할 수 있는 평가 도구는?
2. 전정기능검사를 실시하는 이유와 검사의 한계점은?
3. 재발을 막을 수 있는 방법이 있는가?
4. 손실된 청력이 회복되지 않을 경우 재활방안은?
5.

🔗 고찰

메니에르병은 AAO-HNS(American Association of Otorhinolaryngology-Head and Neck, 미국이비인후과학회)와 바라니 소사이어티 미팅(Barany Society Meeting, 세계어지럼증학회)에서 규정해 놓은 진단기준이 존재하고 이를 근거로 진단을 내리고 있으나, 아직까지 단일 검사로 메니에르병을 확진하기에는 어려움이 많은 실정이다(김현지, 김규성, 2017). 메니에르병 환자 대부분이 공통적으로 내림프수종의 소견을 보이고 있으며, 이 내림프수종의 진단에 많이 이용되고 있는 검사로 전기와우도검사(electrocochleagram: ECoG)가 있다. 메니에르병으로 인해 기저막이 왜곡되어 가중전압(summating potential: SP)이 증가되는 현상을 이용하는 검사로, 청신경의 활동전압(action potential: AP)과 동시에 측정하며 SP/AP Ratio 0.45 이상이면 내림프수종으로 진단할 수 있지만 아직까지도 그것에 대한 병리와 생리 기전에 대해서는 정설이 없다. 메니에르병의 진단기준(〈표 7-1〉)에 따른 확실한(certain) 메니에르병은 조직학적 진단이 필요하고 이는 환자 사후에만 진단이 가능하므로, 실제 진료 시에는 임상진단을 해야 하는 경우가 대부분이기 때문이다(송재준 외, 2012). 그래서 현재로서는 순음 및 어음청력검사를 통해 청력의 변동성을 확인하는 것 외에 다른 확진 도구는 없으며, 그 밖의 전정기능검사의 경우 메니에르병의 증상과 유사한 다른 질병과의 감별을 위하여 시행할 뿐이다.

전정기능검사가 메니에르병의 확진을 위한 도구로서의 한계점이 분명함에도 실시하는 이유는, 환자의 전정기능의 소실 및 비대칭성 소견을 확인하여 병변의 정도를 가늠할 수 있기 때문이다. 자발안진(spontaneous nystagmus)검사 시에는 발작 초기에는 병변 측으로 향하는 자발 안진이 동반되는 경우가 많고, 후기로 갈수록 정상 측으로 향하는 회복성 안진이 동반될 수 있다(송재준 외, 2012). 온도안진검사는 환자의 전정기능이 얼마나 소실되었는가를 판단하는 중요한 척도가 되지만, 전체 메니에르병 환자의 50~66%만 이상 소견을 보이는(최지선, 정원호, 2011) 등 비특이적이고 다양한 결과를 보이므로 판독에 주의를 요한다. VEMP에서도 이상소견이 발견될 경우 병변 방향을 예측할 수 있어서 메니에르병 진단 시 다른 전정기능검사들을 보완하는 도구가 될 수 있으나, 메니에르병이 구형낭을 침범하지 않은 경우에는 VEMP가 정상 반응을 보일 수 있기 때문에(송재준 외, 2012) 이것 또한 해석에 있어서 주의를 기울여야 하겠다.

메니에르병은 생활지도가 중요한 질병 중 하나로서, 과다한 내림프수종에서 내림프액의 부피를 조절하기 위해 하루 1 g 정도로 염분 섭취를 제한하는 저염식이 권장되며 술이나 커피, 담배, 스트레스를 피하도록 권고하고 있지만(서울대학교병원, 2018), 아직 과학적인 근거가 미약하다는 이론이 많다. 또한 대부분의 메니에르병 환자들은 과로, 육체적·정신적 스트레스 및 불면 등에 의해 증세가 악화하는 경우가 많고, 아직 충분하지는 않지만 실험적 연구에서 스트레스 호르몬과 수면시간 등이 메니에르병의 악화와 연관이 있다고 보고되고 있어 일상생활에서 이러한 점들을 조절하는 것이 병의 경과에 상당한 도움을 줄 수 있다(김성헌 외, 2016).

또한 초기에는 저음역대의 변동성 감각신경성 난청으로 시작되는 것이 일반적이지만, 질환이 만성으로 진행될수록 난청이 전체 음역대의 난청으로 확대되며 청력 변동성 또한 작아지는 모습을 보인다(송재준 외, 2012). 만성 메니에르병 환자의 대부분은 청력이 호전되기보다는 서서히 저하되는 양상이 관찰되고, 이명을 동반한 난청을 가지고 있는 경우가 많으므로 보청기 사용을 권고할 수 있다. 메니에르병 환자들은 순음검사상 손실된 청력이 개선되지 않고 계속해서 난청이 진행된 후에도 어음검사상의 분별력은 나쁘지 않은 경우가 많기 때문에, 보청기 사용 시 만족도와 예후가 좋을 것이라 생각된다. 청력 변동에 의한 보청기 사용의 불편함은, 보청기의 프로그램 기능을 이용하여 환자 본인 스스로 볼륨 조절을 가능하게끔 설정해 줌으로써 해소할 수 있다.

🔬 독자의 생각

📊 참고문헌 및 추천자료

김성헌, 최현승, 김규성(2016). 메니에르병. 문답이 있는 어지럼 솔루션. 서울: 군자출판사.

김현지, 김규성(2017). 메니에르병의 진단은 왜 어려운가? 진단기준의 이해. 대한이비인후과학회지: 두경부외과학회, 60(11), 541-547.

서울대학교병원(2018). N 의학정보. 메니에르병 [Meniere's disease]. http://www.snuh.org/health/nMedInfo/nView.do?category=DIS&medid=AA000172

송재준, 구자원, 김규성, 변재용, 한규철, 채성원(2012). 메니에르병의 진단기준과 객관적 검사. 대한이비인후과학회지: 두경부외과학회, 55, 476-481.

최지선, 정원호(2011). 메니에르병의 진단에서 전정기능검사의 역할. 대한평형의학회지, 10(3), 83-87.

대한평형의학회(2005). 임상평형의학. 서울: 군자출판사.

한국과학창의재단(2010). 사이언스올 과학사전. 메니에르병(Ménière disease). https://www.scienceall.com/%eb%a9%94%eb%8b%88%ec%97%90%eb%a5%b4%eb%b3%91mnire-disease

허승덕(2004). 청각학(3판 2쇄). 부산: 동아대학교출판부.

허승덕(2016). 청각학개론(12판). 서울: 박학사.

허승덕(2018). 청각학-프로젝트 기반 청각재활. 서울: 학지사.

二木 隆 (2011). めまいの診かた・考えかた. 장재희 역(2015). 어지럼증의 진단과 치료. 서울: 군자출판사.

| 제8장 | 위난청의 청각학적 평가

김선희(Kim, SeonHui, BSc), 허승덕(Heo, SeungDeok, PhD)*

| Chapter 8 | Audiological Evaluation for Malingering Deafness

프로젝트 요약

비기질적 난청(non-organic hearing loss)은 기질적 장애 없이 심인성으로 나타나는 청각장애를 의미하는 기능성 난청(functional hearing loss)으로 분류하기도 하지만 비기질적 청력손실을 설명하기 위한 다른 모든 용어를 포함하는 의미로 위난청(pseudohypacusis)로 통용되어 해석되기도 한다(Martin & Clark, 2015).

최근 국가에서 지급하는 보장구 혜택이 늘어나고 다양한 청각보존 프로그램이 시행됨에 따라 실제 청력보다 과장된 역치를 보이는 위난청이 증가하고 있다. 개인의 이득과 연관된 원인이 주를 이루는데, 장애 관련 수당 및 혜택, 금전적 이익, 병역기피, 사고 및 상해 보상 등이 그 예이다. 이들을 대상으로 한 청각 상태의 평가 기준은 직접적으로 관련되는 법규

* 김선희, 허승덕(2019). 위난청의 청각학적 평가. 허승덕(2019). 융복합 청각재활. 서울: 학지사.

Kim, S. H.; Heo, S. D. (2019). Audiological Evaluation for Malingering Deafness. In: Heo, S. D. (2019). *Audiological Rehabilitation for Interdisciplinary Research*. Seoul: HakJiSa.

를 통해 명확한 기준이 마련되어 있다.

청각학적 평가방법은 주관적 검사와 객관적 검사로 나눌 수 있다. 주관적 검사는 PTA, SA가 대표적으로 피검자의 협조가 필요하며, 적절히 시행될 경우 높은 정확도를 가진다. 객관적 검사는 ABR, OAE, IA 등과 같이 피검자의 반응, 검사자의 판단이 개입되지 않는 방법으로 신뢰도가 높지만 각 검사마다 제한점을 가진다. 위난청을 감별하기 위해서는 주관적 검사와 검사의 신뢰도를 뒷받침해 줄 수 있는 객관적 검사들을 함께 시행하길 권장하고 있다.

이 프로젝트는 임상에서 접할 수 있는 가상 예제의 청각학적 평가 결과를 분석하고, 평가 도구 간 교차 점검 등을 통해 위난청의 진단과 유의점에 대해 알아보고자 한다.

프로젝트 개요

프로젝트는 흔히 경험 할 수 있는 세 가지 가상 예제로 진행하고자 한다. 가상 예제는 각각 상해로 방문한 여자 47세(A), 장애 진단과 보장구 보험 수급을 위해 방문한 여자 70세(B), 산업재해보상 수급을 위해 방문한 남자 55(C)의 예제이다.

A는 지인과 사소한 시비로 다툼 끝에 오른쪽 뺨을 강하게 맞은 뒤부터 이충만감을 동반한 우측 난청을 주소로 내원하였다. 이전에는 청력손실을 자각하지 않은 것으로 보고하였다.

B는 오랜 기간의 난청으로 평소 가족 및 지인과의 의사소통에 점차 불편을 느껴 보청기 착용을 원하였다. 중이 관련 질환을 앓거나 치료받은 적은 없었다. 보청기 구매 전 보장구 혜택 가능 여부를 알기 위하여 방문하였다.

C는 철강을 만드는 공장에서 약 20년 동안 근무한 후 정년퇴직한 55세 남자이다. 하루 평균 9~10시간 정도 큰 소음에 지속적으로 노출되어 왔고, 소음방지용 귀마개 착용을 권고받았지만 작업 시에 항상 착용하진 못했다고 보고하였다. 중이 관련 질환을 앓은 적은 없으며, 점차 말소리를 알아듣기 힘들고 되묻는 경우가 많아졌다고 증상을 보고하였다. 산업재해보상 신청을 위하여 방문하였다.

청각학적 평가

청각학적 평가는 이미턴스 청력검사(Immittance audiometry: IA)인 고막운동성계측(tympanogram: T-gram)과 등골근반사 역치(acoustic reflex threshold: ART), 변조이음향방사(distortion product otoacoustic emission: DPOAE), 순음청력검사(pure tone audiometry: PTA), 어음청력검사(speech audiometry: SA), 청성뇌간반응(auditory brainstem responses: ABR) 등을 가상 예제의 필요에 따라 선택적으로 적용하였다. PTA는 일주일 간격으로 3회 시행하였으며, 필요한 경우 상승법 및 하강법 가청역치와 청력검사기를 이용한 Weber (audiometric Weber) 검사를 추가로 시행하였다.

대상자 A는 T-gram, ART, DPOAE, PTA, SA를 시행하였다.

고막운동성계측(tympanometry)상 고막운동도는 오른쪽, 왼쪽 귀 순서로, 외이도 용적(earcanal volume)이 0.82, 0.74 cc, 중이강 압력이 -10, 3 daPa, 정적 탄성이 0.42, 0.34 cc로 모두 정상 범위에서 관찰되는 A형 고막운동도(tympanogram, T-gram)가 관찰되었다([그림 8-1]).

ART는 500, 1,000, 2,000 Hz의 순서로 오른쪽 귀 동측에서 85, 90, 85 dB HL, 오른쪽 귀 대측에서 85, 90, 90 dB HL, 왼쪽 귀 동측에서 80, 85, 80 dB HL, 왼쪽 귀 대측에서 90, 95, 95 dB HL로 각각 관찰되었다([그림 8-1]).

DPOAE는 방사음 신호 대 잡음비(signal-to-noise ratio: dB SNR)가 1,000, 2,000, 4,000, 6,000 Hz 순서로 오른쪽에서 14.6, 18.6, 22, 23.4 dB SNR, 왼쪽에서 18.1, 24.2, 25.3, 21.9 dB SNR로 각각 관찰되었다([그림 8-1]).

PTA는 피검자가 의도적으로 반응을 지연하거나 반복 검사에서 반응 역치가 일치하지 않아 신뢰도가 낮은 것으로 판단하였다. 3분법 순음청력손실평균(3 frequency pure tone average: 3 PTAs)은 오른쪽의 경우 상승법에서 60 dB HL로, 하강법에서 73.3 dB HL로 관찰되어 반응이 일치하지 않았고, 왼쪽의 경우 8 dB HL로 각각 관찰되었다([그림 8-1]).

골도 검사는 최량 골도(Best BC), 비차폐 골도(unmasked BC)를 시행하였다. 왼쪽 유양돌기에 골도 수화기를 대고 측정한 최량 골도는 왼쪽으로 들린다(lateralization to Lt)고 보고하였고, 오른쪽 유양돌기에 골도 수화기를 부착하고 측정한 비차폐 골도는 아무 소리도 들리지 않는다고 보고하였다([그림 8-1]).

SA상 어음청취역치(speech reception threshold: SRT)는 오른쪽 40 dB HL, 왼쪽 10 dB HL로, 어음이해도(speech discrimination score: SDS)는 오른쪽 72%, 왼쪽 100%로 각각 관찰되었다([그림 8-1]).

대상자 B는 T-gram, ART, PTA, SA, ABR 등을 시행하였고, PTA는 신뢰도를 검증하기 위하여 일주일 간격으로 3회 반복하였다.

고막운동성계측에서 고막운동도는 오른쪽, 왼쪽 귀 순서로 외이도 용적이 1.42, 1.46 cc, 중이강 압력이 -5, -5 daPa, 정적 탄성이 0.66, 0.63 cc인 A형 고막운동도가 관찰되었다([그림 8-2]).

ART는 500, 1,000, 2,000 Hz의 순서로 오른쪽 귀 동측에서 85, 80, 80 dB HL, 오른쪽 귀 대측에서 95, 100, 95 dB HL, 왼쪽 귀 동측에.서 80, 85, 80 dB HL, 왼쪽 귀 대측에서 95, 100, 95 dB HL로 각각 관찰되었다([그림 8-2]).

PTA는 세 차례 모두 피검자가 성의 있는 반응을 하지 않아 신뢰도가 낮았다. 3차에 걸쳐 시행한 PTA에서 3 PTAs는 1, 2, 3차의 순서로 오른쪽

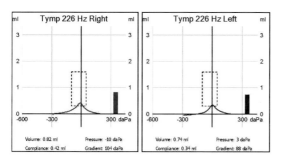

Tympanogram

	Type	Peakpressure		Staticcompliance		Ear canal volume	
LE	A	3	daPa	0.34	cc	0.74	cc
RE	A	-10	daPa	0.42	cc	0.82	cc

Acoustic reflex threshold (dB HL)

	Frequency in Hz			
ipsilateral to the LE	80	85	80	
contralateral to the LE	90	95	95	
contralateral to the RE	85	90	90	
ipsilateral to the RE	85	90	85	
	500	1000	2000	4000

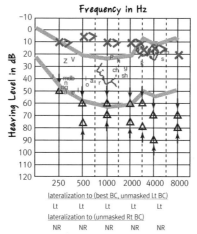

lateralization to (best BC, unmasked Lt BC)

Lt	Lt	Lt	Lt	Lt

lateralization to (unmasked Rt BC)

NR	NR	NR	NR	NR

Speech Audiogram

	SRT dB HL mask	SRT dB HL mask	SDS % mask dB SL	SDS % mask dB SL
Right	40		70 masked 40	
Left	10		100 40	

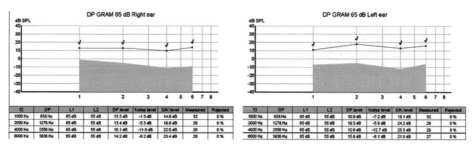

[그림 8-1] 프로젝트 A의 오른쪽 및 왼쪽 고막운동도(tympanogram)와 등골근 반사역치, 상승 및 하강법 가청 역치와 audiometric Weber 결과를 기록한 순음청력도(pure tone audiogram), 어음청력도(speech audiogram), 변조이음향방사(distortion product otoacoustic emission) 청력도. 순서는 위로부터

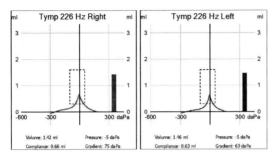

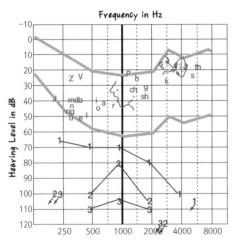
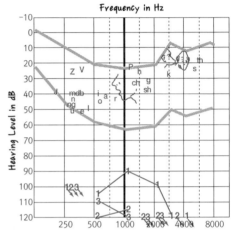

Speech Audiogram

	SRT dB HL mask	SRT dB HL mask	SDS % mask	SDS dB HL	SDS % mask dB SL
Right	No Respose; NR		NR	100	
Left	No Respons; NR		NR	100	

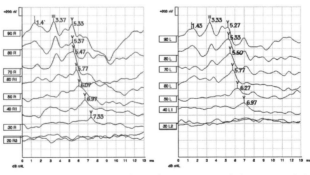

[그림 8-2] 프로젝트 B의 오른쪽 및 왼쪽 고막운동도(tympanogram)와 등골근 반사역치, 3회 반복 시행한 순음청력도(pure tone audiogram), 어음청력도(speech audiogram). 청성뇌간반응(auditory brainstem responses). 순서는 위로부터

73, 95, 108 dB HL, 왼쪽 98, 118↑, 116↑ dB HL 이상으로 각각 반응하였다([그림 8-2]).

SA는 세 차례 시행하였으며, SRT와 SDS는 3차에 걸쳐 시행한 검사에서 두 귀 모두 최대출력강도인 100 dB HL에서도 응답하지 않았다([그림 8-2]).

ABR은 click 음을 90 dB nHL부터 10 dB 단위로 낮추면서 자극하여 오른쪽은 30 dB nHL까지, 왼쪽은 40 dB nHL까지 각각 검사하였다. ABR 역치는 오른쪽이 30 dB nHL, 왼쪽이 40 dB nHL로 각각 관찰되었다([그림 8-2]).

대상자 C는 T-gram, ART, PTA, SA, ABR 등을 시행하였다.

고막운동성계측에서 고막운동도는 오른쪽, 왼쪽 귀 순서로 외이도 용적이 1.26, 1.27 cc, 중이강 압력이 −1, −2 daPa, 정적 탄성이 1.25, 1.38 cc인 A형 고막운동도가 관찰되었다([그림 8-3]).

ART는 500, 1,000, 2,000 Hz의 순서로 오른쪽 귀 동측에서 80, 85, 80 dB HL, 오른쪽 귀 대측에서 100, 100, 90 dB HL, 왼쪽 귀 동측에서 80, 80, 85 dB HL, 왼쪽 귀 대측에서 100, 100, 90 dB HL로 각각 관찰되었다([그림 8-3]).

PTA는 피검자가 의도적으로 반응을 지연하거나 반복 검사(검사-재검사; test-retest)에서 반응 역치가 일치하지 않아 신뢰도가 낮았으며, PTA에서 3 PTAs는 1, 2, 3차의 순서로 오른쪽 58, 66, 70 dB HL, 왼쪽 61, 65, 66 dB HL 이상으로 각각 반응하였다([그림 8-3]).

SA상 SRT는 1, 2, 3차의 순서로 오른쪽 35, 40, 45 dB HL, 왼쪽 40, 50, 40 dB HL, SDS 역시 1, 2, 3차의 순서로 오른쪽 84, 68, 76%, 왼쪽 84, 80, 64%로 각각 관찰되었다([그림 8-3]).

ABR은 click 음을 90 dB nHL부터 10 dB 단위로 낮추면서 자극하여 오른쪽은 50 dB nHL까지, 왼쪽은 50 dB nHL까지 각각 검사하였다. ABR

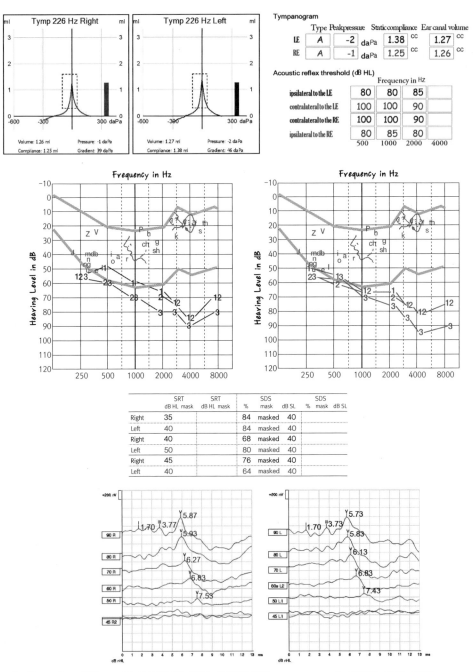

[그림 8-3] 프로젝트 C의 오른쪽 및 왼쪽 고막운동도(tympanogram), 등골근 반사 역치(acoustic reflex threshold)와 세 차례 반복 시행한 순음청력도(pure tone audiogram), 어음청력도(speech audiogram), 청성뇌간반응(auditory brainstem responses) 청력도

역치는 오른쪽이 50 dB nHL, 왼쪽이 50 dB nHL로 각각 관찰되었다([그림 8-3]).

평가 결과

대상자 모두의 결과는 검사-재검사, 검사 간(inter-test) 비교에서 일관성을 찾기 어렵다. 따라서 정도의 차이는 있지만 모두 위난청을 의심할 수 있다.

A의 경우는 주관적 반응에서 왼쪽이 정상이고, 오른쪽이 중등고도의 난청을 호소하고 있다. 그러나 객관적 평가인 IA, OAE에서 이상이 확인되지 않아 두 귀 모두 정상 청력으로 추정된다.

B의 경우는 주관적 평가에서 두 귀 모두 전농인 것으로 반응하였다. 그러나 실지 청력은 ABR 역치를 근거로 오른쪽이 정상 또는 정상 경계선 범위의 미세 난청, 왼쪽이 미세 또는 경도의 난청이 있을 것으로 추정된다.

C의 경우는 두 귀 모두 청력손실이 있으나 주관적 평가에서 이를 과대하여 표현한 것으로 판단된다. ABR 역치를 토대로 한 실지 청력은 두 귀 모두 40 dB HL 정도의 청력손실이 있을 것으로 추정되며, IA를 근거로 누가현상이 있는 감각성 난청으로 추정된다.

문제점과 향후 대응 방향

1. 검사-재검사 신뢰도란?
2. 순음청력검사 역치 평균과 어음청취역치를 비교하면?

3. 상승법과 하강법 순음청력검사 반응 역치를 비교하면?

4. 순음청력검사와 청성뇌간유발반응 역치를 비교하면?

5. 위난청 평가에서 전문가의 역할은?

6.

🔬 고찰

인간의 감각 반응 역치는 달라지지 않는다. 청신경도 신경원의 발화 역치가 변하지 않기 때문에 검사를 반복하거나 평가 도구를 달리하더라도 가청역치는 변하지 않는다(허승덕 외, 2008; 허승덕, 이재명, 박지상, 최아현, 강명구, 2008). 따라서 가청역치 검사의 신뢰도는 검사를 반복하거나 서로 다른 평가 결과를 비교하여 충분히 판단할 수 있다.

검사-재검사는 검사의 신뢰도 결정 또는 위난청을 의심하거나 판단하는 과정에서 가장 기본적인 과정이며, 급격한 청력의 변동이 있는 질환이 아니라면 가청역치는 수시로 변하지 않는다. 순음청력검사에서 검사-재검사 신뢰도 평가는 반드시 반복 검사하는 1,000 Hz 가청역치를 이용하여 각각의 검사에서 일차적으로 평가하고, 적어도 3일 또는 일주일 간격으로 3회를 시행하여 다시 한 번 검증 평가한다. 이때 가청역치는 변하지 않지만 심리적 상황 등을 고려하여 5 dB 정도의 오차가 생길 수 있다. 만약, 연금, 보상보험, 상해보험, 재해보험 등 법의학적 문제가 동반된 평가인 경우 10 dB까지를 오차로 허용한다(허승덕, 유영상, 2004).

이 프로젝트에서 일주일 간격으로 3회 반복한 대상자 B의 결과를 살펴보면, 3 PTAs는 오른쪽 귀의 경우 좋게는 73 dB HL, 나쁘게는 108 dB HL로 35 dB의 차이가, 왼쪽 귀의 경우 3 PTAs는 98~118↑ dB HL 범위로 약 20 dB의 차이가 관찰되어 결과를 신뢰할 수 없고, 위난청으로 판단할 수 있다. 이러한 특징적 현상은 대상자 B의 검사마다에서 관찰할 수 있었다.

대상자 C의 경우 반응 역치는 3 PTAs 기준 오른쪽 귀가 58 dB HL에서 70 dB HL로 약 12 dB 정도, 왼쪽 귀가 5 dB 정도의 차이가 관찰되었다. 또 매 검사에서 주파수별 반응역치가 10 dB 정도 달라지고 있어서 신뢰도가 낮다.

순음청력검사는 음강도를 달리하면서 가청역치를 구한다. 이때 음강도는 피검자가 듣지 못하는 충분히 낮은 강도에서 5 dB 단위로 높여 주는 방법(상승법), 피검자가 충분히 들을 수 있는 강도에서 5 dB 단위로 낮추는 방법(하강법), 피검자의 초기 반응을 확인한 후, 이 강도로부터 반응에 따라 5 dB을 올리고 10 dB을 낮추는 방법(상승-하강법) 등이 있다. 그러나 가청역치는 음강도 조작 방법을 달리하더라도 변하지 않는다. 피검자의 응답을 믿을 수 없거나 과대 난청이 의심되는 경우 이 방법들을 적용하여 신뢰도 수준과 위난청 여부를 판단할 수 있다(허승덕 외, 2008; 허승덕, 유영상, 2004). 상승법과 하강법에서 구한 피검자의 반응 역치는 같거나 허용 오차(5 dB) 이내의 차이를 보이는데, 위난청인 경우 하강법 반응 역치가 상승법 반응 역치보다 나빠진다(박춘근, 이상철, 이건주, 1991; 허승덕 외, 2008; Harries, 1958). 반응 역치 차이는 상승법의 경우 들리지 않는 강도로부터 시작하기 때문에 들리기 시작한 후 몇 번째에서 반응을 할 수 있지만 하강법은 충분히 들을 수 있는 강도로부터 시작하기 때문에 반응을 중단하는 지점을 결정하기 어렵기 때문이다(허승덕 외, 2008). 이 차이는 하강법 반응 역치가 상승법 반응 역치보다 10 dB 정도 나쁘면 과대 난청을 의심할 수 있고, 15 dB 이상으로 나쁘면 위난청으로 볼 수 있다. 프로젝트에서 대상자 A의 오른쪽 귀의 순음청력검사 결과는 두 방법의 반응 역치가 위난청을 의미한다.

대상자 A는 3 PTAs가 왼쪽 8 dB HL로, 오른쪽 상승법 60 dB HL, 하강법 73.3 dB HL로 각각 관찰되었다. 대상자 A가 호소하고 있는 청력손실은 오른쪽 기도의 상승 및 하강법 반응 역치만으로도 위난청을 의심할 수 있다. 이 경우처럼 두 귀의 청력이 다르면 주파수마다 순음가청역치 차이나 청취 방향을 확인(audiometric Weber test)하여 반응 신뢰도와 과대난청 여부를 알 수 있다. [그림 8-1]에서 순음청력도 하단에는 청취 방향 [lateralization to (best BC, unmasked BC), audiometric Weber test]에 관한 보고가 있다. 이 결과는 대상자 A의 두 귀 유양돌기에 댄 골도 수화기로 소리를 들려주었는데, 왼쪽에 댄 경우 모두 검사 주파수의 순음이 왼쪽으로 들린다고 하였다. 그러나 오른쪽에 댄 경우 모든 검사 주파수의 순음이 들리지 않는다고 보고하였다.

우리가 듣는 소리는 대부분 공기를 매질로 전달되며, 인체도 소리를 전달하는 매질 중 하나이다. 기도 수화기가 출력한 소리는 외이도를 시작으로 중이, 내이, 청신경 등의 청각전달로로 진행한다. 이 과정에서 기도 수화기로 출력한 소리가 충분히 크면 두개골 진동을 통해서 곧바로 반대쪽 내이로 전달되기도 한다. 이렇게 듣는 것을 음영청취(shadow hearing, cross hearing)라 한다. 음영청취는 수화기에서 출력한 소리를 같은 크기로 들을 수는 없다. 이것은 공기 중으로 출력된 기도 수화기의 소리가 매질이 다른 두개골로 진행하면서 소리가 크게 작아지고, 두개골 내부 골격과 조직 등을 지나면서 그리고 두개골에서 반대쪽 내이로 진행하면서 또 다시 작아지기 때문이다. 이렇게 한쪽 귀에 장착한 기도 수화기의 소리가 반대쪽 귀의 내이로 진행하면서 소리가 작아지는 것은 이간감약 (interaural attenuation)이라 한다.

이간감약과 음영청취는 수화기의 종류에 따라 다르게 관찰된다. 이간감약은 기도 수화기의 경우 헤드폰이 40 dB, 삽입 수화기(insert phone)가 80 dB 정도이며, 골도 수화기는 400~600 그램 정도의 압력을 가해 진동면과 두개골을 밀착시켜 두개골을 곧바로 진동시키기 때문에 0 dB 정도이다(허승덕, 유영상, 2004; 허승덕, 2016; Martin & Clark, 2015). 따라서 음영청취는 같은 주파수 두 귀의 가청역치가 헤드폰일 때 40 dB 이상에서, 삽입 수화기일 때 80 dB 이상에서 생기며, 골도 수화기는 항상 생긴다.

위난청을 호소하면 이간감약이 없거나 그 정도가 크게 다르고, 음영청취가 나타나지 않기도 한다. 이 프로젝트에서 대상자 A의 순음청력검사와 Weber 결과는 기도 및 골도 전도 모두 음영청취나 이간감약을 설명하기 곤란하여 위난청으로 판단할 수 있다.

청각학적 평가는 각 도구마다 중점적으로 평가하는 해부학적 부위가 달라서 이들 검사 간 결과를 비교하여 병소부위를 구체적으로 확인할 수 있다. 이 과정에서 순음청력검사와 어음청력검사는 가청역치를 예측할 수 있고, 결과의 일관성과 신뢰도를 평가할 수 있고, 순음청력검사와 이미턴스 청력검사는 청력손실의 원인 부위를 알 수 없다. 주관적인 평가 도구인 순음청력검사 및 어음청력검사에서 피검자의 반응만으로 가청역치를 알 수 없을 때 객관적인 평가 도구인 청성뇌간반응은 청력손실의 정도와 청력도 양상(type of audiogram) 및 난청 성질(type of hearing loss) 등을 예측하는 데 유용하다.

IA는 고막운동도와 등골근 반사역치를 검사하며, 중이의 상태를 가장 객관적으로 평가할 수 있다. 중이 상태는 외이도 용적(external ear canal volume), 중이강 압력(middle ear pressure), 이소골 연쇄의 긴장도(static compliance) 등으로 확인할 수 있으며, 민감도와 특이도가 매우 높다.

고막운동도가 정상인 경우 중이 병변이 없다는 것을 의미하며, 순음청력검사의 기도 골도 역치 차이를 검증하거나 주파수마다의 두 귀 청력이 같은 경우 차폐 여부나 방법을 결정하는 데 이용할 수 있다. 이 프로젝트에서 대상자 A, B, C는 모두 고막과 중이에 병리가 없는 A형 고막운동도를 보였다. 만약 대상자들에게 청력손실이 있다고 하더라도 그 원인이 중이가 아닌 내이나 후미로에 있을 것으로 추정할 수 있다.

173

등골근 반사역치는 청각학적으로 문제가 없고 청력이 25 dB HL 이내로 정상인 경우 대측 자극에서 70~100 dB HL 범위로 관찰되며, 동측 자극의 경우 대측보다 2~16 dB 낮게 관찰된다(허승덕, 유영상, 2004). 그러나 병변의 원인이 중이에 있는 전음성 난청에서는 청력이 정상 또는 미세 범위에 있더라도 등골근 반사가 관찰되지 않는 경우가 흔하다.

외이와 중이가 정상이고, 내이에 병변이 있는 미로성 난청(cochlear hearing loss, sensory hearing loss)에서는 누가현상의 영향을 받아 중등고도 난청(55~70 dB HL) 범위에서도 등골근 반사가 되기도 한다.

외이, 중이, 내이가 정상이고, 청신경에 병변이 있는 후미로성 난청(retrocochlear hearing loss, neural hearing loss)에서는 뇌간 하부 청신경이 등골근 반사궁에 포함되기 때문에 청력손실 유무와 관계없이 등골근 반사를 관찰할 수 없다.

이 프로젝트에서 대상자 A, B, C는 모두 등골근 반사를 관찰할 수 있었고, 역치가 다소 상승하였으나 정상 범위에서 관찰되었다. 따라서 중이 병변이나 후미로 병변은 없는 것으로 판단할 수 있으며, 청력은 정상이거나 누가현상이 있는 중등고도 이하의 감각성 난청으로 의심할 수 있다.

가청역치는 순음청력검사의 PTAs와 어음청력검사의 SRT로 알 수 있다. PTAs는 피검자가 50%를 듣는 가장 낮은 주파수마다의 가장 낮은 순음을 구한 후, 어음역 주파수 가청역치의 평균을 구한 것이며, SRT는 이음절 단어를 50% 이해할 수 있는 가장 낮은 어음강도이다(허승덕, 유영상, 2004; Martin & Clark, 2015). 이 두 역치는 대체로 일치하여, 때로 순음청력검사가 곤란한 유소아 역치를 SRT로 예측하기도 한다(Hall & Gustav, 1997). 그러나 순음청력도에서 주파수마다의 가청역치 차이가 커지면 두 역치의 차이도 커진다. PTAs와 SRT 사이에는 순음청력도가 수평형인 경우 단일 주파수의 어음역 순음의 평균을 구한 3 PTAs보다 여러 주파수가 복합된 어음을 이용한 SRT가 낮게 관찰된다. 이 두 역치 차이는 7 dB 이내로 생길 수 있으며, 10 dB 이상으로 커지면 위난청을 의심할 수 있다 (Martin & Clark, 2015).

이 프로젝트에서 대상자 A의 경우를 살펴보자. 왼쪽 귀는 3 PTAs와 SRT가 각각 8 dB HL, 10 dB HL로 오차 범위에서 일치하는데, 오른쪽 귀는 3 PTAs가 상승법에서 60 dB HL, 하강법에서 73.3 dB HL로 40 dB HL인 SRT보다 20에서 30 dB 정도 나쁜 결과를 보였다. 따라서 두 역치 사이에는 특징적으로 관찰할 수 있는 현상을 확인할 수 없는 오른쪽 위난청으로 판단할 수 있다.

대상자 B의 경우 협조하지 않아 SRT를 구할 수 없었다. 그러나 이 결과는 1, 2차 PTA 반응을 고려하면 결과를 신뢰할 수 없다.

대상자 C의 경우 반복 시행한 SRT가 수시로 변하였고, 반응 역치도 10 dB 정도로 차이가 계속되어 신뢰할 수 있는 결과를 얻을 수 없었다. 신뢰도가 낮은 SRT를 PTAs와 비교하더라도 15부터 35 dB 정도의 차이가 관찰되어 위난청을 의심할 수 있다.

PTAs와 SRT는 피검자가 협조하지 않으면 검사가 곤란하다. 이러한 경우 ABR은 피검자의 협조에 의존하지 않고, 소리 자극으로 청신경에서 유발된 전위를 이용하여 역치를 알 수 있다. ABR은 수면이나 마취에도 결과가 영향 받지 않아서 영아, 유소아, 인지능력이 저하된 노인, 장애 등이 있는 경우 청력을 평가할 수 있으며, 위난청에서도 유용하다. PTA와 ABR 사이에는 고주파수 범위의 순음 가청역치와 ABR 역치가 유의한 상관관계가 있는 것(김일태, 김중강, 이경철, 안병성, 1994; 서재현 외, 2012)으로 알려져 있다. 이것은 고주파수 특성을 가진 click으로 ABR을 기록하기 때문이며, click으로 유발한 ABR 역치는 PTAs보다 5~10 dB 정도 높다 (심정우, 김선희, 허승덕, 2014). 하지만 두 역치의 비교를 위해서는 장비마다 보정치를 구한 후 적용해야 한다(허승덕, 유영상, 2004; Martin & Clark, 2015). 최근에는 click 대신 주파수 특성이 있는 tone burst를 사용하여 검사하여 주파수마다의 청력 평가가 가능하다.

이 프로젝트에서 대상자 B의 경우 click으로 유발한 ABR 역치는 오른쪽이 30 dB nHL, 왼쪽이 40 dB nHL로 각각 관찰되었다. 그러나 순음청력검사에서 고음역 평균역치는 90 dB HL 이상으로 관찰되어 검사를 신뢰할 수 없다. ABR 역치가 1, 2, 3(4) kHz의 가청역치 평균(PTAs)보다 10 dB 정도 나쁘다는 점을 고려하면 대상자의 청력은 오른쪽 귀 20 dB HL, 왼쪽 귀 30 dB HL 정도로 예상할 수 있다.

대상자 C의 경우 click으로 유발한 ABR 역치는 두 귀 모두 50 dB nHL로 관찰되었다. 이를 근거로 한 대상자의 청력은 고음역 평균이 40 dB HL 정도이거나 이보다 좋을 것으로 예측할 수 있다. ABR 역치로 추정한 청력은 순음청력검사와 차이가 있다는 것을 확인할 수 있다. 따라서 대상자 C의 주관적 반응 역치들은 피검자가 의도적으로 나쁘게 표현한 것으로 추정할 수 있다.

DPOAE는 두 개의 서로 다른 순음(f1, f2)으로 내이에 들려주어 둥글게 구부러진 내이에서 발생하는 변조된 방사음을 기록하는 검사이다(허승덕, 유영상, 2004; Martin & Clark, 2015). 만약, 소음이나 이독성 약물 등 다양한 원인으로 내이 외유모세포가 손상되어 청력손실이 30~50 dB HL 이상이 되면 변조된 방사음이 기록되지 않는다.

이 프로젝트에서 대상자 A는 500 Hz부터 4,000 Hz 사이의 네 개의 주파수에서 변조 이음향방사 모두 관찰되었다. 이것은 적어도 외이부터 중이 그리고 내이 외유모세포에 이르는 청각기관은 이상이 없다는 것을 의미한다. 만약 이상이 있을지라도 검사 주파수의 순음 가청역치가 30~40 dB 이내로 정상 범위에 있거나 미세의 경계선 범위를 벗어나지 않는다. 따라서 이 결과는 위난청으로 충분히 판단할 수 있다.

청각학적 평가는 청력손실 정도와 난청 성질 등을 감별하고, 치료 및 재활을 위하여 주파수별 기도 및 골도 역치를 구하는 것이 무엇보다 중요하다. 이들 역치는 피검자의 적극적인 협조로 진행되는 주관적 평가가 가장 정확한 정보를 제공한다. 그러나 주관적 평가에서 위난청은 개인적 욕심이나 정직하지 못한 동기 등으로 피검자가 의도적으로 나쁘게 표현하기도 한다. 그러나 일부는 가족 구성원으로부터 관심을 끌려 하거나 사회적 스트레스로부터 벗어나려는 정서적 문제 등 다양한 원인으로 나타날 수 있다. 최초 및 반복 검사에서 결과를 신뢰할 수 없고 위난청이 의심된다면 피검자에게 성실한 협조를 구하는 것을 우선해야 한다. 이 과정에서는 검사 결과의 불일치에 대해 알려 주면서 피검자가 불쾌감을 느끼지 않도록 주의하면서 협조를 구해야 한다. 협조를 구한 후에는 일정한 간격을 두고 재검사 일정을 정하고, 예약한 날에는 다시 한 번 검사 과정을 상세하게 설명하고 진행하여야 한다.

청각학적 보고서는 단순한 결과는 물론 결과 해석에 필요한 정보를 충분히 제공하여야 한다. PTA는 가장 정확한 정보를 제공하기 때문에 다양한 관련 분야 전문가들이 선호한다. 만약, 청력도에 신뢰도 및 위난청 관련 정보를 포함하지 않으면, 청력도 해석에 대한 이해가 부족한 관련 분야 전문가들은 위난청을 간과하고 정보를 오해하기 쉽다. 따라서 전문 용어를 사용하여 객관적인 결과를 전달하려는 노력을 해야 하고, 이때는 최대한 중립적 표현으로 보고서를 작성하는 것이 중요하다.

신뢰도가 낮거나 위난청이 의심되는 경우 청력도(또는 청각학적 평가 보고서)에는 청력도 작성에만 집중하기보다 전문가로서 의견을 기록하여 올바르게 해석할 수 있도록 하는 것이 매우 중요하다.

♣ 독자의 생각

📊 참고문헌 및 추천자료

김일태, 김중강, 이경철, 안병성(1994). 청성 뇌간유발반응역치와 순음청력도의 비교. 계명의대논문집, 13(2), 212-218.

박춘군, 이상철, 이건주(1991). 순음청력검사의 상승법과 하강법에 의한 사청검사. 대한이비인후과학회지: 두경부외과, 34(1), 55-60.

산업재해보상보험법(2007. 12. 14. 법률 제8694호).

서재현, 전은주, 박용수, 김주은, 김동현, 남인철, 이일환, 이호석(2012). 클릭유발 청성뇌간유발반응과 순음청력검사의 평균 및 주파수에 따른 상관관계 분석. 대한이비인후과학회지: 두경부외과, 55(12), 764-770.

심정우, 김선희, 허승덕(2014). 정상 청성뇌간유발반응의 변화. 재활과학연구, 32(1), 1-12.

이지호, 이충렬, 유철인, 양승림, 김옥현, 조병만, 이수일, 김돈균(1999). 소음노출 수준과 연령이 연차적 청력변동에 미치는 영향. 대한직업환경의학회지, 11(2), 137-152.

허승덕(2016). 청각학-청각학적 평가와 해석 기초. 서울: 박학사.

허승덕(2017). 청력손실과 보청기 조절 오류의 발견 지연 1례 보고. 재활복지공학 회논문지, 11(3), 215-221.

허승덕, 구태우, 안수용, 정성욱, 예병진, 최아현, 강명구(2008). 소음성 난청자의 반응 양상과 사청. 언어청각장애연구, 13(1), 123-133.

허승덕, 박정홍, 장윤석, 최아현, 김리석, 강명구(2007). 청성뇌간유발반응 재현성 을 이용한 사청 감별. 언어치료연구, 16(3), 1-11.

허승덕, 유영상(2004). 청각학 개론. 부산: 동아대학교출판부.

허승덕, 이재명, 박지상, 최아현, 강명구(2008). 객관적 평가를 이용한 과대 난청 평가. 언어청각장애연구, 13(3), 513-523.

허승덕, 황찬호, 장윤석, 김리석, 정동근(2004). 순음청력검사를 이용한 사청예측. 언어치료연구, 13(3), 161-170.

Hall, J. W., & Gustav, M. H. (1997). *Audiologists' Desk Reference*. volume Ⅰ. San diego · London: Singular Publishing Group, Inc.

Harris, D. A. (1958). A rapid and simple technique for the detection of non-organic hearing loss. *AMA Archives of Otolaryngology*, 68(6), 758-760.

Katz, J. (2008). *Handbook of Clinical Audiology* (6th ed.). Philadelphia, USA: Lippincott Williams & Wilkins.

Martin, F. N., & Clark, J. G. (2015). *Introduction to Audiology* (12th ed.) 허승 덕 역(2018). 청각학개론(12판). 서울: 박학사.

제9장 | 서비스 영역 이내 난청 노인의 보청기 청각재활

허승덕(Heo, SeungDeok, PhD)*

| Chapter 9 | Audiological Rehabilitation for Bilateral Hearing Loss within Serviceable Range in Senior

🔗 프로젝트 요약

노인의 청력손실은 나이가 들수록 매우 높은 비율로 증가한다. 그러나 이들의 청력손실은 순음청력손실 평균(pure tone average: PTAs)을 기준으로 어음역에서 성인의 정상 범위인 25 dB HL을 초과하더라도 서비스 영역(serviceable range) 이내이거나 일부 주파수만 이 범위를 벗어나는 경우가 많다. 사회 활동이 왕성하지 않은 이들 노인성 난청자들은 듣는 과정에서 느끼는 불편 정도가 상황에 따라 다르고, 그 정도 또한 심각하지 않게 느끼는 경우가 많다. 여기에 이들의 청력손실은 대부분 말소리 크기(speech power)에 기여하는 저음역보다 말소리 변별(speech discrimination)에 관여하는 고음역에서 손실이 크기 때문에 말꼬리를 이해하는 데 어려움이 따른다.

---

* 허승덕(2019). 서비스 영역 이내 난청 노인의 보청기 청각재활. 허승덕(2019). 융복합 청각재활. 서울: 학지사.

Heo, S. D. (2019). Audiological Rehabilitation for Bilateral Hearing Loss within Serviceable Range in Senior. In: Heo, S. D. (2019). *Audiological Rehabilitation for Interdisciplinary Research*. Seoul: HakJiSa.

보청기는 듣기 어려운 주파수 소리들을 증폭하여 해당 주파수의 소리를 들을 수 있게 하지만 말소리 변별 능력을 직접적으로 개선시키지 않는다. 말소리 변별은 보청기가 증폭한 소리를 난청자가 듣고, 이해하려는 노력을 꾸준히 계속하여야 개선된다. 따라서 노인성 난청자가 보청기로 충분한 도움을 받기 위해서는 난청을 자각해야 하고, 이를 개선하려는 의지와 노력을 계속하는 것이 중요하다.

이 프로젝트는 청력이 서비스 영역 이내에 있어서 난청 자각 정도가 낮고 청력손실 보상 욕구나 보청기 사용 효과가 제한적인 난청 노인의 효과적인 보청기 청각재활에 대하여 고민하는 데 목적이 있다.

프로젝트 개요

초등학교 교장으로 은퇴한 후, 은퇴자 마을에서 공동 생활하는 79세 여자이다. 일대일 대면 대화에는 어려움을 느끼지 않았으나 다화자 대화에서 말소리 이해에 어려움을 느끼고 있었다. 대화 중 불편은 본인보다 함께 생활하는 사람들이 크게 느꼈으며, 청각학적 평가는 이들이 권유한 것으로 보고하였다. 말소리 이해는 조용한 공간보다 공동생활을 하는 사람들과 식사 중 나누는 대화나 다소 소란스런 공간에서 어려움을 겪고 있었다. 청력손실은 본인도 어느 정도 자각하고 있었다.

청각학적 평가는 8개월 전 의료기관에서 받았다. 그로부터 1개월 후, 의료기관의 권유로 두 귀에 수화기 삽입 귀걸이형(receiver in the canal behind the ear: RIC-BTE) 보청기를 장착하였다.

보청기는 장착 초기부터 스위치가 켜져 있다는 것을 간간이 알 수 있지만 귀를 막고 있는 것처럼 답답하였고, 의사소통을 방해하는 것으로 보고하였다. 동료들이 '두 귀에 보청기를 하고서도 말을 알아듣지 못한다'는 말을 할 정도로 보청기 도움을 받지 못하였다. 텔레비전 시청이나 식당에서 여러 사람과 이야기할 때는 보청기를 빼는 것이 더 잘 들린다고 보고하였다. 텔레비전 시청 및 식사 장소는 조용한 주택가에 위치한 가정집 형태로, 음향반사나 잔향이 적은 공간인 것으로 보고하였다. 보청기를 사용하면 자신의 말소리도 약간 울리는 듯 어색하게 들리기도 한 것으로 추가 보고하였다. 결국 보청기 이득이 없는 것으로 판단하고 사용하지 않다가 간간이 주변의 강한 권유가 있을 때만 사용한 것으로 보고하였다.

보청기는 텔레비전 시청과 식사 시간 동료와의 대화 목적으로 사용을 원하였으며, 이를 위한 보청기 사용 여부 재결정, 필요한 경우 보청기 음향 특성 조절 그리고 현재 및 향후 청각 재활 등에 대한 상담을 위해 방문하였다.

청각학적 평가와 재활

청각학적 평가는 순음청력검사와 어음청력검사를 시행하였다([그림 9-1]).

순음청력검사상 두 귀의 가청역치는 250 Hz에서 정상으로 관찰되었고 500 Hz부터 청력손실이 있었다. 3 PTAs는 두 귀 모두 36.7 dB HL인 감각신경성 난청으로 확인되었다.

어음청력검사상 어음청취역치는 두 귀 모두 35 dB HL이었고, 어음이해도는 두 귀의 65 dB HL(쾌적어음강도)과 90 dB HL에서 모두 80%로 나타났다([그림 9-1]).

7개월 전 구입한 보청기의 전기음향특성(electroacoustic characteristics) 분석을 위하여 육안검사와 listening check를 시행하였다.

육안검사에서 보청기는 외형상 물리적 손상이 관찰되지 않았다. 그러나

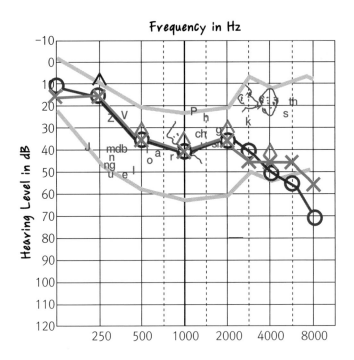

Speech Discrimination Score　　　　　　※ Open Set, Only Hearing

Rt PB max 80% @MCL(65 dB HL)
　　귀 딸 안 침 구 편 양 잔 물 개 산 역 돈 김 너 끝 은 팔 짐 도 입 색 붓 목 비
　　　　땅　　친　　　　　　　　영　　　　꽃　　　　　　　책　　　　　@65 dB HL
　　담 월 금 정 요 활 손 법 틀 소 눈 말 형 군 시 자 책 설 밭 혀 돌 적 강 날 키
　　　　열　　　　팔　　　통　　　　공　　　　박　　　　　　　　@90 dB HL
Lt PB max 80% @MCL(65 dB HL)
　　코 떡 알 좀 겨 풀 양 솜 불 기 못 연 달 꽃 나 길 음 철 선 뒤 읍 절 병 만 배
　　호　　갈　　홀　　별　　　　　　　　　　총　　　　　　　@65 dB HL
　　님 원 극 집 이 심 상 별 낫 새 장 문 국 한 차 터 죽 신 들 해 살 관 동 간 표
　　　영　　　신　　　해　　　할　　　　　햄　　　　　　　@90 dB HL

	SRT		SRT		SDS			SDS		
	dB HL	mask	dB HL	mask	%	mask	dB SL	%	mask	dB SL
Right	35				80	none	30	80	none	55
Left	35				80	none	30	80	none	55

[그림 9-1] 순음청력도와 어음청력도

외이도 직경의 차이가 없음에도 불구하고 두 귀의 dome 크기가 크게 달랐다.

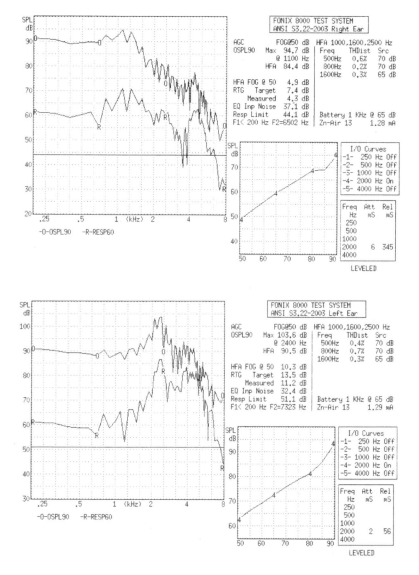

[그림 9-2] 보청기 전기음향특성. 오른쪽 보청기(위), 왼쪽 보청기(아래)

Listening check에서 청력이 비슷한 두 귀의 보청기 출력 차이가 크게 느껴졌다. 출력 저하는 불순물이 귀지 방지 필터(wax guard)의 일부를 막고 있는 것으로 판단하고 청소용 솔로 제거하였다.

전기음향특성은 수화기가 연결된 dome과 1 cc coupler를 껌(putty)으로 고정한 후 검사하였다. 먼저, 입력음압을 50부터 90 dB SPL까지 10 dB 단위로 올리면서 출력음압을 측정한 후, ANSI S3.22 기준 출력음압과 음향이득 등을 확인하였다([그림 9-3]).

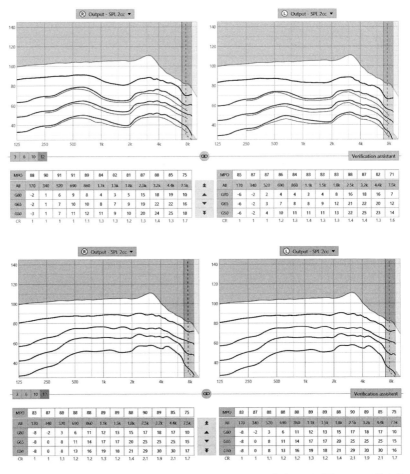

[그림 9-3] 제조회사 조절 모듈로 확인한 현재의 프로그램(위)과 변경한 프로그램(아래)

오른쪽 보청기는 최대출력음압(maximum power output: MPO, 그림 은 OSPL90으로 표시)이 1,100 Hz에서 94.7 dB SPL, 고주파수 평균(high frequency average: HFA) MPO가 84.4 dB SPL, 주파수 범위가 200 Hz 이 하부터 6,502 Hz로 관찰되었다. 입력음압 50 dB SPL에서 HFA 최대음향 이득(full on gain: FOG)은 4.9 dB로 관찰되었다.

왼쪽 보청기는 MPO가 2,400 Hz에서 103.6 dB SPL, HFA-MPO가 90.5 dB SPL, 주파수 범위가 200 Hz 이하부터 7,323 Hz로 관찰되었다. 입력음압 50 dB SPL에서 HFA-FOG는 10.3 dB로 관찰되었다.

1 cc coupler로 확인한 전기음향특성이 프로그램상 조절 내용과 일치 하는지를 확인하기 위하여 보청기를 Hi-Pro에 연결하여 제조회사 프 로그램과 비교하였다([그림 9-3]의 위). 프로그램은 제조회사 모듈이 권 고하는 이득보다 수 dB 정도 높게 조절한 상태였다. 전기음향특성 검사 상 출력음압 및 음향이득이 프로그램상 조절한 것과 차이가 있었다. 이 원인은 귀지 방지 필터나 수화기 이상으로 의심하고, 다시 한 번 도음관 (sound bore)을 청소하고 귀지 방지 필터를 교체하였다. 교체 후 전기음 향특성 검사는 크기가 서로 다른 dome을 제거하고 RIC 보청기의 수화기 (receiver)만을 1 cc coupler에 연결하여 검사하였다. 이렇게 구한 출력음 압 및 음향이득은 프로그램과 일치하였다.

보청기 구입 초기부터 들리지 않았다는 보고를 근거로 증폭음향 특성 을 조절하기로 결정하고 입력음압별 이득과 출력음압, 압축비 등을 모 두 수정하였다. 저음역 출력은 압축비 1:1을 유지하면서 모두 낮추었고, 어음역과 고음역의 경우 작은 소리(soft tone) 이득을 높이고, 강한 소리 (loud tone) 이득을 유지하여 고음역으로 갈수록 압축비가 높아지도록 조 절하였다. 압축비는 어음이해도 성적을 고려하여 최대 2.1:1을 초과하지 않게 하였고, MPO는 최대 90 dB SPL을 초과하지 않게 하였다. 보청기 사 용 예정 공간의 잡음이 적다는 점을 고려하여 어음역 이후 이득을 다소 높게 조절한 후, 음량 조절기(volume control)를 활성화하여 6 dB 범위로 조절할 수 있게 하였다. Dome은 서로 다른 크기를 사용하고 있었고, 관리가 소홀하였던 점을 고려하여 주문형 비노출 외이도형(deep canal) 귀꽂이로 교체하였다. 귀지 방지 필터 관리에 대한 청소 및 교체 방법을 추가로 교육하였다.

비노출 외이도형 주문형 귀꽂이를 이용한 2 cc Coupler 출력음압 특성은 [그림 9-4]와 같다.

보청기 검증은 $\frac{1}{2}$ octave band의 500, 750, 1,000, 1,500, 2,000, 3,000, 4,000, 5,000, 6,000 Hz 대역잡음을 이용하여 크기 균형과 편기 등으로 확인하였다. 소리 크기는 두 귀 각각을 따로 검사하여 오른쪽 500 Hz에서만 작다고 표현하였고, 나머지 주파수 잡음은 편하게 들리는 것으로 표현하였다. 두 귀 보청기를 모두 켜고 시행한 편기는 대체로 가운데로 들리는 것으로 표현하였으나 1,500, 2,000, 3,000 Hz에서 오른쪽으로, 나머지 주파수에서 왼쪽으로 미세하게 크게 들리는 느낌이 있는 것으로 표현하였다. 이에 대한 보정은 추적 미세 조절(fine tunning) 단계에서 반영하기로 하였다.

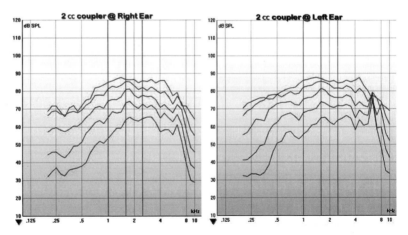

[그림 9-4] 비노출 외이도형 주문형 귀꽂이를 사용한 2 cc Coupler 출력음압 특성

🔗 문제점과 향후 대응 방향

1. 난청 성질과 정도에 따른 자각은 무엇인가?
2. 청력손실 자각 정도에 따른 보청기 사용 욕구는?
3. 서비스 영역 이내 난청자의 보청기 사용을 위한 배려란?
4. 보청기 장착을 위한 단계별 검증은?
5. 장착 전 검증으로 얻을 수 있는 효과는?
6. 음향이득 결정 원칙이란?
7. 수화기 음향 전달 도구 검증과 관리는?
8. 보청기 조절기 종류와 사용법은?
9. 보청기 내장 및 외장 선택 사양은?
10. 재활 서비스 시스템이란?
11.

🔗 고찰

청력은 경도의 수평형 청력손실로 역치상 충분한 강도에서도 roll-over가 나타나지 않은 것으로 미루어 후미로성 병변이 없는 감각성 난청으로 추정할 수 있다. 청력손실의 정도가 심하지 않고, **어음이해도**(최고명료도, PBmax)가 높아 보청기를 사용하지 않더라도 조용한 공간에서 1:1 대면 의사소통에는 문제가 없을 것으로 추정된다. 실지로 난청자는 청력손실을 자각하고 있으나 그 정도가 크지 않고, 실생활에서 불편은 난청자보다 주변 사람들이 크게 느끼고 있다. 이 점은 재활 효과와 만족도에 부정적인 영향을 미칠 수 있는 요인이다. 보청기 장착을 위한 것이 아니더라도 생활공간의 음향 조건 확인과 개선, 소통 능력 향상을 위한 대화 습관 파악과 개선을 위한 교육, 의사소통 난청과 삶의 질 등을 포함한 충분한 상담이 반드시 필요할 것이다. 아울러 보청기 장착 직후부터는 증폭 음향에 대한 단계별 적응, 사용과정에서 느끼는 불편을 반영한 조절, 보청기 관리와 사용 방법을 익히기 위한 반복 재교육, 소모품 관리 등을 위한 추적이 집중적으로 이루어져야 한다. 이 프로젝트는 청력이 서비스 영역 이내인 노인 난청자 보청기 청각재활에서 이러한 초기 대응이 적극적이지 못했던 점이 다소 아쉽다. 이 문제는 두 귀로 장착한 고가의 RIC형 보청기를 반년 이상 만족하지 못한 채 갈등하게 하였고, 서랍형(in the drawer) 보청기로 전락시킬 만한 동기를 제공한 것으로 보인다.

보청기의 출력음향특성은 난청자가 처음 장착하기까지 여러 차례 반복 검사하여 완벽한 보청기 검증 절차를 수행하여야 한다.

첫 번째 검증 단계는 후보 기종(model) 포장을 개봉한 후 coupler를 이용한 검증이다. 보청기는 서로 다른 기종마다 출력음압과 음향이득, 내부 잡음, 화음 왜곡 등이 결정되어 공장에서 출고된다. 물론 제조사에서도 품질 검사 후 출고하지만 품질 검사가 전제품을 대상으로 하지 않는 경우도 있고, 청각센터에 도착하기까지 항공운송, 통관, 국내 총판매사 등을 지나면서 문제가 생길 수 있다. 이 단계에서 검증은 이러한 문제를 찾아내는 것이 목적이다.

두 번째 검증 단계는 선택한 후보 기종을 청력손실 특성에 맞게 조절한다. 이렇게 조절한 음향이득과 출력음압 등의 전기음향특성을 coupler로 확인하는 과정이다. 보청기는 회전형 조절기(trimmer)나 프로그램으로 출력음압과 음향이득을 포함한 압축 특성 등을 채널 및 대역별로 나누어 조절할 수 있는데, 공장에서는 모두 최대 한계로 출력되도록 설정하여 출고한다. 따라서 후보 기종으로 선택하더라도 난청자에게 바로 착용시키지 않아야 한다. 이 단계는 난청자 청력손실 특성에 맞도록 미리 조절한 후, coupler로 조절 상태를 확인하는 검증 과정이다.

　세 번째 검증 단계는 미리 조절하여 coupler로 검증한 보청기를 착용시켜 실제 귀에서 출력음향특성을 확인(실이 계측, real ear measurement: REM)하는 과정이다. 사람은 모두 개인마다 신체조건이 서로 다르고, 외이도에 전달되는 음향 특성은 보청기 종류나 크기에 따라 달라지며, 소리 크기에 대한 주관적 감각이 서로 다르다. 따라서 보청기 착용 상태에서 이들 차이를 반영하여 조절하고, 조절 내용을 검증해야 한다. 이를 위해서는 먼저, 두 번째 단계에서 조절한 보청기를 착용한 직후 실이 증폭 이득(real ear aided gain: REAG), 실이 삽입 이득(real ear aided gain: REAG), 실이 포화 음압(real ear saturation responses: RESR), 실이-coupler 차이(real ear coupler differences: RECD)를 구한다. 다음으로 청력손실을 고려하여 결정한 목표 이득(target gain/required gain)과 실이 증폭 이득의 차이나 주관적 감각을 반영한 추가 조절 상태를 실이 계측한다.

　네 번째 검증 단계는 REM으로 반영한 보청기의 전기음향특성을 coupler로 분석한다. 이렇게 확인한 coupler 출력음향특성은 보청기 상태를 추적하거나 고장 확인 및 수리 후 출력 상태를 확인하는 데 도움이 된다.

　마지막 검증 단계는 보청기를 실생활에서 사용하면서 난청자가 주관적으로 느끼는 만족과 불편 등을 감시하여 이를 반영하여 출력음향특성을 결정하고, 실이 계측과 coupler 전기음향특성, 교정청력 및 청각자극에 대한 만족도 등을 검사하여 기록을 보존하는 것이다. 이 단계에서는 귀지 등 이물에 의한 증폭음 감매 등이 없었는지 확인하고, 지속적인 관리를 하였는지도 확인하여야 한다.

　보청기를 처음 장착 전, 이러한 검증을 한다면 장착 초기 생길 수 있는 여러 가지 문제, 기대치와 실제 체감 사이에서 생기는 격차 등을 충분히 완화시켜 사용 만족도를 높일 수 있다. 이 프로젝트에서 보청기 사용자가 호소하는 불편은 검증 과정 생략으로 상담이나 조절 과정에서 미리 보상할 수 있는 기회를 놓친 것으로 추정된다.

보청기 음향이득은 가청역치나 가청범위(역동범위, dynamic range) 등을 고려하여 결정하는데, 여기에도 다양한 원칙(fitting formula)이 있다. 가장 기본적으로는 청력도의 정상 한계선에 거울을 두고 거울에 비친 강도만큼 음향이득을 주거나(mirroring) 가청역치의 ½을 음향이득으로 주는 것이다(half-gain rule). 그러나 청력손실이 심하지 않을 때 음향이득이 지나치게 높으면 환경잡음을 불필요하게 증폭할 수 있고, 보청기 내부 잡음이 강조되기도 하여 어음이해도에 불리하게 작용할 수 있어서 음향이득을 ⅓까지 낮추기도 한다. 반대로 청력손실이 심하면 보상효과를 높이기 위하여 음향이득을 ⅔까지 높이기도 한다. 여기에 고음역의 실이 이득은 coupler보다 고음역에서 높다(RECD)는 점을 고려하면 프로그램으로 조절한 이득은 적절하다고 볼 수 있다([그림 9-3]의 위). 그러나 coupler로 확인한 보청기 출력음향특성은 음향이득이 현저하게 낮아져 있어서([그림 9-2]) 수화기 이후 음향전달 도구에 대한 검증과 이를 예방하기 위한 대안이 마련되어야 할 것으로 본다.

보청기를 사용하더라도 말꼬리를 듣는 것이 어렵다는 호소는 앞서 확인한 수화기 이후 음향 전달 도구인 귀지 방지 필터와 크기가 다른 dome이 직접적인 원인일 수 있다. 그렇지만 이러한 불편이 장착 초기부터 계속되었다는 점에서 원칙에 입각한 음향이득보다 주관적 감각을 반영한 조절에 한계가 있었을 것으로 판단할 수 있다. 아울러 보청기 사용 욕구가 하루종일 계속되지 않고 동료들과의 식사 시간 동안이나 텔레비전 시청 시간 등으로 제한적이기 때문에 상황에 따라 크기를 조절할 수 있는 것이 유리할 것으로 판단된다. 이러한 상황을 고려하여 보청기 음향이득은 자음 음소 정보를 강조할 수 있는 고음역 이득을 필요한 것보다 다소 높게 결정하였다. 고음역 이득은 특히 작은 소리(soft tone)에 대해서만 조절하였고, 큰 소리(loud tone)는 지나치지 않게 조절하였다. 만약 주관적으로 편하게 들리지 않는다면 활성화한 음량조절기로 사용자가 선택할 수 있게 하였다.

보청기에는 음량조절기 외에도 다양한 선택 사양이 있다. 이 프로젝트에서 결정한 기종의 경우도 블루투스, direct audio input, 다양한 음향 환경마다 다른 음향이득을 저장할 수 있는 multi-memory, 보청기 사용 시간과 환경의 소음 정도 등을 감시하는 data logging, 알람 등으로 다양하다. 초기 장착 단계에서 주관적 감각을 적극적으로 반영하여 조절하였다면 사용자가 보청기 사용 시간을 늘리면서 더 복잡한 음향 환경에서도 사용을 시도할 것이다. 특히 음향 환경이 복잡해지면 보청기에 내장된 다양한 선택 사양을 이용하여 단순한 증폭만으로 보상할 수 없는 한계에 도전할 기회를 가질 수 있을 것이다.

이외에도 보청기 구입과 장착과정에서 우리나라의 현실도 함께 고민하는 것이 좋을 것으로 생각한다. 보청기는 청각센터가 아니더라도 상담과 장착 및 조절 등을 대부분 판매사 소속 직원이 맡고 있다. 이들은 전공학문의 수학 여부와 관계없이 자신의 소속사 이익을 위해 노력해야 하기 때문에 매출 실적에 민감할 수밖에 없다. 따라서 기관이 다를 경우 판매와 장착 및 조절은 분리하는 것이 합리적이고 효과적인 재활과 검증 서비스에 유용할 것으로 본다.

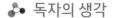 독자의 생각

📊 참고문헌 및 추천자료

허승덕(2004). 청각학. 부산: 동아대학교출판부.

허승덕(2016). 청각학개론(12판). 서울: 박학사.

허승덕, 고도홍(2018). 경도-중등도 노인성 감각신경성 난청자의 청취 환경에 따른 보청기 사용 만족도. 허승덕, 청각학-프로젝트 기반 청각재활. 서울: 학지사.

허승덕, 김수진(2018). 미세-경도 감각신경성 난청 성인의 보청기 사용. 허승덕, 청각학-프로젝트 기반 청각재활. 서울: 학지사.

양측 대칭성 고음역 중등도 감각성 난청
영유아의 청각언어재활

허승덕(Heo, SeungDeok, PhD), 이현정(Lee, HyunJung, BSc)*

| Chapter 10 | Audiology, Speech-Language Pathological Rehabilitation
in Young Child with Bilateral Symmetric High Tone
Moderate Sensory Hearing Loss

프로젝트 요약

이 프로젝트는 제5장에서 살펴본 청력손실 자각이 힘든 고음역 중등도
감각성 난청 영유아의 청각학 및 언어병리학적 재활에 대한 고민을 다루
고자 한다.

주파수마다 가청역치가 다른 청력손실, 특히 난청을 자각하기 어려운
고음역이 경계선 범위에서 손실이 있는 경우 이에 대한 접근이 쉽지 않
다. 이들의 재활은 청력손실에만 집중에서 접근하기 어렵고, 다학문적 접
근에도 충분한 수행력 개선에 이르기까지는 많은 노력을 필요로 한다. 이
프로젝트는 청각학적 측면에서 난청에도 불구하고 보청기 사용 보류 결
정과 추적 관찰에 대하여, 언어병리학적 측면에서 청력손실을 기반으로

* 허승덕, 이현정(2019). 양측 대칭성 고음역 중등도 감각성 난청 영유아의 청각언어재활. 허
승덕(2019). 융복합 청각재활. 서울: 학지사.

Heo, S. D.; Lee, H. J. (2019). Audiology, Speech-Language Pathological Rehabilitation
in Young Child with Bilateral Symmetric High Tone Moderate Sensory Hearing Loss. In:
Heo, S. D. (2019). *Audiological Rehabilitation for Interdisciplinary Research*. Seoul:
HakJiSa.

한 재활 계획에 대하여 그리고 청각학 및 언어병리학 그리고 관련 전문가
와의 협력 등에 대하여 고민할 기회를 갖고자 한다.

🔬 프로젝트 개요

청력은 출생 후 2주와 4주에 시행한 청각선별에서 '재검'으로 판정받
았으나 생후 3개월에 시행한 정밀검사에서 이상이 없는 것으로 판정받
았다.

추가 청각학적 평가는 신생아 청각선별 결과에 대한 우려와 지인과
관련 분야 전문가의 언어 습관과 관련한 권고 등이 있어, 생후 3세에 추
가로 시행하였다. 검사 기관은 교차 검증의 동기도 있어서 또 다른 기
관에서 시행하였으며, 이곳에 시행한 청성뇌간반응(auditory brainstem
responses: ABR)에서 두 귀 모두 60 dB nHL 난청으로 진단을 받았다.

보호자는 청각선별에서 이상에도 불구하고 청각 및 언어발달상 특별
한 지연 징후는 확인하지 못한 것으로 보고하였다. 다만, 관련 분야 지인
의 관찰 결과 또래에 비해 다양한 어휘를 사용하고 3음절 문장 표현도 가
능하지만 조음명료도에서 다소 지연이 의심된다는 의견을 들은 것으로
보고하였다.

세 번째 기관은 두 번째 기관에서 난청을 확진받은 직후 방문하였다.
부모는 아동의 청각 및 언어 행동과 일치하지 않는 진단 결과를 검증하
고, 정확한 청력손실 정도 확인 그리고 청각학 및 언어병리학적 재활과
향후 계획 등을 상담하기 위하여 방문하였다.

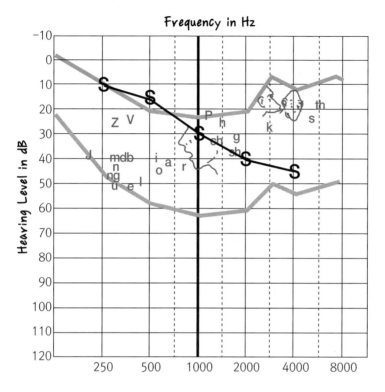

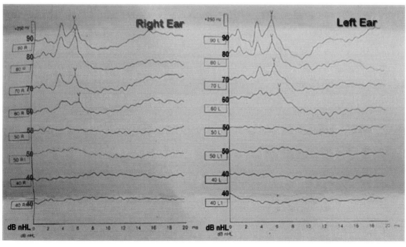

[그림 10-1] 순음청력검사(위), click 유발 청성뇌간반응(아래) 결과

🔬 청각학, 언어병리학적 평가

청각학적 평가는 생후 2주부터 3세 사이에 서로 다른 세 곳의 기관에서 고막운동성계측(tympanogram), 일과성 유발이음향방사(transient evoked oto-acoustic emission: TEOAE), 변조이음향방사(distortion project oto-acoustic emission: DPOAE), 순음청력검사(pure tone audiometry: PTA), ABR 등을 시행하였다.

청력은 이들 기관의 결과를 교차 검증하여 판단하였다. 이렇게 구한 최량 청력(best hearing)은 두 주파수 순음청력손실 평균(2 frequency pure tone average: 2 PTAs)이 22.5 dB HL, 세 주파수 순음청력손실 평균(3 frequency pure tone average: 3 PTAs)이 28.3 dB HL, 가변 순음청력손실 평균(varied pure tone average: VPTAs)이 42.5 dB HL로 고주파수 대역이 경도-중등도(mild-to-moderate)인 경사가 급한(sharply slop) 감각성 난청으로 확인되었다. 두 귀 각각의 청력은 결과 보고서에 나타난 ABR 파형을 근거로 왼쪽이 오른쪽보다 5~10 dB 정도 좋을 수 있다. 청각학적 평가 결과와 이에 대한 자세한 해석 등은 제14장을 참고하기 바란다.

언어재활 관련 초기 면담은 청각언어재활이 세부 전공이고, 임상 경험이 10년인 언어재활사가 쾌적한 공간에서 유대감(rapport)을 조성하는 과정에서 진행하였다. 최초 면접 관찰에서 아동은 적극적으로 대화에 임하면서 소리에 대해 모두 반응을 하였다. 그러나 다른 사람의 목소리 등 경쟁 잡음이 있으면 특히 /s/, /sh/가 포함된 말을 1~2회 정도 놓치기도 하였다. 뒤쪽에서 묻는 질문에 모두 반응하였으나 내용을 되묻는 경우도 있었다. 간간이 말을 알아듣지 못하는 듯이 언어재활사의 입 모양을 바라보면서 소통하려는 모습을 보이기도 하였다. 또래 아동에게서 관찰할 수 있는 'ㅅ'을 'ㄷ'으로, 'ㅈ'을 'ㄷ'으로 대치하거나 어중 종성 'ㄹ' 'ㅇ'을 생략하기도 하였다.

놀이를 통한 평가에서는 "누구랑 왔어요?" "이제 어디 갈 거예요?" "집에 누가 있어요?" "아빠 팔에 왜 밴드 붙여 줬어요?" "공룡이 갑자기 왜 없어졌어요?" 등 의문사 질문에 '어떻게?'를 제외한 '무엇' '누구' '어디' '왜?' 등에 대답하였다. 자신에게 필요한 경우 '왜?'라고 되묻기도 하였다. 복문은 다양하게 출현하지 않으나 '모기 물려서' '잡아먹어서 없어' '초콜릿 먹고 가자' 등처럼 '-서' '-고' 등 간단한 연결 어미로 복문 표현이 가능하였다.

조음영역은 발달 과정에서 나타날 수 있는 오류가 관찰되기는 하였으나 난청을 가진 아동에서 흔히 나타나는 오류는 관찰되지 않았다.

선별 평가로 Ling 6 음소 검사를 시행하였다. Ling 6 음소 검사는 시각 및 청각적 단서를 따로 제한하지 않았다(audio/visual: AV).

음소에 대한 반응은 간이 평가에서 보였던 것처럼 경쟁 잡음이 있으면 /s/, /sh/를 1~2회 정도 반응하지 않기도 하였으나 /a/, /i/, /u/, /m/은 모두 바르게 반응하였다.

언어병리학적 평가는 일상적 검사와 함께 보호자와 지인의 관찰 결과를 고려하여 결정하였다. 평가에는 취학 전 아동 수용 및 표현 언어 발달척도(preschool receptive-expressive language scale: PRES), 수용·표현 어휘력 검사(receptive & expressive vocabulary test: REVT), 우리말 조음·음운 평가(urimal test articulation and phonology: U-TAP) 등의 도구를 사용하였다.

PRES 검사 결과 수용언어 원점수는 32점으로 수용언어발달연령은 34개월로 또래기준 86%ile에 속하였다. 표현언어 원점수는 30점으로 표현언어발달연령은 30개월로 또래기준 70%ile에 속하는 것으로 평가되었다.

REVT 검사 결과 수용어휘력 원점수는 33점, 백분위수 70%ile, 표준편차 mean, 발달연령 2세 9~11개월로 평가되었다. 표현어휘력 원점수는

34점, 백분위수 28%ile, 표준편차 mean, 발달연령 2세 6~8개월로 평가되었다.

U-TAP 검사는 낱말 수준에서만 진행하였으며 자음정확도는 90%, 모음정확도 90%로 관찰되었다. 3세 남아 평균 자음정확도 91.75%와 비교하여 mean~-1SD 범위에 속하는 것으로 평가되었다.

청각언어재활

청각재활을 위하여 청각학적 평가는 6개월 간격으로 PTA로 추적하도록 하였고, 상기도 감염이나 열성 질환을 앓게 될 경우 추적 관찰 간격을 줄이도록 안내하였다.

보청기는 고음역 청력손실에도 불구하고 언어발달 수준과 현재까지 건강한 언어 습관, 부모의 보호 아래 가정에서 성장하게 할 계획 등을 고려하여 사용을 보류하였다.

청각 자극과 언어 습득 및 발달 촉진을 위하여 소리 내어 책을 읽어 주고, 소리 내어 읽거나 따라 읽기 활동, 부족한 신호 대 잡음비 환경에서 듣기 연습 등을 추가로 권고하였다.

아동은 소음이 없는 가정에서 생활하면서 가족 구성원들의 말소리 듣기와 변별에 크게 어려움을 느끼지 않고 있다. 따라서 언어재활은 무엇보다 의사소통을 포함한 모든 상황에서 자신감을 유지하고 촉진하는 데 우선하게 하였다. 다만, 앞으로 진행될 놀이방 또는 유치원 등 소음이 있는 단체 생활에서 느끼게 될 곤란을 대비하여 경쟁 잡음 속에서 소리 듣기와 변별, 이해 훈련을 자연스럽게 진행할 수 있도록 권고하였다. 이를 위해서 비구조화 상황에서 흥미유발을 위한 단어 연상하여 말하기, 수수께끼, 특정 설명, 책 읽고 이야기 나누기 등 청각적 이해 향상 훈련, 생활 속 경쟁 잡음과 함께 들려준 말소리 듣고 이해하기 등을 추천하였다. 듣지 못하거나 대화를 알아듣지 못한 경우 되묻기, 바꾸어 말하기, 반복하기 등의 전략에 대한 상담을 제공하였다. 특히, 고음 성분을 가진 환경음, 악기소리 경험, 청력 특성상 듣기 어려움이 있을 것으로 예상되는 /p/, /b/, /g/, /k/, /s/, /th/ 등의 듣기와 산출 연습에 노력이 필요할 것이다. 듣기 연습 과정에서 단어 선정은 아동의 어휘 수준에 해당하면서 앞의 음소가 포함된 단어의 선택이 필요하고, 필요한 경우 조음 능력을 점검할 필요가 있을 것으로 본다.

문제점 및 향후 대응 방향

1. 보청기 사용이 필요한 청력손실 정도는?
2. 청력도 양상에 따른 보청기 사용 만족도는?
3. 보청기 사용 여부 결정은?
4. 보청기 사용 시기 결정은?
5. 난청 아동 언어발달 특성을 고려한 말 언어 검사란?
6. 난청 아동의 말 언어발달을 위한 고려란?
7. 듣기 능력 향상을 위한 고려란?
8. 청력손실 정도와 청력도 양상에 따른 단서 난이도란?
9.

고찰

보청기는 소리를 키워 청력손실을 보상하는 장치이다. 당연하게도 청력손실이 있다면 보청기는 반드시 필요하며, 청력손실이 두 귀에 있다면 보청기도 두 귀 모두 사용하는 것이 필요하다. 그러나 청력손실이 일부 음역에 한정되고 그 정도가 경미한 경우 청각재활은 보다 세심한 배려가 필요하다. 이러한 배려는 청력손실이 말-언어발달에 미치는 영향은 물론 가족과 주 양육자와의 정서적 안정과 공감 등을 고려하여 재활 목표와 방법을 계획할 필요가 있다(김나연, 소원섭, 하지완, 허승덕, 2017). 이러한 계획은 난청자와 난청자 가족을 포함한 관련 분야 전문가에게도 전달되어야 한다.

보청기 장착 결정 과정에서 난청자와 그 가족들은 청력손실을 발견한 직후 겪는 **심리적 변화와 다양한 갈등**을 겪을 수 있다. 특히, 이 프로젝트의 경우 부모들은 청각선별에서 '재검'과 '통과' 그리고 중등고도 난청 등으로 이어지는 영화 같은 상황을 지나면서 전문가 집단을 불신할 수 있고, 아이의 미래를 확신으로 지원할 수 있는 그룹을 찾는 **기관 관광**(institutional/hospital tour)의 소모적 단계를 가질 수도 있다. 다행히도 이 프로젝트에서 부모는 재활 분야에 대한 이해와 전문가의 의견들을 비평적으로 수용할 수 있어서 불필요한 시간과 경비의 손실을 피할 수 있었다.

보청기 사용에서 난청 정도는 중요한 기준이다. 많은 사람은 **정상 청력**(normal hearing)이 20 또는 30 dB HL까지라며 여전히 혼돈하고 있다. 그러나 정상 청력은 젊고 건강한 정상 청력자들의 평균을 의미하므로 0 dB HL이다. 다만, 청력손실에도 불구하고 의사소통 등에 영향을 미치지 않는 정상 범위(normal limits)를 따로 둔 것이다. 정상 범위는 시대와 난청자 나이 등에 따라 다르게 적용하고 있다.

청력의 정상 범위는 언어 습득 및 발달 과정의 학령 전기 및 학령기 아동은 15 dB HL 이내로 보고 있다. 이것은 영유아들의 경우 청신경계통이 여전히 미성숙단계여서 말소리가 잡음보다 충분히 커야 바르게 들을 수 있기 때문이다. 이를 고려한 신호 대 잡음비는 15~20 dB SNR 정도가 좋다. 즉, 편안한 크기의 보통 말소리 강도가 30~40 dB HL (50~60 dB SPL) 정도이므로 청력이 10~20 dB HL 이내여야 화자의 말소리가 적절한 신호 대 잡음비를 유지할 수 있다. 그러나 언어를 습득한 성인의 정상 범위는 이미 알고 있는 것처럼 27 dB HL 이내로 본다. 이것은 언어를 충분히 습득하여 말소리를 추정하여 이해할 수 있고, 이를 고려한 신호 대 잡음비는 약 3 dB SNR 정도이다. 이외에도 서비스 영역(serviceable range)이 있다. 서비스 영역은 청력이 정상 범위를 벗어나지만 제한된 상황에서 의사소통이 가능한 청력을 말하며, 40 dB HL 이내이다. 청각재활 개념이 정립되지 않은 초창기 청력손실(hard of hearing)을 41 dB HL 이상으로 한 것은 이와 관련이 있으며, 이 시기에는 보청기 사용 대상을 41 dB HL 이상으로 하였다. 현재는 보청기 사용 대상을 청력이 정상 범위를 벗어나거나 청력이 정상 범위일지라도 청력손실을 자각하는 경우까지로 본다. 즉, 청력이 나이를 고려하여 정상 범위를 벗어나면 보청기 사용을 당연하게도 고려하여야 한다.

성공적인 **보청기 사용**은 난청자의 청력손실 자각이 무엇보다 중요하다. 이것은 난청자가 청력손실을 충분히 자각할수록 보청기 착용효과와 사용 만족도가 높아지기 때문이다. 만약, 청력손실을 자각하지 않는다면 보청기 사용에 거의 만족하지 못하는 경우가 많다. 이 프로젝트처럼 저음역 청력이 생존하였거나 누가현상(recruitment phenomenon)이 있는 경우 말소리에 힘이 있거나 약간 크게 말하면 소리를 들을 수 있다. 결국 청력손실을 확인하더라도 결과를 의심하면서 보청기 사용을 포기하거나 지연하여 결정하기도 한다. 이러한 현상은 청력손실 자각이 어려운 편측성 난청에서도 흔하게 볼 수 있다.

영유아의 경우 저음역 잔존 청력이나 누가현상 유무의 확인은 청각학적 평가의 한계로 여전히 어려움이 많다. 이를 확인하지 못하고 바로 고음역만을 대변하는 click ABR만으로 보청기 등을 결정하면 증폭음에 의하여 청력손실이 추가로 발생할 수도 있다. 실제로 협조가 어려운 영유아 청각재활에서 보청기 조절은 오류가 자주 관찰되며(허승덕, 2017), 정상적으로 소리를 느낄 수 있는 경도 난청자들의 경우 보청기가 증폭한 소리에 대한 거부감이 생기기도 한다(허승덕, 고도홍, 2018). 이들에서 나타나는 거부감은 생존한 저음역 청신경으로 듣는 자연스런 소리와 증폭음의 충돌로 거북한 느낌이 들거나(허승덕, 김수진, 2018) 누가현상으로 낮아진 불쾌청취강도(uncomfortable loudness level: UCL)가 큰 소리 듣기를 무서워하게 만드는 행동도 포함된다. 이들 거부감은 조절을 통해 반드시 보상하여야 하는데, 그렇지 않으면 청각의 추가 손상과 함께 난청자가 소리를 혐오스럽게 느끼게 될 수도 있다.

이 프로젝트에서 아동의 부모는 신생아 청각선별에서 경험한 '재검' 결과에 대한 경각심으로 아동을 충분히 배려하면서 양육하였다. 이러한 노력으로 고음역 청력손실에도 불구하고 언어발달이 정상적인 수준을 유지하고 있었다. 가족 모두 건강한 언어를 사용하는 습관과 심리적으로 안정된 삶을 영유하고 있었다. 아울러 유아 놀이방 등 단체 교육 대신 가족의 보호 아래 가족들과 소통하면서 양육할 계획을 가지고 있었다. 이를 고려하여 숫자로 된 가청역치에만 의존하는 대신 청각 자극에 이상적인 음향 환경, 언어 습득과 발달에 효과적인 언어자극 조건을 믿고 보청기 사용을 보류하였다. 이러한 결정은 아동이나 가족의 심리적 안정에도 도움이 될 것으로 판단하였다. 하지만 청력과 언어발달을 확인하기 위하여 정기적이고 지속적인 추적 관찰을 계속하기로 하였다.

아동이 성장하면서 유치원 등을 시작으로 집단생활을 시작해야 한다. 집단생활은 음향환경을 급격하게 나쁘게 한다. 이것은 잡음에 많이 분포하는 저음역 소리들이 아동의 생존한 저음역 소리 듣기를 방해하여 신호 대 잡음비가 급격하게 나빠질 수 있기 때문에 아동의 언어발달은 물론 학습 발달에도 부정적 영향을 줄 수 있다. 따라서 단체생활을 시작한 후부 터는 보호자와 교사의 주의 깊은 관찰 및 청각과 언어에 대한 추적 평가 에 더욱 관심을 갖도록 요청하였다.

난청 성질은 보청기 사용에 있어서 의학적 지원 여부를 결정하기 위해 중요하다. 보청기는 대체로 의학적 치료를 요하지 않는 감각성 난청일 때 도움이 크다. 그러나 전음성 난청의 경우 의학적 치료 여부 결정이, 신경성 난청의 경우 의학, 심리학, 특수교육학 등 관련 분야 전문가와의 협조가 필요하므로 이들 전문가와 네트워크를 갖는 것이 재활에 큰 도움 이 된다.

청력이 정상 범위를 벗어나면 보청기 사용을 고려하여야 하지만 모두 가 기쁘게 사용하지는 않는다. 이것은 청력손실 정도에 따라 난청 자각 정도나 보청기 사용 욕구가 다르고, 이에 따라 사용 만족 정도도 크게 달 라지기 때문이다. 대체로 청력이 서비스 영역을 벗어나 청력손실을 자 각하는 중등도(moderate, 41~55 dB HL) 난청부터 보청기로 충분히 교정 가청역치를 정상 범위에 이르게 할 수 있는 중등고도(moderately-severe, 56~70 dB HL) 난청일 때 만족도가 가장 높다. 경도(mild, 26~40 dB HL) 난청은 오히려 고도(severe, 71~90 dB HL) 난청보다 사용 만족도가 낮고, 미세(slight, 15~25 dB HL) 난청은 이보다 낮다.

보청기 사용자의 만족도는 청력도가 수평이거나 가청역치가 20~40 dB 이내의 변화로 낮아지는 완만한 하강형(gently slop)일 때 가장 높다. 그러 나 청력이 저음역에서 좋고 고음역에서 나쁘거나 음계마다 가청역치가 20 dB 이상으로 커지는 급한 하강형(sharply slop)일 때 만족도가 낮고 사 용을 기피하는 경우가 많아진다. 이것은 말소리의 크고 작음에 관여하여 저음역을 들을 수 있어서 난청 자각이 늦어지기 때문이다. 청력도가 고 음역 청력이 좋은 상승형(reverse slop)인 경우도 소리의 에너지가 강한 저 음역을 증폭할 경우 에너지가 약한 고음역을 차폐(forward masking)(허승덕, 2016)하여 보청기 장착을 실패하거나 착용 만족도를 낮아지게 할 수 있다.

일측성 난청은 소리의 위치를 찾는 데 어려움을 느끼고, 경쟁 잡음 환경에서 말소리 이해에 어려움을 느낀다. 마찬가지로 저음역과 고음역에서 가청역치 차이가 큰 경우에도 편측성 난청처럼 잡음이 있으면 말소리를 알아듣는 데 어려움을 겪는다. 이 경우처럼 저음역이 정상이고 청력손실이 고음역에 한정된 경우에는 전음성 난청과 달리 Lombard 음성 반사(Lombard voice reflex)는 잘 관찰되지만 Willisii 착청(Willisii paracusis)(Martin & Clark, 2015)과 반대로 잡음이 있으면 말소리 이해에 어려움이 커진다. 이것은 대체로 저음역 성분인 잡음이 보존된 저음역 청력에 작용하기 때문이다. 또 이러한 청력을 가진 성인 난청자들은 보청기를 사용하지 않는 경우가 많고, 사용하더라도 필요한 경우에만 제한된 시간 동안 착용하는 경우가 많다.

이 프로젝트에서 아동은 여전히 음향 환경이 좋은 가정에서 가족과 풍요로운 삶을 누리고 있어서 언어 습득과 발달에 인지할 만한 지연이 관찰되지 않은 것이다. 그러나 어린이집 등 단체 활동을 시작하면 다양한 소음과 또래 아이들의 말소리 잡음에 노출된다. 따라서 이 시기부터 말소리를 이해하기 위해 스트레스를 받을 수 있고, 되묻기나 잘못 이해하는 경우가 종종 나타날 수 있다. 이것은 고음역 청력손실과 경쟁잡음이 신호대 잡음비를 더욱 낮아지게 만들기 때문이다. 보청기 사용을 결정을 유보한 것은 이와 관련된다. 이렇게 잡음이 많은 새로운 환경에 적응하기 위한 청각 훈련은 가정에서 미리 시작하도록 방법 교육과 함께 권유하였다.

보청기 장착은 난청자나 가족 모두에게 심리적으로 큰 부담을 줄 수 있다. 특히 이 프로젝트처럼 청각 행동을 포함, 언어 습득과 발달에 지연을 발견하기 곤란한 경우라면 더욱 부담을 주고 혼란스럽게 할 수 있다. 청각재활에서 초기 상담은 이들이 심리적인 안정을 유지하면서 재활 방향과 단계적 결정에 이성적이고 능동적으로 참여할 수 있도록 지원하는 것이 중요하다. 때로는 심리 전문가의 지원 요청이 필요할 수도 있다. 청력은 20대를 지나면서 정상적으로 낮아지고, 청력손실이 있으면 낮아지는 속도가 빨라질 수 있다. 아울러 보청기는 먼지나 습기에 취약한 전자제품이다. 따라서 난청자의 청력과 보청기 상태의 추적은 청각재활에서 중요하다. 이 프로젝트는 보청기 사용을 결정하지 않았지만 청력을 확인하고, 환경적 영향과 학습 발달 등에 보청기가 필요한지 등을 검토하기 위해 정기적 추적은 반드시 필요하다.

언어발달을 위해서는 일상적 상황에서 소리를 자극하는 것이 좋다. 특히, 말소리는 상대방의 말소리를 듣고 언어를 수용하며, 자신의 말소리를 듣고 언어를 발달시키기 때문에 반복적으로 자극하는 것이 중요하다(김영태, 이윤경, 2000). 그러나 청력손실은 상대방과 자신의 말소리를 듣는 데 어려움이 따르기 때문에 언어발달에 심각한 영향을 줄 수 있다. 이 경우 언어재활은 청력손실 정도와 언어 수준에 따라 치료 방향이 크게 달라진다. 따라서 소리와 언어 양면을 모두 이해하고 난청자의 심리적인 측면까지 배려하여야 한다(이윤경 외, 2010). 난청 아동들의 언어 습관은 형용사, 대명사, 조동사, 조사, 어휘 수가 적다. 개인차는 있지만 어휘발달이 늦고 동사, 문법형태소, 연결하는 말의 비율도 낮다(박혜진, 배소영, 2003). 아울러 말소리가 분명하지 않고, 말소리 의미 파악에도 어려움을 느낀다. 이 프로젝트의 경우 청력손실 정도에 크게 영향을 받은 것으로 보이는데, 이러한 청력손실로 야기할 수 있는 문제들은 관찰되지 않았다. 유소아기는 언어를 습득하고 사회적 형성을 하는 매우 중요한 시기이며, 중이염으로 인한 약간의 청력손실은 말 언어발달에 영향을 미친다(허승덕, 2017). 이러한 중이염으로 인한 평균 청력손실은 20~30 dB HL 범위로 일부 음소를 듣고 변별하는 데 어려움이 따를 수 있다. 특히, 중이염으로 청력의 변동이 생기면 언어발달은 지체될 수 있다. 이 프로젝트는 청력이 고정된 경중등도 감각성 난청으로 가청범위(dynamic range)가 듣기 유리한 방향으로 수정되어 중이염에 의한 것보다 영향이 적다. 하지만 언어발달을 위해 매우 중요한 시기에 있고, 중이염에 이환되기 쉬운 시기라는 점을 고려하여 적극적으로 추적 관찰이 이루어져야 한다.

독자의 생각

참고문헌 및 추천자료

김나연, 소원섭, 하지완, 허승덕(2017). 학령 전기 경도 및 중등고도 대칭성 고음 급추형 감각신경성 난청의 청각학적 평가 해석 증례. 재활복지공학회논문지, 11(1), 9-14. http://doi.org/10.21288/resko.2017.11.1. 9.

김영태, 이윤경(2000). 중고도 청각장애아동과 일반 아동의 발화 길이 비교. 특수 교육학연구, 35(3), 1-15.

박혜진, 배소영(2003). 청각장애 유아의 어휘 발달. 한국언어청각임상학회, 8(1), 66-81.

이윤경, 배소영, 권유진, 김민정, 박혜진, 서경희, 윤효진, 이옥분, 이은주, 정경희, 정한진, 표화영(2010). 언어치료 임상실습 이론과 실제. 서울: 학지사.

정영모, 김성은, 허승덕(2018). 양측중등도의 대칭성 고음급추형 감각신경성난청 의 청각재활. 허승덕, 청각학-프로젝트 기반 청각재활. 서울: 학지사.

허승덕(2004). 청각학(3판 2쇄). 부산: 동아대학교출판부.

허승덕(2016). 청각학-청각학적 평가의 해석 기초. 서울: 박학사.

허승덕(2017). 청력손실과 보청기 조절 오류의 발견 지연 1례 보고. 재활복지공학 회논문지, 11(3), 215-221.

허승덕, 고도홍(2018). 경도-중등도 노인성 감각신경성 난청자의 청취 환경에 따 른 보청기 사용 만족도. 허승덕, 청각학-프로젝트 기반 청각재활. 서울: 학지사.

허승덕, 김수진(2018). 미세-경도 감각신경성 난청 성인의 보청기 사용. 허승덕, 청각학-프로젝트 기반 청각재활. 서울: 학지사.

허승덕, 김종갑(2018). 재발성 중이염 유소아의 보청기 사용. 허승덕, 청각학-프로 젝트 기반 청각재활. 서울: 학지사.

Brannon, J. B. Jr. (1968). Linguistic word classes in the spoken language of normal, hard of hearing and deaf children. *Journal of Speech and Hearing Research*, *11*, 279-287.

Martin, F. N., & Clark, J. G. (2015). *Introduction to Audiology* (12 ed.). 허승 덕 역(2016). 청각학개론(12판). 서울: 박학사.

신생아 청각선별검사 재검 판정 후 진단이
지연된 난청 아동의 청각재활

김솔(Kim, Sol, MSc), 김성은(Kim, SungEun, BA)*

| Chapter 11 | Audiological Rehabilitation for a Hearing Impaired
Child with Delayed Diagnosis after 'REFER' in Newborn
Hearing Screening

프로젝트 요약

신생아 난청은 1,000명당 약 1~3명 정도로 나타난다. 언어발달적인 측면에서 영아의 생후 6개월 이내의 소리 자극은 매우 중요하므로 난청의 진단과 청각재활이 늦어지면, 언어장애를 초래하기도 하며, 성장 후에 행동장애 또는 학습장애 등의 후유증이 나타나기 쉽다(김애란, 2008; 문성균 외, 2002). 그리고 아동에게 일측성 난청 또는 25 dB HL 이상인 경도의 양측성 난청이 있으면 언어발달이나 발음에 지장을 줄 수 있다(Yoshinaga-Itano & Gravel, 2001).

신생아 청각선별검사에서 최종적으로 '재검(refer)'으로 판정받았을 때, 이비인후과에 의뢰하여 생후 3개월 이내에 정밀검사를 받을 수 있도록

---

* 김솔, 김성은(2019). 신생아 청각선별검사 재검 판정 후 진단이 지연된 난청 아동의 청각재활. 허승덕(2019). 융복합 청각재활. 서울: 학지사.

Kim, S.; Kim, S. E. (2019). Audiological Rehabilitation for a Hearing Impaired Child with Delayed Diagnosis after 'REFER' in Newborn Hearing Screening. In: Heo, S. D. (2019). *Audiological Rehabilitation for Interdisciplinary Research*. Seoul: HakJiSa.

해야 한다. 최종적인 '재검'은 정밀검사가 필요하다는 것을 나타내며, 반드시 영구적 난청이나 전농을 의미하는 것이 아니다.

미국영유아청각협회(Joint Committee on Infant Hearing: JCIH)에서는 생후 1개월 이내에 신생아 청각선별검사를 시행하며, 선별검사에서 어느 한쪽 귀라도 '재검' 판정을 받았을 경우 생후 3개월 이내에 난청 확진을 위한 정밀검사를 시행하고, 최종 난청을 진단받으면 생후 6개월 이내 보청기 등의 청각 재활치료를 시행하도록 하는 '1-3-6원칙'을 제시하고 있다. 신생아 청각선별검사 당시에는 '통과(PASS)'되었으나, 성장하면서 진행성 또는 지연성으로 발병하는 난청이 있다. 그러므로 난청 위험요인을 가진 학령 전기 및 학령기 아동에게서 주기적인 진찰 및 청각검사를 하여 조기에 난청을 진단하고 재활을 시행할 수 있도록 해야 한다(박수경, 2015).

우리나라 신생아 청각선별검사는 2000년대 초에 분만 산부인과를 중심으로 도입되었다. 2003년도부터는 대한청각학회의 주최로 다양한 활동이 시행되었으며, 보건복지부에서는 2007년과 2008년에 지역별 신생아 난청 조기진단 시범사업을 현재까지 이어 가고 있다. 2018년 10월부터는 국내에서 출생하는 모든 신생아가 정부 지원으로 신생아청각선별검사(universal newborn hearing screening: UNHS)를 시행하여 조기에 난청을 진단받고 조기에 재활을 시행한다고 발표하였다. 그러나 제대로 된 UNHS를 위해서는 선별검사 기관과 확진 검사기관, 검사를 시행한 신생아, 영유아들을 추적ㆍ조사하고, 난청아들이 청각장애를 극복하기 위해 관리할 수 있는 관리 시스템이 체계적으로 갖추는 데에도 국가적인 지원이 선행되어야 할 것이다(박수경, 2016).

신생아 청각선별검사를 통한 조기진단과 조기중재는 청력손실로 발생한 말-언어장애를 최소화하고, 언어발달을 위한 재활 교육의 기회를 제공하며, 정상적인 언어생활을 영위하는 것에 가장 중요한 역할을 한다.

언어 습득과 발달의 지연을 초래하는 선천성 난청은 보통 생후 2세가 지나서야 발견된다는 데 문제가 있다(소운기, 2009). 청각장애를 늦게 진단받은 영유아들은 경도에서 중등도의 청각장애였으며, 조기중재의 부재로 인하여 언어발달 및 인지능력 발달의 지연을 가져온다고 알려졌다(Kuhl et al., 1997; Yoshinaga-Itano, Sedey, Coulter, & Mehl, 1998; Kuhl, Williams, Lacerda, Stevens, & Lindblom, 1992; Sininger, Doyle, & Moore, 1992). 난청의 조기 확인과 재활치료가 늦어질수록 언어와 지능의 발달이 정상 수준에 도달하기 어려우므로 조기발견과 조기 재활치료가 중요하다.

난청은 의사소통에 영향을 주며, 더 나아가 조기에 발생할수록 언어발달에 큰 영향을 미친다. 청력이 정상이고 인지 및 지적 결함이 없는 아동은 신생아기부터 청소년기에 이르기까지 주변의 다양한 언어모델과 의사소통 그리고 상호작용을 통하여 자연스럽게 언어를 습득한다. 하지만 언어발달의 중요한 시기인 유소아에게는 경도의 청력손실이라도 언어 습득에 지장을 초래할 수 있다.

현대 의학의 발달로 신생아들의 청각장애 진단이 과거에 비해 쉬워졌고, 장애 상태에 대한 정확한 판단이 비교적 가능해졌다. 청각장애를 지닌 유·소아에게 재활 및 특수교육을 조기에 실시하여 사회생활에 대비하도록 하기 위해서는 청각장애의 조기발견과 개입이 무엇보다 중요하다. 여러 가지 선별검사를 통해 유소아가 청각장애임을 발견하게 되면, 주기적으로 청력검사를 시행하여 청력손실 정도를 정확히 파악하고, 유소아가 장애를 극복할 수 있도록 의료적, 재활적 개입을 해 주어야 한다.

이 예제는 신생아 청각선별검사에서 재검 판정을 받았지만, 난청의 정밀진단이 지연된 증례를 보고하고자 한다. 그로 인하여 나타나는 문제와 일상생활에서 나타날 수 있는 문제와 청각학적 평가, 언어·청각 재활에서 고려할 점을 고찰해 본다.

🔬 프로젝트 개요

대상자는 10세 남자이다. 어머니는 대상자의 출생 당시 체중은 정상이었으나, 임신 기간에 조산 · 유산의 증상이 있었다고 한다. 대상자는 6세경 뇌수막염의 기왕력이 있었으며, 5세부터 7세경까지의 잦은 감기와 편도염을 앓았다고 보고하였다. 난청 가족력은 없으나, 신생아 청력선별검사(automated auditory brainstem response: AABR)에서 재검(refer)할 것을 권고받았다. 그러나 큰 소리에 반응하는 것을 보고 추가로 정밀검사는 진행하지 않았다고 한다. 대상자는 연령발달과 함께 대화상황에서 정보를 다시 요구하거나 전화통화 상황에서 잘못된 정보를 이해한 적이 있다고 보고하였다. 또한 학교생활이나 실외활동에서 환경소음 등의 영향으로 의사소통에 어려움을 겪었던 적이 있다고 보고하였다. 난청은 9세경 인근 대학병원에서 진행한 공공보건의료사업 '유소아 난청 선별검사'를 통해 시행한 순음 청각선별에서 양측 귀 난청 의심 소견이 나타나 추가 정밀검사를 시행하였다. 대상자는 순음청력검사결과에서 저주파, 고주파수대 소리는 비교적 잘 듣지만, 중간주파수대 소리는 잘 듣지 못하는 '접시형(saucer-shaped type)' 또는 '쿠키-바이트(cookie-bite)' 형태로 관찰되었다. 주파수에 따라 역동 범위가 다른 점을 고려하여 이를 보완하고자 다채널 보청기(RIC) 양측을 지원받았다.

대상자의 청각 정밀검사를 참고하여 2차 보청기 조절이 진행된 상태이며, 모든 회차에 보청기 음향이득과 출력음압이 청력손실과 일치하도록 보청기 상담과 조절이 이루어졌다.

대상자는 보청기 착용 후, 의사소통 과정에서의 불편이 개선되었고 보청기 사용에 만족하는 것으로 보고하였다.

🔬 청각학적 평가와 재활

청각학적 평가는 고막운동성계측(tympanometry), 순음청력검사(pure tone audiometry: PTA), 어음청력검사(speech audiometry: SA), 일과성 유발 이음향방사(transient evoked otoacoustic emission: TEOAE), 청성뇌간반응 (audiotory brainstem response: ABR) 등을 시행하였다.

고막운동도는 양측 모두 외이도 용적, 정적 탄성, 중이강 압력이 정상범위에 있는 A형으로 관찰되었다([그림 11-1]).

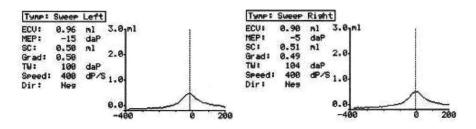

Tympanogram

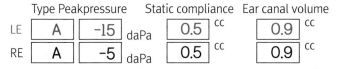

[그림 11-1] **고막운동도**

순음청력검사는 3분법 순음청력손실 평균(3 frequency pure tone average: 3 PTAs)이 오른쪽 51 dB HL, 왼쪽 55 dB HL로 관찰되었다. 청력도 유형은 양측 모두 '접시형' 혹은 '쿠키-바이트' 형태로 저주파수와 고주파수보다 중 주파수 영역(1 kHz와 2 kHz 사이)에서 20 dB HL 이상 떨어지는 청력손실로 관찰되었다([그림 11-2]).

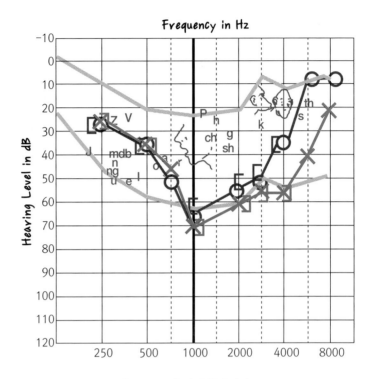

[그림 11-2] 순음청력검사

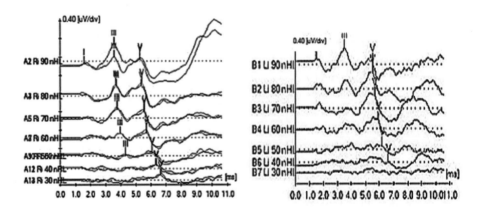

[그림 11-3] 청성뇌간반응

어음청력검사에서는 어음청취역치(speech reception threshold: SRT)
가 오른쪽 45 dB HL, 왼쪽 55 dB HL로 관찰되었다. 쾌적수준역치(most
comfortable loudness level: MCL)는 양측 70 dB HL로 관찰되었다. 단어
인지도(word recognition score: WRS)는 한국표준 단음절어 표-학령기용
(development of Korean standard monosyllabic word lists for school aged
children: KS-MWL-S)을 이용하였고, MCL에서 구하여진 70 dB HL로서
오른쪽 72%, 왼쪽 64%로 관찰되었다.

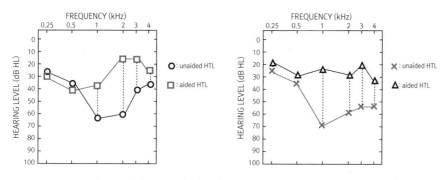

[그림 11-4] 기능 이득(FG) (좌측부터 오른쪽 보청기, 왼쪽 보청기)

TEOAE는 PTA상에서 중 주파수 영역 대 난청으로 인하여 양측 모두 재
현성 50% 미만으로 반응이 나오지 않았으며, 순음 청력도 양상을 지지하
는 결과로 관찰되었다.

ABR은 역치가 오른쪽 30 dB nHL, 왼쪽 40 dB nHL로 관찰되었
다. ABR의 역치는 PTA의 고음역 역치의 상관관계를 알아보기 위해
PTA*=0.6*ABR역치[*PTA=(1 kHz + 2 kHz + 4 kHz)/3]를 이용하였을
때(허승덕, 유영상, 2004; Jerger & Mauldin, 1978; Werner, Folsom, & Mancl,
1993), 오른쪽 31 dB HL, 왼쪽 37 dB HL로 PTA의 양상을 지지하는 결과
로 관찰되었다([그림 11-3]).

보청기 재활을 위하여 청력검사를 참고하여 보청기 조절과 평가를 하였다. 대상자의 보청기 조절은 총 2회에 걸쳐 진행되었으며([그림 11-4]), 조절 이후 보청기 측정은 주관적인 검사로 음장(sound field measurement)에서 작동이득검사(functional gain test: FG), 실이 측정(real-ear measurement: REM), 어음청력검사 등을 시행하였다.

FG는 주파수 변조음 Warble tone을 사용하였고, 보청기 착용 이후 중간주파수 영역 난청의 보완작용이 이루어지고 있음이 관찰되었다([그림 11-5]). REM의 결과로 보청기의 조절에 사용할 수 있었으며, 보청기 착용효과를 시각적인 정보로 제시함으로써 보청기 상담에 활용하였다([그림 11-6]). 대상자의 REM은 총 2회의 보청기 조절을 하여, 말소리 바나나(speech banana) 영역 부분에 근접하는 것으로 관찰되었다([그림 11-7]).

FG와 더불어 보청기 착용 전후를 비교하기 위해 방음실 내에서 교정 순음 청력검사와 어음청력검사도 함께 이루어졌다. 교정 순음 청력검사를 통해 보청기 조절 후 보청기 사용이 중 주파수 영역 대의 청력손실을 보완함을 확인할 수 있다. 보청기를 착용하기 전 MCL은 70 dB HL, WRS는 오른쪽 72%, 왼쪽 64%, 보청기를 착용한 후 MCL은 60 dB HL, WRS는

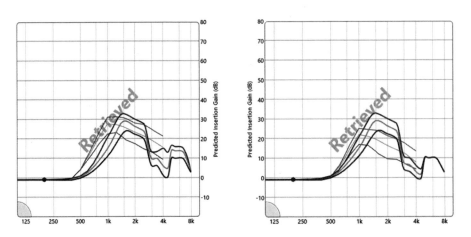

[그림 11-5] 양측 보청기 조절 화면(좌측부터 오른쪽 보청기, 왼쪽 보청기)

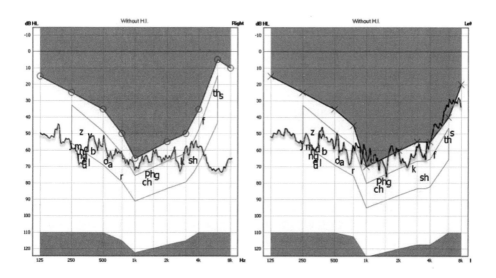

[그림 11-6] 실이 측정(REM)

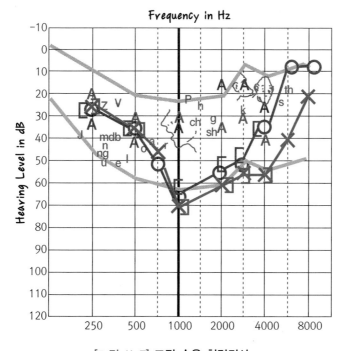

[그림 11-7] 교정 순음 청력검사

오른쪽 80%, 왼쪽 76%로 보청기를 착용한 후에 의사소통 능력이 개선되었음을 확인할 수 있다.

문제점과 향후 대응 방향

1. 학령기 아동의 경도 난청은 의사소통에 영향을 주고 있는가?
2. 신생아 청각선별검사 재검 이후, 난청 진단을 어렵게 하는 요인은?
3. 순음청력검사에서 '접시형' 또는 '쿠키-바이트' 청력손실의 특징은?
4. 양이 보청기 사용으로 기대할 수 있는 효과는?
5. 대상자에게 필요한 언어 평가는?
6.

고찰

초기 청력손실은 양적 및 질적으로 언어발달을 지연시키기 때문에 전반적 의사소통 장애로 이어질 수 있다(석동일, 1999). 그리고 읽기, 쓰기, 인지, 학습, 정서, 사회성 발달에도 영향을 준다. 그렇지만 난청을 조기에 발견하고, 조기에 중재하게 되면 자연스럽고 연속적인 언어 습득과 효과적인 소통이 가능하고, 삶의 질이 향상된다(허승덕, 2015).

청력손실이 없는 정상 언어발달 학령기 아동은 옹알이 단계에서부터 모국어의 음운 체계를 습득하여 정상적으로 산출한다. 발달 과정에서의 청력손실은 외부의 소리 자극을 수용하는 데 어려움을 주어 언어의 습득과 발달에 영향을 주게 되며, 의사소통 장애를 일으킬 수 있다.

조용한 곳에서 마주 보면서 대화하는 경우의 의사소통은 40 dB HL 범위까지 의미 전달이 가능하다. 감각신경성 난청은 역치상의 크기를 비정상적으로 왜곡하며, 청력손실이 있음에도 큰 소리에 대하여 민감하게 듣기도 한다(recruitment phenomenon). 그리고 낮은 음의 강도인 무성음(/k/, /t/, /p/)의 인식에 장애가 되고 있음이 보고되었다(Hodgson, 1994; Stewart, 1995; Stewart & Adams, 1997).

감각신경성 난청의 학령 전·기 아동이 쾌적한 음향 환경에서 지내며, 친숙한 가족 및 양육자와 생활하는 동안에 경도 또는 중등도 감각성 난청이나 특정 주파수의 청력손실에 대하여 발견하지 못하는 경우가 흔하게 발생한다. 학령 전·기 아동의 청력손실은 언어발달에 심각한 영향을 미칠 수 있으므로 이를 발견하기 위한 선별은 매우 중요하다(허승덕, 2016). 또한 학령기가 되어 아동의 활동 범위가 가정을 포함하여 학교, 다양한 사회적 활동으로 넓어지기 때문에도 청각손실에 따른 청각재활이 필요하다.

청각손실의 범위가 경계 범위 혹은 경도에 해당할 경우, 전문가들도 쉽게 간과할 수 있으며, 가정이나 학교에서도 발견하는 데에는 어려움이 있다. 청각적 수용의 문제는 언어 습득과 언어발달을 지체시킬 수 있으며, 의사소통 장애를 일으킬 수 있다. 또한 학습활동과 사회성, 정서 발달 등에도 영향을 줄 수 있다(김나연, 2017).

대상자는 신생아 청각선별검사에서 '재검' 대상이었음에도 추후 영유아기에 정밀검사를 진행하지 않았다. 대상자는 큰 소리에 잘 반응하고, 친숙하고 부모와 교감이 잘 형성되어 있어서 대화에 지장을 받지 않았다. 일상생활에서 대상자의 난청을 확신할 동기가 없었으나, 전화 통화 상황이나 실외활동의 대화 상황에서 듣는 것에 어려움을 느끼는 모습에서 난청을 의심하였다고 한다.

구어 발달은 청각적인 피드백에 많은 영향을 받으며, 조음적인 측면에서 손실된 음 역치 때문에 음운 지각이 어렵다. 또한, 습득된 음은 정확한 피드백이 어려워 정 조음에 도달하기 어렵다. 조음 위치의 동일 계열 내에서 조음 방법에 따라 변화하는 평음, 격음, 경음의 경우 정확하게 감지하기에 어려움이 있을 수 있다.

대상자의 청력도의 특징은 저주파수 영역과 고주파수 영역보다는 중간주파수 대역에서의 청력손실이 두드러지게 나타난다는 점이다. 즉, 저주파수와 고주파수의 소리는 잘 알아듣지만, 중간주파수 대역 500 Hz, 1 kHz, 2 kHz의 손실로 인해 작은 소리의 대화가 잘 들리지 않는 특징을 가지게 된다. 따라서 청각재활에 있어 중간주파수 대역의 손실을 보완할 수 있는 압축 비율의 조절과 소음 제거 기능이 필요하며, 중간주파수의 이득만 올리는 것뿐만 아니라 전체적인 이득 조절, 압축 역치, 압축 비율을 적절하게 제공해야 한다.

난청의 유형과 정도가 다르므로 보청기를 처방받기 전에는 청각학적 평가와 상담이 선행되어야 한다. 청력 역치가 40 dB HL 이하의 환자들은 난청으로 인한 불편감에 대해 잘 느끼지 못하는 경우가 많다고 한다 (Weinstein & Ventry, 1983). 따라서 객관적인 검사뿐만 아니라, 대상자가 자신의 난청을 이해하고, 보청기 사용의 필요성을 받아들이는 것이 보청기 사용의 순응도를 높이는 데 중요하다. 양측 보청기를 사용함으로써 소리의 방향성이 호전되고, 신호 대 잡음비(SNR)가 2~3 dB 정도 상승한다 (Palmer & Ortmann, 2005). 양측 보청기의 사용은 주관적인 음질과 이해력이 향상되는 장점이 있다.

이 예제의 대상자는 신생아 청각선별검사에서 재검 판정을 받았지만, 이후 정밀검사를 받지 않았다. 당시 아동의 난청을 의심하지 못하였던 이유가 청력손실의 정도가 경계선 혹은 경도였기 때문으로 추측한다. 대상 아동의 청력도를 고려하여 중간주파수대에 해당하는 음소의 적절한 피드백이 주어졌을지에 대한 언어학적 평가도 이루어져야 한다. 순음 청력도에서는 음소들의 고유한 주파수 및 음의 강도 특성에 따라 모음과 자음들이 서로 다르게 분포한다. 따라서 특정 주파수 대역에서의 청력손실은 해당 주파수에 분포하는 음소를 들을 수 없게 하여 언어발달이 지연될 수 있지만, 증폭기로 청력손실을 보상하여 주면 음소의 듣기와 표현 능력이 빠르게 개선된다.

청각장애의 언어재활은 청력보존과 언어발달 향상을 목표로 해야 한다. 언어 평가는 우리말 조음 · 음운평가(urimal test of articulation and phonology: U-TAP)와 수용 · 표현 어휘력 검사(receptive & expressive vocabulary test: REVT)를 시각적 단서를 제공하면서 시행한다. 이 프로젝트는 대상 아동이 신생아 청각선별검사에서 재검사 판정을 받고도 정밀검사를 받지 않아서 나타날 수 있는 문제를 살펴본 것이다. 난청 진단과 확인 그리고 청각학적 재활의 고리가 끊어지면 언어적 자극의 중단으로 이어질 수 있다. 이를 고려한 체계적 접근을 위한 노력이 필요할 것이다.

독자의 생각

📊 참고문헌 및 추천자료

김나연(2017). 학령전기 경도 및 중등고도 대칭성 고음 급추형 감각신경성 난청의 청각학적 평가 해석 증례. *Rehabilitation Welfare Engineering & Assistive Technology, 11*, 10-13.

김애란(2008). Meaning of the neonatal hearing screening, The 4th newborn hearing screening workshop.

문성균, 박홍준, 김영주, 박문성, 정연훈, 박기현(2002). 신생아청각선별검사의 결과와 비용효과 분석. 대한이비인후과학회지, 45, 1052-1056.

박수경(2015). 신생아 난청과 신생아 청각선별검사. *Hanyang medical review, 35*(2). 72-77.

박수경(2016). Newborn hearing screening status in Korea. *Audiol Speech Res, 1*, S24-S26.

석동일(1999). 청각장애 유아의 언어발달 특성 분석. 난청과 언어장애연구, 22(1), 31-42.

소운기(2009). 고위험군 신생아 대상 청각선별검사의 경험 및 유용성 연구. *Korean J Audiol, 13*, 24-30.

이현민(1999). A study of factors for medical services satisfaction in the Armed Forces Hospital, M.D. issertation, Kookmin University.

허승덕, 유영상(2004). 청각학(3판 2쇄). 부산: 동아대학교출판부.

허승덕(2015). 유소아 및 청소년 청각선별 결과. *Speech-Language & Hearing Disorders, 3*, 161-168.

허승덕(2016a). 청각-청각학 평가와 해석 기초. 서울: 박학사.

허승덕(2016b). 보청기 교정 청력 개선 예제 보고. 한국언어청각임상학회 학술대회논문집.

American Academy of Pediatrics, Joint Committee on Infant Hearing (2007). Principles and guidelines for early hearing detection and intervention programs. *Pediatrics, 120*, 898-921.

Hodgson, W. R. (1994). Evaluating of infants & young children. In J. Katz, W. L. Gabbay, S. Gold, L. Medwetsky, & R. A. Ruth (Eds.), *Handbook of*

Clinical A udiology (pp. 465-476). Baltimore: Williams & Wilkins.

Jerger, J., & Mauldin, L. (1978). Prediction of sensorineural hearing level from the brain stem evoked response. *Arch Otolaryngol, 104*(8), 456-461.

Kuhl, P. K., Andruski, J. E., Chistovich, I. A., Chistovich, L A., Kozhevnikova, E. V., & Ryskina V. L., et al. (1997). Cross-language analysis of phonetic units in language addressed to infants. *Science, 277,* 684-686.

Kuhl, P. K., Williams, K. A., Lacerda, F., Stevens, K. N., & Lindblom, B. (1992). Linguistic experience alters phonetics perception in infants by 6 months of age. *Science, 255,* 606-608.

Martin, F. N., & Clark, J. G. (2015). *Introduction to Audiology* (12th ed.). 허승덕 역(2016). 청각학개론(12판). 서울: 박학사.

Nelson, H. D., Bougatsos, C., & Nygren, P. (2008). Universal newborn hearing screening: Systematic review to update the 2001 US Preventive Services Task Force Recommendation. *Pediatrics, 22,* e266-276.

Norton, S. J., Gorga, M. P., Widen, J. E., Folsom, R. C., Sininger, Y., & Cone-Wesson, B. et al. (2000). Identification of neonatal hearing impairment: Evaluation of transient evoked otoacoustic emission, distortion product otoacoustic emission, and auditory brain stem response test performance. *Ear Hear, 21,* 508-528.

Palmer, C. V., & Ortmann, A. (2005). Hearing loss and hearing aids. *Neurol Clin, 23,* 901-918, viii.

Sininger, Y. S., Doyle, K. J., & Moore, J. K. (1999). The case for early identification of hearing loss in children: Auditory system development, experimental auditory deprivation, and development of speech perception and hearing. *Pediatr Clin North Am, 46,* 1-14.

Stewart, J. (1995). Congenital deafness. In J. L. Northern (Ed.), *Hearing Disorders* (pp. 189-198). Needham Heights, MA: Allyn & Bacon.

Stewart, L., & Adams, D. (1997). Deafness: Its implication. In W. McCracken & S. Laoide- Kemp (Eds.), *Audiology in Education* (pp. 79-106). London: Whurr.

Thompson, D. C., Mc Phillips, H., Davis, R. L., Lieu, T. L., Homer, C. J., & Helfand, M. (2001). Universal newborn hearing screening: Summary of evidence. *JAMA*(the journal of the American Medical Association), *286*, 2000−2010.

US Preventive Services Task Force recommendation statement (2008). Universal screening for hearing loss in newborns. *Pediatrics, 122*, 143−148.

Weinstein, B. E., & Ventry, I. M. (1983). Audiometric correlates of the Hearing Handicap Inventory for the elderly. *J Speech Hear Disord, 48*, 379−384.

Werner, L. A., Folsom, R. C., & Mancl, L, R.. (1993). The relationship between auditory brainstem response and behavioral thresholds in normal hearing infants and adults. *Hear Res, 68*(1), 131−141.

Yoshinaga−Itano, C., & Gravel, J. S. (2001). The evidence for universal newborn hearing screening. *Am J Audiol, 10*, 62−64.

Yoshinaga−Itano, C., Sedey, A. .L., Coulter, D. K., & Mehl, A. L. (1998). Language of early and later−identified children with hearing loss. *Pediatrics, 102*, 1161−1171.

제12장　Bimodal 양이 청취 성인의 청각재활

옥수진(Oak, SueJin, MSc)*

| Chapter 12 | Audiological Rehabilitation for Adult with Bimodal Binaural Hearing

Project Introduction

Binaural hearing is important because listening on both sides improves speech discrimination and localisation of sounds. Binaural hearing is available by combination of different devices such as a cochlear implant (CI) and a hearing aid (HA) for severe to profound hearing losses.

In recent years, research has investigated the advantages of a single CI when combined with a HA.

It is important to determine a recipient's level of auditory functioning for successful auditory rehabilitation before cochlear implantation through providing plenty number of sessions for adults.

This case study briefly introduces the recipient's level of auditory functioning and rehabilitation before receiving CI.

* Oak, S. J. (2019). Audiological Rehabilitation for Adult with Bimodal Binaural Hearing. In: Heo, S. D. (2019). *Audiological Rehabilitation for Interdisciplinary Research*. Seoul: HakJiSa.

🔗 Project History and Description

19/11/2013

44 years old client, J admitted to clinic N with worsening hearing over the last few years. He had undergone surgery on his right ear 14 years ago, and the operation was reported to be unsuccessful, but no detailed surgery record remains. Since 2006, he has been wearing a hearing aid (HA) only in the left ear. The most apparent hearing problem was poor audibility in a one-to-one conversation. To alleviate the issues, he uses mobile with loudspeaker and relies heavily on lip-reading in conversations.

A hearing has been deteriorated in recent years and no history of ear infection, wax problems, vertigo, and tinnitus. The client had no difficulty in vision and memory, so there was no difficulty in managing the HA.

🔗 Audiological & Speech Pathological Evaluation

Otoscopy examination showed clear tympanic membrane. Word discrimination test was attempted but could not complete any words.

The BKB sentence live voice test was performed with wearing current aid with auditory stimuli alone and auditory-visual stimuli but did not complete any words.

Currently, he is wearing an aid for more than six years, so the audiologist recommended a new BTE (Nitro 3mi SP BTE) to the client. Two weeks later the client was fitted with a BTE aid on the left ear, and the aid function was reliable. The aid has a telecoil function, and occlusion effect was tested. The client was satisfied with the sound quality of the aid without a significant discomfort to his voice heard through the aid.

The audiologist consulted J about implications of hearing loss, expectations for the hearing aid, goals and technology limitations.

Also, gave information about CI due to the limitations and degree of his hearing loss. The audiologist discussed receiving CI and the client keens to find out more. Additionally, discussed additional devices including TV headphones, captions, alerting device (smoke alarms and alarm clocks).

A follow-up appointment was set up for the second fitting of the aid after two months and planned to send a letter to S University regarding CI.

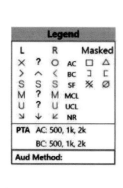
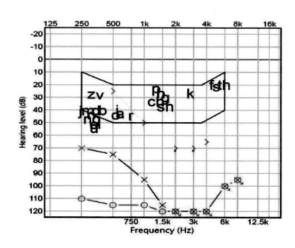

[figure 12-1] Unaided Pune Tone Audiogram

The client's audiogram results are shown below.

13/01/2014

J was delighted with wearing a new HA, and families noticed significant improvements. He was using the aid almost every day and was very pleased with the improvements.

Maximum Power Output (MPO), occlusion, comfort-physical level, feedback, and telephone use were checked, and all fitting was proper. Aided speech assessment performed with BKB sentences and the results were 62% (aided auditory alone) and 92% (Aided + Visual).

Hearing tactics were recommended including facing a speaker when possible and keep background noise to a minimum. A dry aid kit was given as he perspires a lot. COSI (Client Oriented Scale of Improvement) was completed and discussed the long-term program to manage his hearing loss.

As a further action, discussion of OHS (Occupational Health and Safety) services and follow-up appointment in next year.

19/08/2016

In 2015, the client underwent surgery to remove a tumour from his right back neck due to the stroke.

J was on the waiting list for CI to be implanted on the left, expected to have it in the next year. The client was up to having CI but has been delayed after recent surgery removing the tumour. He reported that he is hearing more background noise and not hearing speech as well as he would like. Unfortunately, receiving CI has been held off since client had other surgery recently.

Pure Tone Audiometry (PTA) is stable. However, the client having difficulty managing the HA because the physical condition of the ear has changed. HA was adjusted then obtained a better match and increased MPO range. Insertion gain and listening checking showed HA is functioning reliably. The client reported more clarity than before. New impression was taken for a new mould.

COSI was performed. His specific goal was to be able to hear his family more clearly in one-to-one conversation. Audiologist provided information of additional devices and strategies move forward with CI.

05/09/2017

He was going to get implant on the left ear at S hospital in December. Discussed his residual hearing in the right ear and what he could do to hear in right ear after the operation and before switch on.

PTA showed his hearing in both ears was stable. Right ear is profoundly deaf so no measurable hearing.

AB words test at maximum volume on right ear was attempted to see if he could get any AB words. However, nothing archived from the test and explained this result to the client. He understood that a hearing aid on right ear would not be of any benefit when he has the operation.

Discussed tactics to improve communication skills and how to cope until switch on. He decided to donate his HA because he will not be using it.

19/09/2017

Device review was performed before CI surgery.

MPO, occlusion, comfort–physical level, feedback, and telephone use were checked and all fitting was right. New impression was taken.

The client asked many questions regarding the surgery, expectations, management and CI device.

The audiologist went through CI and showed client replacement battery and discussed magnet positioning under the skin. Addressed an impression after CI surgery to attach to ear hook as a retention mould. Discussed multinim2+ and Roger Pen + DAI connections onto CI post–surgery (depending on which model CI he gets). COSI was reviewed, the audiologist emphasised realistic expectations of CI. The audiologist linked these to visual cues and communication strategies.

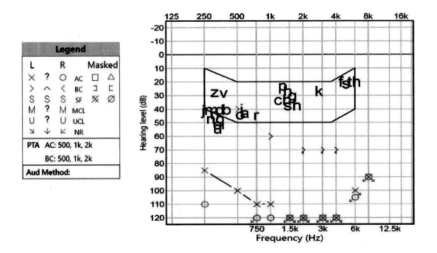

[figure 12-2] Preoperative Pure Tone Audiogram

Outcomes

It is not possible to hear all the sounds even if wearing hearing aids. The sound that the hearing-impaired person wants to hear is not only the voice of speaker but also the sound coming from phone or TVs. These electronic devices are most usefully used in the daily life of everyone including people with hearing loss.

To improve limitation of aids, the technical methods including increase signal-to-noise ratio, directional microphones, and noise reduction algorithms should be checked to provide the best condition for better sound quality (Dillon, 2001).

Also, assistance hearing devices, which can help him to use them efficiently, can also benefit significantly if hearing aids are used together. Audiologists should provide enough explanation and instruction on their use to the client. For instance, microphones or TV streamer can be adjusted by dividing the frequency band into low, mid, and high for better speech clarity.

CI is considered as an optimal clinical resolution due to his profound hearing loss and poor speech discrimination in this case (Wilson et al., 1991). J is expected to improve communication and understanding of speech by receiving CI. J will need to undergo a period of intensive speech rehabilitation post CI surgery to retrain the brain to adapt to the sound delivered by the CI. Good motivation and attitude towards speech rehabilitation will lead to better rehabilitative outcomes.

☘ Problems and Further Direction

Augmentative and Alternative Communication (AAC)

AAC refers to various forms of communication other than spoken words to reduce the problems of people who cannot communicate independently. Symbols are used to communicate.

It is a holistic approach to strategies and techniques. AAC for example communicating by using whiteboard will be the primary form of communication for patient J.

It is highly recommended to the patient until switch on post CI surgery because his right ear is profoundly deaf (Davis, Barnard-Brak, Dacus, & Pond, 2010).

A team approach

It is essential to exchange information with audiologists in the clinic and S hospital. Also, it is necessary to cooperate with an ENT and surgeon of CI.

Auditory training (AT)

AT aims to improve communication skills through repeated listening training based on the brain's plasticity in response to auditory stimuli. Also, AT is recommended to improve audibility in noise situation for hearing-impaired people (Burk & Humes, 2008). AT can make it easier to accept variable listening environments (Ferguson & Henshaw, 2015)

Social/family considerations

- Recognition of hearing loss: It is not easy to tell others about his hearing loss. If a person with a hearing-impairment acknowledges his hearing to others, the conversation could be more easily carried out because of the other person's consideration of the hearing impaired person (Beattie, 1984).

- Clear articulation: If the pronunciation of the speaker is not correct regardless of hearing loss, it is difficult for others to understand it correctly. Especially in the case of J, it may become more difficult to understand the person. Slow speaking with a correct pronunciation to the patient J can be a huge social/clinical consideration. His family members should understand his hearing impairments and speak more easily and louder. J's communicative partners can be trained for clear pronunciation as J communicates with them the most frequently. When people speak slowly, it is easier to understand. Because phonemes are pronounced longer, then phonemes become clearer. Also, the pronunciation of the vowel is fully formed, and strength of the closed consonant increases relatively (Dalton et al., 2003).

🔬 Discussion

Listening strategies

Listening strategies for hearing-impaired people should include observation of the listening environments (Ciorba, Bianchini, Pelucchi, & Pastore, 2012). It would be beneficial to the patient to recognize that the effect of wearing HA may vary depending on listening environments. Audiologists need to tell the patient that the impact of HA in any listening environments would not occur equally in all.

For listening strategies, Lip-reading (positions and shape of lips), facial expressions, body movements and syllable guessing can be included.

Listening environment

• Reverberation control

Objects such as ceilings and walls have the property of reflecting sound. Sound may go into the ear after multiple reflections. When sound reaches the ear several times with time difference, hearing-impaired individual feels as if the sound is echoing. Reverberation has a great influence on speech clarity, which makes it difficult to understand precisely. Therefore, it is crucial to have conversations in a small space with sound absorption such as curtains and furniture so that the reverberation can be generated to enhance the intelligibility of the sound.

• Brightness

Illumination between the hearing-impaired person and speakers can be an essential factor to catch various visual cues from speakers. It is a good idea to have the others sit on the opposite side of the lamp so that light is reflected on the speakers' face.

• Distance

The distance between the hearing-impaired person and speaker is significant to improve the intelligibility especially in the listening space where the reverberation/noise exists. The closer the distance between the speakers, the better clarity of sound. The reason for this is that the closer the distance to signal, the enhanced of the direct sound, which improves the signal-to-noise ratio.

• Noise

Even normal hearing people have difficulty in recognizing speech in noisy environments. This is because the presence of noise reduces the intelligibility of speech. Thus, decreasing noise level is essential (Gelfand, 2007).

🔗 독자의 생각

📈 Referenes and Recommend Reading

Beattie, J. A. (1984). Social aspects of acquired hearing loss in adults. *International Journal of Rehabilitation Research.* 7(2), 215-216.

Burk, M. H., & Humes, L. E. (2008). Effects of long-term training on aided speech-recognition performance in noise in older adults. *Journal of Speech, Language, and Hearing Research*, 51(3), 759-771.

Ciorba, A., Bianchini, C., Pelucchi, S., & Pastore, A. (2012). The impact of hearing loss on the quality of life of elderly adults. *Clinical interventions in aging*, 7, 159.

Dalton, D. S., Cruickshanks, K. J., Klein, B. E., Klein, R., Wiley, T. L., &

Nondahl, D. M. (2003). The impact of hearing loss on quality of life in older adults. *The Gerontologist*, *43*(5), 661–668.

Davis, T. N., Barnard-Brak, L., Dacus, S., & Pond, A. (2010). Aided AAC systems among individuals with hearing loss and disabilities. *Journal of Developmental and Physical Disabilities*, *22*(3), 241–256.

Dillon, H. (2001). *Hearing aids* (Vol. 362). Sydney: Boomerang press.

Ferguson, M. A., & Henshaw, H. (2015). Auditory training can improve working memory, attention, and communication in adverse conditions for adults with hearing loss. *Frontiers in psychology*, *6*, 556.

Wilson, B. S., Finley, C. C., Lawson, D. T., Wolford, R. D., Eddington, D. K., & Rabinowitz, W. M. (1991). Better speech recognition with cochlear implants. *Nature*, *352*(6332), 236–238.

제13장 청각장애 부모를 둔 다문화 자녀의 언어재활

정숙경(Jung, SookKyoung, MSc)*

| Chapter 13 | Speech-Language Pathological Rehabilitation for the Multicultural Child with Hearing Impaired parents

🔬 프로젝트 요약

일반적으로 아동은 말소리를 지각하고 타인의 말소리에서 음소 간의 차이를 발견하고 음소들을 상호 구별하는 능력을 발달시키면서 말소리를 습득한다. 아동의 연령이 낮을수록 또래와의 놀이상황이나 부모와의 상호작용상황에서 말소리 습득과 발달이 촉진된다. 그러나 청각장애를 가진 부모와의 상호작용을 지속적으로 갖게 되는 아동의 경우에는 제한적인 언어적 환경에 노출된다. 즉, 말소리 자극이 양적, 질적으로 제한되고 왜곡된 환경에 노출되기 때문에 건청 자녀들은 정상청력을 가지고 있더라도 말소리 습득에 어려움이 있을 수 있다(홍지숙, 2015).

청각장애인들에 의해 형성된 문화속에 자연스럽게 스며들게 되면서 청각장애 부모에게서 태어난 **건청자녀**(children of deaf adults: CODA)는 그

---

* 정숙경(2019). 청각장애 부모를 둔 다문화 자녀의 언어재활. 허승덕(2019). 융복합 청각재활. 서울: 학지사.

Jung, S. K. (2019). Speech-Language Pathological Rehabilitation for the Multicultural Child with Hearing Impaired parents. In: Heo, S. D. (2019). *Audiological Rehabilitation for Interdisciplinary Research*. Seoul: HakJiSa.

들만의 독특한 문화를 공유하며(Filer & Filer, 2000) 청각장애 부모에게서 태어난 건강한 청력을 가진 건청자녀는 듣고 말할 수 있으므로 음성언어를 일차적인 의사소통수단으로 사용한다(김대규, 2014). 그러나 일반아동들에 비하여 청각장애 부모로부터 음성언어를 습득할 수 있는 기회가 적기 때문에 언어를 표현함에 있어 어려움을 겪을 수 있다. 부모와 자녀의 언어 불일치는 자녀의 언어발달에 부정적인 영향을 미칠 수 있고, 건청자녀일지라도 유아기에 충분한 청각적인 경험을 갖지 못하면 청각장애인과 유사한 행동을 하고 반응할 수 있다(이준우, 2003).

이 예제는 난청인 한국 아버지와 캄보디아인 어머니 사이에서 태어난 다문화 자녀의 언어적 평가 결과를 살펴보고, 그에 따른 언어중재를 고찰하고자 한다.

프로젝트 개요

대상은 어머니가 캄보디아인, 아버지가 한국인이며 한국에서 태어난 3세 2개월된 남아로 현재 어린이집에 등원 중이다. 아동의 아버지는 어렸을 적 양측 고도 감각신경성 난청으로 진단받았고, 현재 귀걸이형 보청기를 사용하고 있으며 독화와 구어를 이용한 의사소통이 가능하였다. 아버지는 현재 도소매업체에서 청과물 납품관련 업무를 맡아 일하고 있으며 어머니는 3년 전부터 공장에 취업하여 일을 하고 있다. 아동의 어머니는 한국말로 자신의 의사전달이 가능하며 별도의 통역사 없이 지도사와 상담이 가능하였다. 부모의 보고에 의하면 생후 10개월경 열 경기가 두 번 있었고 그로 인하여 대학병원에 입원한 이력이 있으며 3년 6개월 정도 하루 2번 약물을 복용해야 한다는 소견에 따라 현재까지 복용 중이다. 6개월 간격으로 정기적인 뇌파검사를 받고 있으며 지속적인 관리를 위하여 병원에 검진을 받고 있다. 청력손실 등 청각학적 문제는 없었다.

언어병리학적 평가

치료 전 언어 평가는 아동이 만 2세 6개월경 실시하였으며 평가 결과는 다음과 같다.

취학 전 아동 수용 및 표현 언어 발달척도(preschool receptive-expressive language scale: PRES)는 수용, 표현 언어의 경우 기초선 성립불가능으로 검사가 중단되었다.

영유아 언어발달검사(sequenced language scale for infants: SELSI)는 수용언어 원점수 30점, 수용언어 등가월령 16개월, 표현 언어의 경우 원점수 15점, 표현언어 등가월령 9개월로 평가되었다.

평가 시 아동은 지도사와의 상호작용상황에서 제스처와 발성을 통해 자신의 의도를 표현할 수 있었으며, 구어 산출 시 기식화된 음성과 함께 모음이 산출되며 제스처나 발성으로 의사소통하려는 의도를 보인다.

언어병리학적 재활

중재 프로그램은 회기당 치료 40분, 부모상담 10분으로 총 50분씩 주 2회씩 약 6개월 동안 제공하였다. 상담은 조부모와 직접 면담하였으며 아동의 어머니와 전화통화하며 간접 면담을 진행하였다. 상담 시 목표 언어에 대한 반복학습을 위해 가정 내 부모지도법을 중심으로 상담을 진행하였다.

중재 활동에서 '장기목표 1'의 경우, 발성 촉진을 위하여 아동이 알아들을 수 있는 소리를 산출할 경우 치료사는 즉각 사회적 강화를 주었고, 아동이 산출한 발화는 치료사가 모방 발화하여 아동에게 다시 들려주는 반복 과정을 거쳤다. 언어, 지시 또는 신체적 촉진을 사용하며 점차적으로 촉진을 줄여 나갔으며 치료사는 장난감을 조작하며 장난감에서 소리를 과장된 목소리로 따라 하는 등 아동이 함께 주목하는 것을 유지할 수 있도록 하였다.

'장기목표 2'의 경우, 통 안에 블록을 넣거나 장난감으로 상징놀이 활동을 하면서 사물을 조작하는 충분한 시간을 제공하고 비언어적 모방 후 언어모방, 수용 지시로 연결될 수 있도록 지도하였다.

'장기목표 3'에서는 의성어 · 의태어와 관련된 그림 연결하기, 실제 사진과 연관된 그림 선택하기 등을 통하여 목표 언어를 유도하였으며 아동이 적절하게 표현하지 않을 경우 지속적인 모델링을 통해 아동에게 목표 언어를 노출시켰다. 목표 언어와 유사한 반응을 보일 경우 확장, 확대, 혼잣말 기법 등을 통해 언어 습득을 촉진하였다.

〈표 13-1〉 **장단기 치료 목표**

장기목표 1	놀이상황에서 아동은 다양한 의사소통 기능(반응하기 및 발성이 동반된 제스처, 요구하기)을 80% 이상 정확하게 사용할 수 있다.
단기목표 1-1	놀이상황에서 아동은 지도사의 도움 없이 지도사의 물음에 10번 중 8번 이상 제스처 및 발성으로 대답할 수 있다.
단기목표 1-2	놀이상황에서 아동은 지도사의 도움 없이 발성(vocalization)을 동반한 제스처를 10번 중 8번 이상 정확하게 사용할 수 있다.
단기목표 1-3	놀이상황에서 아동은 지도사의 도움 없이 10번 중 8번 이상 제스처와 함께 발성을 동반하여 요구하기를 사용할 수 있다.
장기목표 2	상호작용상황에서 단순 상징행동 및 단순 상징행동을 조합하여 놀이 활동을 할 수 있다.
단기목표 2-1	상호작용상황에서 인형이나 다른 대상에게 단순 상징놀이를 80% 정도 수행할 수 있다.

단기목표 2-2	상호작용상황에서 다른 사람이나 물체의 흉내를 내는 단순 상징 놀이를 80% 정도 수행할 수 있다.
단기목표 2-3	상호작용상황에서 단순 상징행동을 조합하여 80% 정도 수행할 수 있다.
장기목표 3	놀이상황에서 아동은 일상생활에 필요한 어휘를 지도사를 따라 80% 정도 모방하여 말할 수 있다.
단기목표 3-1	놀이상황에서 제스처와 함께 의성어나 의태어 20개를 80% 수준으로 모방하여 말할 수 있다.
단기목표 3-2	놀이상황에서 신체부위 이름 10개를 이해하고 80% 수준으로 모방하여 말할 수 있다.
단기목표 3-3	놀이상황에서 일상생활에 자주 사용하는 어휘 20개를 이해하고 80% 수준으로 모방하여 말할 수 있다.

결과

언어발달 수행력은 재활 서비스 약 6개월 동안 제공한 후, 아동이 3세경 실시하였으며 평가 결과는 다음과 같다.

취학 전 아동 수용 및 표현 언어 발달척도(preschool receptive-expressive language scale: PRES)는 수용언어의 경우 원점수 7점, 백분위수 3%ile, 표준편차 –2SD 미만으로 평가되었으며 표현 언어의 경우 원점수 4점, 백분위수 2%ile, 표준편차 –2SD 미만으로 평가되었다.

영유아 언어발달검사(sequenced language scale for infants: SELSI)는 수용언어 원점수 52점, 수용언어 등가원령 28개월, 표현 언어의 경우 원점수 35점, 표현언어 등가월령 19개월로 평가되었다.

아동은 부직포 판에서 동물 모형이 떨어질 때, 웃음소리와 함께 모음 '아' '우' 산출이 가능하였으며 물건을 잡고 옮기면서 치료사의 모델링을 통하여 10번 중 6회 이상 정확하게 사용할 수 있었다. 아동이 반응을 보이지 않을 경우, 치료사는 모형을 옮기면서 발성을 산출하여 모델링해 주었으며 아동은 "으아" "우아" "아야"와 같이 모음 위주의 2음절 또는 다음절 발성을 동반한 몸짓(박수 치기, 자동차 밀기, 원하는 장소로 물건 옮기기)을 10번 중 9번 이상 정확하게 사용할 수 있었다. 아동이 산출한 음성을 모방 발화하여 아동에게 다시 들려주었으며 몸짓과 함께 "우와, 가자" "와, 출발"과 같이 확장된 발화로 아동에게 이야기를 들려주었고 아동은 블록으로 집 모형을 만들며 쌓아 올리는 놀이활동에서 치료사의 발성을 모방발화하며 "아이쿠" "아야" "우아아" 등과 같이 3음절 이상 발성이 가능하였으며 치료사의 "아이쿠 무너졌다" "아야 떨어졌다"와 같이 확장된 문장을 듣고 아동은 "아야 다" "다다다 다"와 같이 모방발화를 시도하려는 모습이 관찰되었다.

🔬 문제점과 향후 대응 방향

1. 난청 다문화가정에서 건청인 자녀의 언어적 특성은?
2. 부모가 난청인 다문화가정에서 건청인 자녀의 언어재활 방향은?
3. 난청 다문화가정 부모에게 필요한 교육은?
4.

🔬 고찰

일반적으로 초기 언어 및 어휘습득의 가장 기본은 듣는 정보로부터 시작되며 정보를 듣는 활동을 통해 언어에 대한 반복된 경험과 유사한 상호작용상황에 반복적으로 노출시키며 언어에 대한 능력을 만들어 주는 것으로 언어를 접할 수 있게 된다(김주영, 2002). 그런데 청각장애가정의 건청자녀들은 일반 아동 집단과 비교하였을 때, 주 양육자인 부모에 의해 충분한 듣기 정보를 받을 수 없다. 또한 영유아기 언어 및 의사소통 발달을 위해서는 부모가 아동의 발성 및 발화에 대해 질적·양적으로 적절히 반응해 주는 것이 중요한데, 청각장애 부모들은 아동의 구어에 민감하게 반응해 줄 수가 없어 적절한 상호작용이 이루어지지 못하는 경우가 자주 발생된다(김미정, 2010).

이처럼 대부분의 청각장애인은 양육과정에서 정상청력을 가진 부모나 형제들과 의미 있는 의사소통 채널을 확보되지 못한 경우가 대부분이므로 청각장애인 부모와 건청인자녀 사이에는 의사소통 단절문제가 빈번하게 발생되고 이러한 의사소통에 대한 주변 환경 지원은 부족한 상황이다(이은주, 김영태, 2011).

이 예제에서는 청각장애가정뿐만 아니라 다문화가정의 특성도 배제할 수 없으므로 난청 부모를 둔 다문화가정 건청 아동에 대한 언어재활 방향은 표준화된 언어 평가를 통해 아동의 수준을 진단하여 적절한 수준의 치료 방향으로 나아가야 하며, 주변 환경에 대해 민감하게 고려되어야 한다.

언어자극 결핍 환경인 다문화가정과 청각장애가정이 중첩되어 있는 앞 사례의 경우, 사회적 상호작용과 의사소통기능 향상을 위하여 가정에서 단독놀이(solitary play), 병행놀이(parallel play), 사회적 놀이(social play) 단계를 통해 소리를 반복해서 들려주어 충분한 언어 자극 노출 환경을 만들어 주는 것이 필요하다. 단순한 놀이로 끝나기보다 언어를 이해시키고 표현으로 이끌어 낼 수 있도록 아동과 양육자의 눈높이를 맞추는 것이 중요하며 가정에서도 부모와의 놀이방법을 설정하여 치료실에서의 상황을 반복하여 경험할 수 있도록 지도가 필요하다.

현재 전국 다문화가족지원센터에서 만 12세 이하 다문화가족 자녀들을 대상으로 언어발달지원서비스를 무료로 제공하고 있으며 생애 최대 2년까지 언어촉진교육을 무료로 지원받을 수 있다.

독자의 생각

📊 참고문헌 및 추천자료

김대규(2014). 청각장애인 부모의 건청인 자녀 양육부담 및 욕구에 관한 연구. 장애와 고용, 24(4), 172-190.

김미정(2010). 부모의 청각장애 유무에 따른 건청 유아 조음의 음향음성학적 특성. 강남대학교 교육대학원 석사학위논문.

김영태, 성태제, 이윤경(2003). 취학 전 아동의 수용언어 및 표현언어 발달 척도 (preschool receptive-expressive language scale: PRES). 서울: 서울장애인종합복지관.

김주영(2002). 청각장애아동과 건청아동의 보통명사에 대한 의미론적 발달비교. 대구대학교 대학원 석사학위논문.

이은주, 김영태(2011). 청각장애부모 가정 건청아동 집단의 심성동사 어휘발달. 언어청각장애연구, 16, 503-520.

이준우(2003). 한국 농청소년의 농정체성과 심리사회적 기능과의 관계에 관한 연구. 숭실대학교 대학원 박사학위논문.

홍지숙(2015). 부모의 청각장애 유무에 따른 3, 4세 건청 자녀의 모음 및 파열음 조음의 음향음성학적 특성 비교: 예비연구. 말소리와 음성과학, 7(1), 67-77.

Filer, R. D., & P. A, Filer (2000). Practical considerations for counselors working with hearing children of deaf parents. *Journal of Counseling and Development*, 78(1), 38-43.

제14장 인공와우이식 아동의 Auditory Verbal Therapy

장성진(Jang, SeongJin, MSc)*

| Chapter 14 | Auditory Verbal Therapy for Child with Cochlear Implants

🔬 프로젝트 요약

고심도 난청아동은 조기에 인공와우이식을 받을수록 말-언어발달 수행력이 향상된다는 연구결과들이 보고되고(Ching et al., 2017) 인공와우이식술의 의료보험이 확대되면서, 우리나라에서도 고도난청 아동이 1세경에 인공와우이식을 받는 것이 보편화되었다.

하지만 전문가들이 실제로 만나는 사례들은 신생아 선별 검사를 받지 않아 난청을 늦게 발견한 아동, 인공와우이식을 3세 이후에 받은 아동, 조기에 인공와우이식 받았으나 내이 기형으로 인해 충분히 소리를 듣지 못하는 아동과 같이 다양한 히스토리를 가지고 있다. 그리고 각각의 사례에 따라 어떻게 재활을 접근해야 하는지에 대해서 전문가들 간 다양한 견해 차이를 보이고 있다.

---

* 장성진(2019). 인공와우이식 아동의 Auditory Verbal Therapy. 허승덕(2019). 융복합 청각재활. 서울: 학지사.

Jang, S. J. (2019). Auditory Verbal Therapy for child with cochlear implants. In: Heo, S. D. (2019). *Audiological Rehabilitation for Interdisciplinary Research*. Seoul: HakJiSa.

저자는 인공와우이식 시기가 늦을수록 최대한 기관 언어치료를 많이, 자주 받아야 한다는 권고를 받고 주 3회 이상, 치료사-아동 일대일 언어치료를 받은 아동들을 많이 보아 왔다. 그로 인해 인공와우이식 아동의 부모들은 자녀의 언어발달을 전문가에게만 의지하고 있는 경우가 많았다. 그리고 아동의 인공와우 상태나 듣기 능력을 고려하지 않고 조음치료와 어휘 습득을 강조한 언어치료를 받는 사례들도 있었다.

청각장애 아동의 치료 방향을 결정할 때는 특정 치료법을 획일적으로 적용하거나 치료 회기를 강조하기보다는 청각장애 아동의 듣기 및 말 언어 능력, 성격 특성, 중복 장애 특성, 부모의 참여 정도, 부모의 학습 스타일 등을 고려한 개별화된 치료접근법으로 교육해야 한다.

그리고 청각장애아동의 언어재활을 접근할 때 공통적으로 고려할 점이 있다. 아동이 난청을 가지고 있다면, 아동은 난청으로 인해 정확하게 말소리를 듣지 못하였고, 명료한 말소리를 또래 아동들만큼 충분히 듣지 못했다는 점이다. 이러한 청각박탈이 말-언어 지연의 원인이 된다.

따라서 청각장애 아동의 언어치료를 시작하기 전에 반드시 아동이 보장구를 통해 정확하게 소리를 듣고 있는지와 같은 기본적인 듣기(수동적 듣기, hearing) 상태를 확인해야 한다. 또한 아동의 말소리에 대한 집중력, 소리의 의미 이해와 같은 능동적 듣기(listening)에 대한 평가가 매 세션 주의 깊게 이루어져야 한다.

두 번째로, 고심도 난청 아동은 소리를 못 들었던 시기와 기간에 따라 말-언어 능력의 예후가 달라진다. 청각 중추 발달에 관한 연구결과(Sharma, Dorman, & Spahr, 2002; Sharma, Dorman, & Kral, 2005), 고심도 난청 아동이 3세 6개월 이전에 인공와우이식을 받은 경우 연령에 적합한 중추 청각 반응을 보였지만, 7세 이후에 이식술을 받는 경우 인공와우 착용기간이 늘어나더라도 건청 아동과 같은 중추 청각 반응이 관찰되지 않았다. 즉, 뇌 발달 측면에서 생후 3세 6개월 동안에 아동의 뇌는 가장 큰 변화를 겪고 이 시기는 언어 습득에서 가장 민감하면서, 결정적 시기이다. 따라서 아동이 인공와우이식을 언제 받았느냐에 따라 기대할 수 있는 말-언어 능력과 재활 방법이 달라진다. 예를 들면, 4세 이후에 인공와우이식을 받아 생활연령과 언어연령 간에 2년 이상 격차가 나는 경우, 주 2회 청각구어전문가를 만나 가정에서 듣기를 촉진할 수 있는 기법들을 배우는 형태의 치료 방법이 필요할 수 있다.

많은 수의 인공와우이식 아동 부모들은 아동이 언제 이식술을 받았느냐에 상관없이, 자녀가 **구두언어**(spoken language)를 습득하기를 원한다. 그 이유는 92~96% 청각장애 아동의 부모가 건청인이고(Mitchell & Karchmer, 2002), 보청기와 인공와우와 같은 청각 보장구가 발전되어 고심도 난청 아동들도 조기에 보장구를 착용하고 재활을 받으면 정상에 가까운 구두언어 습득이 가능해졌기 때문이다(Dornan, Hicksin, Murdoch, & Houston, 2007).

이러한 이유로 많은 수의 부모는 청각장애 자녀가 **청각구어법**(auditory verbal therapy: AVT)으로 언어치료를 받기를 원한다. 청각구어법의 궁극적인 목적은 청각장애 아동이 듣고 말하는 대화 능력을 갖추어서 일반학교에 통합되고 아동의 삶에서 교육적, 사회적 선택의 제한을 받지 않도록 하는 것이기 때문이다.

청각구어법에서는 아동이 최적의 보장구를 착용하도록 권고하고 관리하는 방법을 부모에게 교육한다. 그리고 아동이 아동 본인의 소리, 다른 사람의 소리를 변별하고, 듣는 것으로 구두언어를 습득할 수 있도록 아동의 부모에게 생활 속에서 듣기를 촉진할 수 있는 전략 및 기술을 지도하고, 조용한 듣기 환경을 조성하도록 교육한다. 그리고 청각구어법은 **개별화된 진단적 치료**(Individualized diagnostic session)를 진행하는 것을 원칙으로 한다. 따라서 아동의 듣기 수행력, 치료 목표에 대한 부모의 이해도 등을 매 세션 평가하여 당일 치료 목표에 반영한다.

이 예제의 아동은 신생아 선별검사를 받지 않아 2세경에 난청을 발견하고 2세 6개월경에 양이 동시 인공와우이식을 받은 고심도 난청 아동이다. 아동의 부모는 건청인으로 아동이 구두언어를 습득하기를 원하여서 청각구어법을 언어치료 방법으로 선택하였다. 아동은 다행히 구어 습득에 민감한 시기인 3세 전에 수술을 받았지만, 아동의 생활연령과 듣기 및 말-언어 연령 간에 20개월 정도의 격차를 보이고 있어 부모님은 아동의 진전에 대해 조급함을 느꼈고, 주양육자인 어머니가 복직을 앞두고 있어, 향후 재활에 대한 걱정이 많은 편이었다.

이러한 히스토리를 가진 인공와우이식 아동에게 청각구어법을 실제로 어떻게 적용하고, 어떻게 부모를 교육하며, 부모교육이 왜 중요한지에 대해서 고찰해 보고자 한다.

프로젝트 개요

대상은 33개월 여아이다. 주양육자 보고에 의하면 정상체중으로 자연분만하였고 걷기는 생후 14개월부터 시작하였다고 한다. 현재 대소근육 발달에는 이상이 없고 청각장애 이외의 장애 진단은 받지 않았다.

아동은 청각선별은 받지 않았고 부모 또한 아동의 청력손실을 인지하지 못하고 있다가, 생후 23개월경 시행한 영유아 검진에서 '언어발달이 느리다'는 진단 결과와 더불어 청각 평가를 권유받았다.

생후 24개월에 청각학적 평가를 받았다. 이미턴스 청력검사(immittance audiometry) 결과, 고막운동도 정상(A형), 등골근 반사는 두 귀의 동측 및 대측 모두 관찰되지 않았다. 이음향방사(otoacoustic emission: OAE)는 일과성 유발 이음향방사와 변조 이음향방사를 시행하였고, 두 귀 모두 두 검사에서 유의미한 신호 대 잡음비가 기록되지 않았다. 청성뇌간반응(auditory brainstem responses: ABR)은 click 음만을 자극하였고, ABR 역치는 오른쪽이 90 dB nHL, 왼쪽이 80 dB nHL로 각각 관찰되었다. 청성지속반응 (auditory steady state responses: ASSR)은 500, 1,000, 2,000, 4,000 Hz의 순서로 오른쪽 85, 90, 95, 85 dB HL, 왼쪽 90, 95, 85, 90 dB HL로 각각 관찰되었다. 순음청력검사(pure tone audiometry: PTA) 결과, 3분법 순음청력손실 평균(3 frequency pure tone average: 3 PTAs)은 오른쪽 75 dB HL, 왼쪽 85 dB HL로 관찰되었다. 영상의학적 검사인 전산화단층촬영(computed tomography: CT)과 자기공명영상(magnetic resonance image: MRI)에서 내이 기형은 확인되지 않았다. 종합적으로 아동은 양측 귀 고심도 감각신경성 난청 진단을 받았다.

보청기는 청력손실을 확인한 직후인 생후 24개월부터 두 귀 모두 귀걸이형으로 장착하였으며, 인공와우이식 전까지 보청기 사용을 거부하는 등의 행동은 관찰되지 않았다.

인공와우는 보청기 착용 후 6개월 시점인 생후 29개월에 양이 동시 인공와우이식을 받았다. 1개월 뒤에 인공와우 외부기기를 첫 착용하였다. 인공와우 회사는 MEDEL이고 외부기기는 SONNET, 내부기기는 SYNCHRONY이다.

아동은 생후 13개월부터 일반 어린이집을 다니고 있다. 언어치료는 지역 언어치료실에서 보청기를 장착한 직후인 24개월부터 인공와우이식 전까지 5개월간 아동-치료사 간 일대일 언어치료를 주 3회씩 받았다. 아동의 어머니는 수술받은 병원 언어치료사에게 청각구어법이라는 치료법을 권고받은 후 본 저자에게 상담을 받았다. 그리고 인공와우이식 전 1개월 전인 28개월부터 현재까지 주 1회 간격의 청각구어법으로 언어치료를 받고 있다. 청각구어법은 가족 교육에 중점을 두고 있으므로, 매주 주양육자인 어머니가 치료에 참석하되 월 1회 이상은 아동의 아버지 또는 조부모가 함께 치료에 참여하도록 하였다.

아동의 언니(5세)와 부모 모두 정상 청력을 가지고 있다.

청각장애 아동의 수행력은 가족의 참여도에 따라 큰 편차를 보이므로, Moeller(2000)가 고안한 '가족 참여도(Family Involvement Rating)'를 본 저자가 한국어로 번안하고 수정하여 측정하였다. 세부항목은 8개로 구성하였고 세부항목에는 장애의 수용, 치료 참여도, 치료에 대한 지지도, 아동에 대한 지지도, 의사소통 파트너로서의 책임감, 의사소통 파트너로서의 실질적인 능력, 언어촉진 기법의 사용 능력, 대가족/친인척 지원이 있다. 각각의 항목에 1점(제한적이다, 25% 미만)에서 5점(매우 좋다, 80% 이상)으로 척도 평가를 하였다. 본 저자가 평가한 결과, 40점 만점에 35점으로 '평균 이상'의 가족 참여도를 보이고 있었다.

🔬 청각학, 언어병리학적 평가

인공와우이식 후 청각학적 평가는 첫 매핑 후 3개월 시점에 실시하였고, 순음청력검사로 확인하였다. 각각의 인공와우를 착용하고 검사를 받았고 250, 500, 1,000, 2,000, 4,000, 6,000 Hz의 순서로 오른쪽 35, 35, 30, 40, 30, 40 dB HL, 왼쪽 30, 35, 30, 40, 30, 35 dB HL로 각각 관찰되었다.

언어병리학적 평가는 듣기 평가와 언어 평가로 구분하였다. 듣기 평가는 CAP (categories of auditory performance), IT-MAIS (infant-toddler meaningful auditory integration scale), LEAQ (little ears auditory questionnaire), Ling 6 sounds 검사, 치료사 관찰을 통한 비공식적 평가를 시행하였다. 언어 평가는 영유아 언어발달검사(sequenced language scales of infants: SELSI), 맥아더-베이츠 의사소통 발달 평가(MacArthur-Bates communicative development inventories-korean: M-B CDI-K)를 시행하였다. 조음, 의사소통, 부모-아동 상호작용 평가는 치료사 관찰로 비공식적

평가를 실시하였다. 수술 후 3개월 시점에 실시한 듣기, 언어 평가 결과
는 다음(〈표 14-1〉)에 제시하였다.

〈표 14-1〉 **수술 후 3개월 평가**

	듣기 평가 결과
평가 도구	Both CIs
CAP	4 / 7 (두 가지 이상의 말소리 변별)
IT-MAIS	29 / 40
Little EARs	26 / 35 점 (듣기연령 14개월) * 듣기연령 3개월에 비해 11개월 더 진전된 듣기 발달을 보이고 있음
Ling six sounds (30 cm)	Detection 6 / 6 , Identification 2 / 6 음(+) 아(+) 우 → 음, 이 → 띠/음, 쉬 → h, 스 → h
치료사 관찰	1. 아동은 50개 내외의 친숙한 상용구를 듣고 행동으로 표현한다. 2. 아동은 5개 이내의 노래를 듣고 그다음 상황을 예측한다. 3. 아동은 1~2음절을 듣고 일부 모음(아, 어, 으, 이)과 이중모음(야, 여, 와, 워, 우와)을 따라 말하기로 확인한다. 예) 빠빠 → 아빠, 벗어 → 떠떠, 끈 → 뜬, 떼(+), 아기(+) 4. 아동은 1~2음절 단어를 듣고 초성의 일부 조음 방법(비음, 파열음)과 긴장성(평음, 경음)을 따라 말하기로 확인한다. 음소 수준에서 파찰음, 마찰음 모방이 가능하다. 예) 테이프 → ㅍㅍ, 취취 → ㅊㅊ, 네(+) 음마(+) 떼(+) 까 → 따, 아기(+)

평가 도구	평가영역	언어 평가 결과
언어 (SELSI)	수용언어	원점수 23점, **표준편차 -2SD 등가연령 12개월**, 백분위수 1%ile 미만
	표현언어	원점수 23점, **표준편차 -2SD 등가연령 13개월**, 백분위수 1%ile 미만
K M-B CDI	**표현어휘 (18~36 개월)**	표현어휘 18개, 백분위수 1%ile 미만 똑똑, 멍멍, 빵빵, 야옹, 칙칙폭폭, 물, 네, 빠빠, 아빠, 엄마, 언니, 본인 이름, 껴, 빼, 안아, 열어, 없네 (발음은 정확하지 않음) * 14개월 여자 아동 평균 표현어휘 수 17개

조음	자발화 분석	• 아동은 주로 같은 모음과 자음이 반복되는 CV 구조의 음절을 표현한다. • 억양이 다양해지고 주로 억양으로 의사표현을 한다. • 아동이 자발적으로 표현하는 자음은 주로 조음방법 측면에서 파열음, 비음, 활음, 조음 위치 측면에서 양순음과 치조음을 연속된 CV 구조 음절이나 CV 구조의 한 단어 수준으로 표현한다. • 모음 목록: 자발화(아, 야, 이, 에, 여, 와), 모방(어, 으, 워) 자음 목록: 단어 수준(ㅁ, ㅃ, ㄴ, ㄸ) 음소 수준에서 /ㅂ, ㅍ, ㄷ, ㅌ, ㄱ, ㄲ, ㅎ, ㅅ, ㅊ/ 모방 가능 ┌─────────────────────────┐ 자발화 예) 이야? 음마? 아빠, 빼, 우와, 네, 니야, 대따, 따따따따, 기기기 모방발화 예) 여어, 아기, 따, 까, 빼, 파파, 피피, 다다, 떠떠, 타타, 떼, 나나, 아기, 호, ㅊ, ㅅ └─────────────────────────┘ * 만 12개월 유아의 자음목록은 평균 4~5개이고, 양순/치조음의 비음과 파열음을 산출하며 억양이 다양한 CV, VC, CVCV 를 산출하는 것을 고려해 볼 때, 아동의 전반적인 조음 수준은 **약 12개월에 해당**
의사소통	의사소통 분석	• 아동은 본인의 의사소통 의도를 주로 초분절적인 특성(억양, 강세, 음도)이 다른 발성과 제스처로 표현한다. ┌─────────────────────────┐ 예) 거부: 발성(고개 돌리기/손으로 밀치기), 요구하기: 음마(손가락으로 가리키기), 인사: 아빠(손 흔들기), 부르기: 아빠, 엄마, 언니(손짓) └─────────────────────────┘
부모-아동 상호작용	상호작용 관찰	• 아동은 본인 의사가 확실하고 자기주장이 강한 편이며 승부욕이 강하다. • 아동의 어머니는 아동의 필요(needs)와 욕구(wants)를 잘 파악하는 편이다. • 아동의 어머니는 아동에게 많이 들려주기 위해 아동의 반응을 기다리지 않고 연속해서 들려주는 경향이 있다.

부모-아동 상호작용	상호작용 관찰	• 아동의 어머니는 아동과 책을 볼 때, 어떻게 들려줘야 하고, 어떻게 아동의 관심을 유도하는지에 대해 어려움을 느낀다고 보고하였다. • 아동이 어머니의 입모양을 볼 수 있는 곳에서 주로 의사소통을 한다. • 아동의 어머니는 한 주에 한 가지 과제를 명확하게 알기 원한다. • 아동의 어머니는 3개월 뒤에 복직 예정으로, 3개월 뒤의 재활에 적극적으로 참여하지 못하는 것에 대한 걱정이 많은 상태이다. • 아동의 조부모들은 아동의 장애를 수용하고 있고 재활을 받는 것에 긍정적인 시각을 가지고 있으나, 실질적인 참여율은 적은 편이다. • 아동의 외조모가 부모 다음으로 재활에 실질적인 참여를 하고 있고 3개월 뒤에 주 양육자의 역할을 할 예정이다. 외조모는 아동의 관심을 잘 따라가고 Same thinking place 기법을 적용할 수 있다. 책읽기로 아동과 상호작용하는 것을 선호한다.

청각장애 아동의 수행력을 해석할 때는 듣기연령(hearing age 또는 listening age)을 고려해야 한다(Cole & Flexer, 2011). 듣기연령은 아동의 청력에 최적화된 보장구를 일관적으로 착용한 기간을 의미한다. 본 아동은 고심도 난청을 가지고 있으므로, 인공와우 외부기기를 첫 착용한 이후 기간을 듣기연령으로 계산한다. 그리고 인공와우 외부기기를 착용하고 교정된 청력이 말소리 전 주파수대에서 30~40 dB HL로 관찰되었으므로 인공와우를 통해 말소리를 충분히 듣고 있는 것으로 해석된다. 따라서 아동의 듣기연령은 현재 3개월에 해당된다.

아동의 인공와우이식 전 수행력과 듣기연령을 고려하여 아동의 듣기, 말-언어 평가결과를 요약하면 다음과 같다. 아동의 듣기 및 말-언어 발달은 약 12개월 수준에 해당되어, 인공와우이식 전 수행력보다 5개월 향상되었다. 생활연령인 33개월보다 20개월 지연된 수행력을 보이고 있지만, 듣기연령에 비해 9개월 더 나은 수행력을 보이고 있다.

따라서 앞으로 청각구어법으로 치료를 지속하도록 권고하였다. 하지만 현재 아동은 생활연령에 비해 20개월 지연된 듣기, 말-언어발달을 보이고 있고, 아동의 어머니는 자녀의 향후 언어발달에 대한 불안감이 높은 편으로 재활과 관련된 질문이 많은 양육자임을 고려하여 주 1회, 70분간 부모교육을 강조한 청각구어치료를 받도록 하였다. 그리고 향후 1년 동안 3개월 간격으로 정기평가를 받아, 생활연령과 듣기연령 간의 발달 간격이 좁혀지고 있는지 확인하도록 하였다. 세션 내에 부모가 가정에서 듣기를 촉진할 수 있는 전략과 기법들을 습득하도록 부모교육을 강화하고 어머니의 복직 이후의 듣기 환경을 고려하여 어머니 이외의 다른 가족, 특히 제2의 양육자인 외할머니가 월 2회 이상 치료에 참석하도록 권고하였다. 어린이집의 담당 선생님께 공문과 전화통화를 통해 원내에서 듣기를 촉진하는 방법을 교육하고, 원내의 특수학급 선생님과도 현재 아동의 수행력 및 향후 치료 목표를 공유하기로 하였다.

🔗 청각언어재활

아동의 듣기, 언어 평가 결과와 부모-아동 상호작용 특성을 고려하여 3개월 장기 치료 목표를 다음(〈표 14-2〉)과 같이 설정하고 부모와 목표를 공유하였다.

〈표 14-2〉 술후 6개월 장기 치료 목표

영역	치료 목표
듣기	1. Ling 6 sounds를 1 m 거리에서 따라 말하기로 모두 확인한다. (Both CIs / Rt CI only / Lt CI only) 2. Open set 상황에서 노래만 듣고 노래에 맞는 율동을 보이거나 노래와 관련된 물건으로 가리킨다. 일부 음고와 박자를 모방하여 부른다. 3. Open set 상황에서 친숙한 문장 또는 단어를 듣고 행동으로 표현하거나 고르기로 확인한다. 4. Open set 상황에서 1단계 지시 따르기가 가능하다. 5. Open set 상황에서 말소리의 초분절적 특성(강도, 길이, 음도 변화)를 모방하고 CV, VC, CVCV 구조의 음절에서 일부 모음/이중모음을 따라 말하기로 확인한다. 예) 경찰차-이오이오, 구급차-삐뽀삐뽀, 웃기-하하호호, 기차-치치포포, 세수-어푸어푸
언어	1. 자주 사용하는 상용구 및 단어를 듣고 이해하여 고르거나 행동으로 표현한다. 눈앞에 보이지 않아도 물건을 가져오거나 듣고 행동할 수 있다. 예) 친숙한 명칭: 할아버지, 할머니, 이모, 선생님, 아저씨 신체부위: 눈, 코, 입, 귀, 엉덩이, 배 등 기능어: 또(더), 없다, 똑같다, 바꿔, 하나, 안 돼, 아니야, 하지 마, 다시, 모두 명사: 물티슈, 컵, 양말, 바지, 신발, 책, 가방, 와우(인공와우), 기저귀, 강아지, 고양이, 옷, 밥, 우유, 물, 고기, 김치, 빵, 사탕, 아이스크림, 초콜릿, 이불, 베개 등 상용구: 옷 입어, 휴지통에 버려, 신발 신어, 물 마셔, 수건으로 닦아, 만세, 불 꺼, 집에 가자, 문 닫아, 밖에 나가자, 옷 벗어, 문 열어, 껍질 까, 손 씻어, 뚜껑 닫아, 의자에 앉아, 이리 와, 들어 보세요, 따라 하세요. 동사: 던져, 넣어, 가, 빼, 끼워, 꺼내, 올려, 내려, 노래 불러, 마셔, 먹어, 박수, 불어, 신어, 씻어, 닦아, 입어, 일어서, 타 등 형용사: 뜨거워, 앗 차가워, 더러워, 깨끗해, 커, 작아 등 감정 어휘: 좋아, 싫어, 미워, 화나, 신나, 슬퍼, 보고 싶어, 하고 싶어, 궁금해, 심심해

언어	2. 1~2음절의 어휘 또는 의성어 30~50개를 자발적으로 표현한다. 예) 시더/시어(거부), 가, 빠(빵) 아~진짜(거부), 됐다(다 했을 때), 없다, 으으으(거부), 이미/미야(이모), 함미(할머니), 하삐(할아버지), 어(대답), 빠방(자동차), 까까(과자) 등 3. 예/아니오 질문을 듣고 발성과 제스처로 대답한다. 예) 전화 끊을까? 엄마랑 놀고 있어? 4. 친숙한 사물과 사람과 관련된 '누구야?' '뭐야?' 질문에 행동 또는 제스처로 대답한다.
말	1. 연속된 또는 서로 다른 자모음을 반복하는 CVCV 구조의 옹알이를 자주 산출한다. 예) 아빠빠빠, 에스프애, 아빠가, 쁘까쁘까, 빠빠빠, 에이시, 아쳐, 아파치아, 아빠꺼, 아쬬 2. 억양이 다양해지고 억양으로 의사를 표현한다. 3. 상대방의 말을 듣고 즉각 또는 지연 모방하는 빈도가 늘어난다. 4. 1음절 단어 또는 연속된 CV 구조 음절에 포함된 고모음 /이, 우, 오/를 산출한다. /우/ - 부우---(차), 뿌뿌뿌(도착), 뿌우----(방귀), 꾸꾸꾸(누를 때) 물, 불 /오/ - 똑똑(노크하기), 또, 뽀뽀, 호호호(웃기), 쏘오-옥(넣기), 호~(불기), 코, 옷 /이/ - 이-(이 닦을 때), 이-이-이(울기), 위이---(날으는 소리), 비비비(돌아가는 소리), 아니(거부), 언니, 아기, 여기 5. 말소리의 초분절적 특성(강도, 길이, 음도 변화)를 모방하고 CV, VC, CVCV 구조의 음절에서 일부 모음/이중모음을 산출한다. 예) 경찰차-이오이오, 구급차-삐뽀삐뽀, 웃기-하하호호, 기차-치치포포, 세수-어푸어푸 6. CV, VC, CVCV 구조의 음절에서 양순음 /ㅂ, ㅃ, ㅁ, ㅍ/를 50% 이상 산출한다.

의사소통	1. 두 개 중에서 한 개 고르기가 가능하다. 예) 바나나 줄까? 딸기 줄까? 2. 의사소통 의도를 표현할 때, 제스처와 함께 한 단어로 본인의 의도를 표현한다. 아니/싫어(거부), 안녕(인사), 엄마 봐(관심 유도하기), 줘(물건 요구), 또/와(행동 요구), 저거(멀리 있는 물건 요구), 음마?(허락 요구하기), 뭐야?(질문하기) 3. 한 가지 단어를 의사소통 의도에 따라 다르게 표현한다. 예) 엄마---(부르기), 엄마!(명명하기), 엄마?(허락 요구하기), 엄마(요구하기)
부모교육	1. 한 단어 또는 한 문장을 들려주고 나서, 아동이 말소리를 처리하고 아동이 말할 기회를 주기 위해 기다린다(waiting). 2. 아동의 청각기억이 1개임을 고려하여, 새로운 어휘를 문장의 제일 마지막에 들려준다. 리모콘 가지고 와. (리모콘). / 먹으니깐 맛이 (짜). 너무 (짜). 3. 아동의 공동 집중을 유도하기 위해 손가락으로 가리키기(pointing)를 사용한다. 4. 아동의 최적화된 듣기 환경을 조성하기 위해 집안의 소음을 줄이고 아동과 어깨동무를 할 수 있는 거리(90 cm 이내)에서 나란히 앉는다. 마주 보고 앉지 않는다. 5. Auditory bombardment 기법을 이용하여 다양한 상황에 원순 모음과 양순음 자음을 아동에게 들려준다. /우/ - 부우 — (출발), 뿌뿌뿌(도착), 　　　뿌우 — (방귀), 푸루루(붓기), 물, 불 /ㅃ/ - 빠빠(인사), 뽀뽀, 뼉(영수증 찍기), 삐뽀삐뽀(구급차), 　　　삐약삐약(병아리), 빼, 아빠, 빵, 뽀로로 /ㅂ/ - 비비비비(돌아가네), 비, 밥, 불, 빗, 볼, 배 /ㅍ/ - 푸푸푸(배), ㅊㅊㅍㅍ(기차), 페(뱉어), 펑(터졌다), 　　　어푸어푸(세수), 팔, 아파 6. 아동에게 목표 행동이나 자발화를 유도하기 위해 다른 가족의 모델링을 이용한다.

부모교육

7. 치료시간 내에 아동의 부모가 직접 치료 활동을 해 보도록 기회를 주고, 이러한 hand over을 통해 아동의 부모가 목표와 전략을 실제로 적용할 수 있는지 확인한다.
8. 실제 생활에서 적용할 활동(carry over ideas)을 부모가 스스로 제안하도록 기회를 주고, 목표와 연결되는 활동을 구체적으로 명시해 준다.
9. 아동의 외조모가 책을 직접 준비하도록 하고, 아동과 책을 읽을 때 손가락으로 가리키기(pointing)로 공동 집중 유도하기, 한 문장 들려주고 기다리기(waiting)를 적용한다.
10. 월 2회 이상 어머니 이외의 다른 가족(아버지, 조부모)이 치료에 참여한다.

한 회기의 치료 목표(〈표 14-3〉)는 3개월 장기목표(〈표 14-2〉)를 근거하여 설정한다. 단, 매 세션이 진단적 치료이므로 아동 및 부모의 반응에 따라 치료 목표는 수정될 수 있다.

회기 치료 목표는 듣기, 언어, 말, 인지, 의사소통, 부모-아동 상호작용, 문제 행동에 대한 목표를 설정한다. 그리고 각각의 목표를 어떤 활동에 적용하고 어떠한 전략으로 목표를 달성할 것인지, 준비한 목표와 전략이 적절하지 않았을 때 어떻게 수정을 할 것인지, 부모에게 어떠한 내용을 어떻게 교육할 것인지 미리 계획한다.

청각구어법은 단순히 치료사가 아동을 직접 치료하는 것이 아니다. 청각구어법에서의 가장 중요한 치료 대상은 아동의 부모를 포함한 가족 구성원이다. 부모에게 생활 속에서 듣기를 통해 아동의 구어를 촉진할 수 있는 전략, 듣기에 집중할 수 있는 듣기환경 등을 교육하여 아동이 부모와의 편안하고 긍정적인 상호작용 속에서 듣고 말하는 것을 습득하도록 한다.

따라서 언어치료사는 아동의 수행력과 특성을 파악하는 것은 물론, 아동 부모의 성격, 심리상태, 학습 스타일, 가족의 참여도 등을 고려해야 한다. 이러한 영역들을 고려하여 치료 목표를 설정한다.

세션을 시작하기 전에 두 가지를 미리 확인한다.

첫째, 치료사는 한 주 동안 아동에게 있었던 변화를 확인하고 부모가 걱정하고 있는 부분이나 아동에게 바라는 목표를 미리 확인한다. 그리고 치료 활동을 시작하기 전에 아동의 부모에게 어떤 활동에 목표를 어떻게 적용할 건지, 부모가 걱정하는 부분을 어떻게 확인해 볼 건지에 대해 구체적으로 설명한다.

둘째, 인공와우에 배터리가 충분하지, 코일이 떨어지지는 않았는지와 같이 기기 상태를 먼저 체크한다. 기기 자체에 문제가 없음을 확인하였으면, 인공와우를 착용하고 어떤 상황(조용한 상황 또는 소음 상황), 어느 정도 거리에서 Ling 6 sounds를 감지하고 확인할 수 있는지 체크한다. Ling 6 sounds 검사는 아동이 말소리 주파수를 어떻게 감지하고 변별하는지에 대한 기본적인 정보를 제공한다.

본 아동은 각각의 인공와우를 착용하고 조용한 상황에서 30 cm 거리에서 들려주는 Ling 6 sounds를 듣고 모두 손들기로 감지하였다. 이는 아동이 인공와우를 착용하고 조용한 상황에서 30cm 거리에서 들려주는 다른 사람의 말소리를 모두 감지할 수 있고, 음절 수를 변별할 수 있다는 것을 의미한다. 따라 말하기를 유도한 결과, 아동은 /우/를 /음/으로 따라 말하였다. 아동이 250 Hz와 500 Hz 변별할 수 있는지 확인하기 위해 closed set 검사를 실시하였다. closed set에서 /우/를 듣고 자동차 인형을, /음/을 듣고 소 인형 고르기가 가능하여, 250 Hz와 500 Hz 변별이 가능함을 확인하였다. 아동이 /우/를 /음/으로 따라 말한 건, 구륜근 모음을 아직 산출하지 못하는 조음 능력과 상관성이 있는 것으로 해석된다. 종합하면, 아동은 각각의 인공와우를 착용하고 조용한 상황에서 30 cm 거리에 앉아 있는 사람의 말소리의 전주파수대를 들을 수 있고, 250 Hz~8,000 kHz 내의 서로 다른 말소리를 변별할 수 있음을 확인하였다. 치료사는 Ling 6 sounds 결과가 의미하는 것을 부모에게 설명하고, 부모와 치료사는 아동과 30 cm 거리에 나란히 앉을 수 있도록 하였다.

　Ling 6 sounds 검사로 인공와우가 제대로 기능을 하는지, 인공와우로 말소리 주파수를 모두 변별할 수 있는지 판단이 되었으면, 치료사가 아동에게 직접 치료를 하면서 각각의 목표를 달성할 수 있는 전략들을 파악한다. 전략이 파악이 되었으면 부모에게 목표를 달성하기 위해 전략을 어떻게 사용하는지 모델링을 제시한다. 그리고 부모가 직접 활동을 해 보도록 부모에게 활동을 넘겨준다(hand over). 이때 부모에게 "이 활동의 목표가 무엇인지 혹시 이해하셨나요?" "이 전략을 사용하는 이유가 뭔지 말씀해 주시겠어요?"와 같은 질문을 하여 부모가 치료의 목표와 전략을 이해하였는지 확인한다. 그리고 나서 치료사는 부모와 아동의 상호작용을 관찰한다. 아동의 부모가 치료 목표를 이해하지 못하거나 전략들을 활동에 적절하게 적용하지 못하였다면, 부모가 이해할 수 있도록 한 번 더 목표를 공유하고 목표를 이끌어 내기 위한 주요 전략에 대한 시범을 보여 준 후에 다시 한번 부모가 직접 치료를 해 보도록 활동을 넘겨준다(hand over). 부모가 치료 목표와 전략을 정확하게 이해한 것이 확인이 되면, 치료를 마무리하고 부모와 함께 실제 생활에서 적용할 수 있는 활동(carry over ideas)들을 함께 의논한다. 예를 들어, 신체부위와 관련된 소리의 의미를 이해하는 것이 목표라면, 아동의 부모에게 "이 목표를 가정에서 어떤 활동을 할 때 적용하면 아이가 흥미 있어 할까요?" "신체부위를 여러 번 들을 수 있는 상황이 병원놀이 말고, 또 뭐가 있을까요?"와 같은 질문을 통해 부모가 능동적으로 치료에 대한 아이디어를 제시할 기회를 준다. 치료사가 아닌 부모가 치료에 대한 의견을 제시하도록 하는 상담 방법은 부모가 치료에 대한 주도성과 책임감을 가지게 하는 데 도움이 된다.

　청각구어법의 궁극적인 목표는 부모가 아동과의 상호작용에 자신감을 가지고 생활 속에서 목표와 전략을 잘 적용하도록 하는 것이므로, 이러한

치료 과정이 필요하다. 청각구어법 치료 과정을 간단하게 정리하면, 다음과
같다.

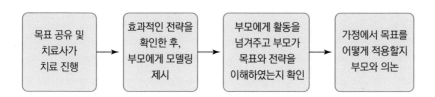

목표 공유 및 치료사가 치료 진행 → 효과적인 전략을 확인한 후, 부모에게 모델링 제시 → 부모에게 활동을 넘겨주고 부모가 목표와 전략을 이해하였는지 확인 → 가정에서 목표를 어떻게 적용할지 부모와 의논

회기 치료 목표와 치료 시 아동과 부모의 반응을 기록하는 회기 진전
보고서(progress note)를 〈표 14-3〉에 제시하였다.

〈표 14-3〉 회기 진전 보고서(progress note)

생활연령: 2세 10개월, 듣기연령: 3개월, 세션참여: 아동, 어머니, 치료사
보장구: 양쪽 SONNET/SYNCRONY

Ling Six Sounds:

Quite	거리	음	우	아	이	쉬	스
감지	30 cm	+	+	+	+	+	+
확인	30 cm	+	음	+	띠	시	흐(콧바람)

	치료 목표	활동	아동/부모 반응
치료 전	• 저번 주 매핑(Mapping) 시 아동 반응 및 프로그램 변화에 대한 논의	대화 (5분)	(어머니 보고) 아동이 처음으로 T-level에 전주파수대에서 자발적으로 모든 반응을 보였다. (매핑 결과지 및 청각사 보고) P1: 전주파수대의 T-level을 낮춤 P2: 전주파수대의 T-level을 낮추면서 Pulse width를 늘림 P1과 P2를 2주간 번갈아 사용하면서 소리 반응을 비교해 보고 더 나은 프로그램 찾기

듣기	• 양쪽 인공와우를 착용한 상태에서 Ling 6 sounds 따라 말하기로 확인(30 cm)	구슬 물병에 넣기 (5분)	• Ling 6 sounds를 듣고 모두 손들기로 감지 반응을 보임 • 확인은 위와 같이 따라 말함. /우/를 /음/으로 따라 말하였으나, /우/를 듣고 자동차를 고르고, /음/을 듣고 소 인형을 고를 수 있으므로, 250 Hz와 500 Hz 변별할 수 있음
	• 노래를 듣고 노래에 맞는 율동을 하거나 관련된 물건을 가리킴 • '구급차' '눈은 어디 있나?'	구급차, 아기 인형 (10분)	• 장난감 정리할 때, '구급차'와 '아기 인형'만 있는 상태에서 노래만 듣고 '구급차' 장난감을 골랐다. '눈은 어디 있나' 노래를 듣고 인형을 고르지는 못했으나, 몸 흔들기로 노래에 관심을 보임
	• 병원놀이 상황에서, 신체부위(눈, 코, 귀, 엉덩이)를 듣고 인형의 신체부위를 가리킴	아기 인형, 병원 놀이 구급차 (20분)	• '코'를 듣고 가리키기로 확인함 • 다른 신체부위의 이름을 듣고 일부 모음을 모방하였으나, 소리의 의미를 확인하지는 못함(귀 → 기, 눈 → 음으로 모방) **효과적 전략: 인형보다 다른 사람의 신체부위를 가리키면서 음향특성을 강조하면 비슷하게 모방**
	• 병원놀이 상황에서 친숙한 문장을 듣고 acting out 함(테이프 떼, 아파, 구급차 출발, 차에 타, 차에서 내려, 호~ 불어, 밴드 붙여)		• '테이프 떼, 호~ 불어, 삐뽀삐뽀 출발'이라는 상용구를 듣고 acting out 함 • 구급차에 타고 내리는 활동은 구급차 문에 집중을 하여 '타' '내려'에 흥미를 보이지 않음 **효과적 전략: 동물 스티커를 차에 붙였나 뗐다 하는 활동으로 전환하자, '차에 타' '차에서 내려' 문장에 acting out으로 반응함**
말		아기 인형	• '아기' 단어를 듣고 연구개음 /ㄱ/을 처음으로 모방 산출함

말			효과적 전략: '아기'를 불러주고 기다리면(waiting) 자발적으로 모방을 시도함
의사소통	• 거부를 표현할 때 한 단어 '아니'로 표현		• 아동은 주로 발성과 제스처로 거부 표현하고, 모방하도록 하면 강한 거부감을 보임 효과적 전략: 치료사와 어머니의 모델링을 보여 주고 치료사, 어머니, 아동 차례로 표현을 하도록 유도하자, 1회 자발적으로 '니'라고 거부를 표현함
부모-아동 상호작용	• 어머니는 한 문장으로 들려주고 아동의 반응을 기다림 • 손가락으로 그림 가리키기로 공동집중을 유도	구급차 책 (20분)	• 어머니는 아동이 관심을 보이는 것과 상관없이 책의 내용을 들려줌 효과적 전략: 손가락 가리키기로 공동집중을 유도한 후에 들려주자, 아동은 어머니가 들려주고자 하는 부분에 집중함
Carry-over ideas (20분)	• 한 주 동안 P1를 사용하면서 30 cm 거리에서 Ling 6 sound를 어떻게 확인하는지 기록 • Ling sounds를 듣고 손을 들지 않고, 바로 따라 말하고 구슬을 넣는 것으로 빨리 확인 • 화장놀이, 병원 놀이, 씻을 때마다 '눈은 어디 있나' 노래를 부르고 실제 가족들의 신체부위 얼굴, 눈, 귀, 코, 입, 배, 엉덩이 등을 고르면서 음향 특성을 강조하여 들려줌 • 병원놀이, 구급차, 신체부위 관련 책들을 매일 3권 이상 들려주고, 손가락 가리키기로 공동 집중을 유도한 후에, 한 문장 수준으로 들려줌 (예, 구급차에 타, 고양이 배가 아파, 밴드 붙어, 쿵 넘어졌네) • 한 단어 또는 문장을 들려주고 5초 동안 기다림		

⚛ 문제점과 향후 대응 방향

1. 청각장애 아동을 직접 치료하지 않고 부모를 교육하는 이유는?

2. 자녀의 난청을 이제 막 확인하였거나, 인공와우를 착용한 지 6개월

미만인 자녀를 둔 부모를 상담할 때, 치료사가 신경 써야 하는 부분은?

3.

🔬 고찰

아동이 난청으로 인한 언어발달 지연이 있을 때, 실제로 많은 전문가와 부모는 아동이 언어치료를 되도록 자주 받는 것이 효과적이라고 생각한다. 그리고 치료 시간에 부모가 참석을 하고 활동을 주도하는 것에 대해 불편함을 느끼기도 한다. 따라서 언어치료사는 치료를 시작하기 전에 반드시 부모에게, 왜 부모가 치료에 항상 참석해야 하고 듣기 전략들을 배워야 하는지에 대한 충분한 정보를 제공해야 한다. 아동의 부모를 포함한 가족이 치료에 적극적으로 협력해야 하는 이유를 충분히 납득하고 이에 대한 합의가 이루어져야, 치료사와 아동의 부모는 공동의 목표를 두고 상호 간 적극적으로 협력할 수 있다. 이러한 긍정적인 관계는 청각장애 아동의 말-언어발달을 극대화하기 위한 핵심적인 발판이 된다.

그럼 청각장애 아동 치료에 부모가 참석하고 교육받아야 하는 이유는 무엇인가?

건청아동의 발달을 살펴보면, 아동은 3세 6개월 이전에 노래, 책 읽기, 대화하기, 이야기 듣기 등을 통해 잘 들리고 명료한 단어들에 반복적으로 노출되면서 아동의 뇌 신경 연결(neural connections)이 촉진된다. 이러한 신경 연결은 아동이 쉽게 초기 언어를 습득하고 미래에 정상 언어발달 속도로 학습을 지속하는 것을 가능하게 한다(Musiek, 2009; Merzenich, 2010). 따라서 만약 청각장애 아동의 부모가 자녀가 또래들처럼 구두 언어를 자연스럽게 사용하기를 원한다면, 자녀의 청각 뇌 신경 연결을 촉진해야 한다. 이를 위해서는 아동은 본인의 청력에 맞는 최적의 보장구를 조기에 착용하여 명료한 말소리를 들어야 하고, 잠자는 시간을 제외한 깨어 있는 시간을 최대한 활용하여 생활 속에서 자연스러운 구두언어 자극에 반복적으로 노출되어야 한다(Cole & Flexer, 2011).

1세 건청아동을 예를 들면, 이들은 하루에 약 12시간을 깨어 있다. 일주일로 환산하면 84시간(12시간×7일), 한 달로 환산하면 336시간(84시간×4주), 1년으로 환산하면 4,032시간(336시간×12달) 동안 아동의 뇌는 깨어 있으면서 자극을 받아들일 준비를 하고 있다(Hanft, Rush, & Sheldon, 2004). 즉, 1세의 건청아동의 뇌는 4,032시간 동안 깨어 있으면서 생활 속에서 수많은 자극을 받으며 성장하고 변화한다.

하지만 대부분의 3세 이하 인공와우이식 아동 언어치료는 주 1회 간격으로 제공된다. 1년으로 환산하면 1년에 약 52시간이다. 언어치료 시간인 52시간과 아동의 뇌가 깨어 있는 4,032시간 차이는 실로 엄청나다. 청각장애 아동의 듣기 뇌를 발달시키기 위해서, 주 1회 언어치료, 1년에 52시간 동안만 아동을 구두언어에 노출시키는 것으로는 4,032시간을 극복할 수 없다. 따라서 청각장애 아동 전문가는 아동의 듣는 뇌를 촉진할 수 있는 다양한 전략과 기법을 부모에게 가르쳐 줌으로써, 아동이 깨어 있는 시간 내내 생활 속에서, 부모로부터 듣기를 통한 자연스러운 언어에 노출되도록 해야 한다. 이를 통해 아동은 최대한 빠르고 효율적으로 아동에게 기대할 수 있는 최대치의 구두언어 수행력에 도달할 수 있다.

만약 난청을 이제 막 진단받았거나, 아동이 인공와우를 착용한 지 얼마 안 된 상황이라면, 부모교육은 반드시, 충분한 시간을 두고 실시해야 한다. 청각장애 영아 중 95%가 건청 부모에게서 태어난다. 따라서 대부분의 부모는 갑작스럽고, 예상하지 못한 상태로 난청을 맞이하게 된다. 초기에는 특히 모든 것이 익숙하지 않고 수많은 정보에 압도되는 느낌을 갖는다. 이때 부모들은 자녀에게 가장 도움이 되는 가이드를 받기 원하고,

격려받고 희망을 보길 원한다. 청각장애 전문가는 이들 부모가 가장 필요로 할 때 만나게 되는 사람이다.

이 시기에 전문가는 난청을 포함한 아동과 관련된 모든 종류의 질문이 증거에 기반한(evidence-based) 대답으로 정확한 정보를 제공해야 한다. 그리고 언어치료사는 부모의 심리적 지지를 위해 청각구어치료 세션의 처음과 마지막에 부모가 충분히 말하는 시간(talk time)을 제공해야 한다. 부모가 궁금해하고 염려하는 것을 말하는 시간은 아동의 재활에서 중요한 부분이라는 것을 부모에게 명확하게 알려 주어야 한다. 그렇지 않으면 부모는 본인이 질문을 하는 것이 치료를 방해하는 것이라고 인식하거나 치료와 직접적으로 연관성이 없다는 이유로 질문을 망설일 수 있기 때문이다. 감정적인 측면에서 충분히 말하는 시간이 필요한 이유는 부모가 느끼는 죄책감, 불안함 같은 감정들이 전문가와의 충분한 상담을 통해 해소가 되어야 앞으로 나아갈 목표와 특정 전략들에 온전히 집중할 수 있기 때문이다.

청각구어법에서는 치료사와 부모는 동등하고 협력적인 관계를 맺어야 하고, 특히 초기 재활에 이러한 관계를 형성하는 것이 매우 중요하다. 따라서 청각장애 전문가는 아동의 정상 발달 및 청각장애 아동 치료와 같은 언어치료 관련 전문지식 이외에도 전문가 스스로에 대한 자아 성찰, 성인의 성격 유형, 장애 수용 단계 등에 대한 공부와 경험을 지속적으로 쌓아야 한다.

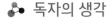 독자의 생각

참고문헌 및 추천자료

Ching, TYC., Dillon, H., Button, L., Seeto, M., Van Buyder, P., Marnane, V., Cupples, L., & Leigh, G. (2017). Age at intervention for permanent hearing loss and 5 year language outcomes. *Pediatric, 140*(3), e20164274.

Cole, E. B., & Flexer, C. (2011). *Children with Hearing Loss: Developing Listening and Talking* (2nd ed.). San Diego, CA: Plural.

Dornan, D., Hicksin, L., Murdoch, B., & Houston, T. (2007). Outcomes of an auditory-verbal program for children with hearing loss: A comparative study with a matched group of children with normal hearing. *Volta Review*,

107(1), 37-54.

Hanft, B., Rush, D., & Sheldon, M. (2004). *Coaching Families and Colleagues in Early Childhood*. Baltimore, MD: Brookes Publishing.

Ling, D. (2002). *Speech and the Hearing-Impaired Child: Theory and Practice* (2nd ed.). Washington, DC: Alexander Graham Bell Association for the Deaf and Hard of Hearing.

Merznich, M. M. (2010). *Brain Plasticity-Based Therapeutics in an Audiology Practice*. Learning Lab presented at the American Academy of Audiology National Conference, San Diego, CA.

Mitchell, R. E., & Karchmer, M. A. (2002). Chasing the mythical ten percent: Parental hearing status of deaf and hard of hearing students in the United States. *Sign Language Studies*, *4*(2), 138-163.

Moeller, M. P. (2000). Early intervention and language development in children who are deaf and hard of hearing. *Pediatrics*, *106*(3). e43#BlBL

Musiek, F. E. (2009). The human auditory cortex: Interesting anatomical and clinical perspectives. *Audiology Today*, *21*(4), 26-37.

Sharma, A., Dorman, M. F., & Kral, A. (2005). The influence of a sensitive period on central auditory development in children with unilateral and bilateral cochlear implants. *Hearing Research*, *203*, 134-143.

Sharma, A., Dorman, M. F., & Spahr, A. J. (2002). Rapid development of cortical auditory evoked potentials after early cochlear implantation. *Neuroreport*, *13*(10), 1365-1368.

Yoshinaga-Itano, C., Sedey, A. L., Coulter, D. K., & Mehl, A. L. (1998). Language of early-and later-identified children with hearing loss. *Pediatrics*, *102*(5), 1161-1171.

제3부

청각학 언어병리학적 재활

말더듬 성인의 조절유창성 향상을 위한
언어재활

안진영(Ahn, JinYeong, PhD)*

| Chapter 15 | Speech Therapy to Improve the Controlled Fluency of Stuttering Adults

프로젝트 요약

말더듬은 유아부터 성인에 이르기까지 전 연령대에서 나타날 수 있는
말장애(speech disorder)로서, 말더듬이 심한 정도와 연령에 따라 말더듬
치료 목표와 치료 과정이 달라질 수 있다. 말더듬 치료 목표 중에서 조절
유창성(controlled fluency)은 말을 더듬는 사람이 자신의 말하는 방식을 의
도적으로 바꾸고 끊임없이 모니터링하면서 말더듬이 발생하는 순간을
조절하도록 한다(Manning, 2001). 이 조절유창성은 비교적 말더듬이 오래
지속되어 온 사람에게 적합한 치료 목표이다. 그 이유는 초기 말더듬보다
지속된 말더듬을 보이는 사람은 평소 말하는 습관이 잘못 고착되어 있는
경우가 많으며, 말더듬이 발생하기 전 혹은 발생하는 순간에 통제력을 잃
고 불필요하게 긴장된 애를 쓰거나 아예 말하기 상황을 회피하려는 모습

* 안진영(2019). 말더듬 성인의 조절유창성 향상을 위한 언어재활. 허승덕(2019). 융복합 청
각재활. 서울: 학지사.

Ahn, J. Y. (2019). Speech Therapy to Improve the Controlled Fluency of Stuttering
Adults. In: Heo, S. D. (2019). *Audiological Rehabilitation for Interdisciplinary
Research*. Seoul: HakJiSa.

도 보이기 때문이다.

조절유창성에 도달하기 위해서는 기존의 부적절한 말 산출 습관을 바꾸고, 보다 더 적절한 말 속도를 유지하면서 편안하고 쉬운 발성으로 말할 수 있는 새로운 습관을 형성해야 한다. 말을 더듬는 사람은 어떤 말을 하려고 할 때 말더듬을 예측하기도 하는데, 이 말더듬에 대한 예측은 결국 신체 근육을 긴장시켜서 말더듬을 일으키게 된다. 그러나 신체적으로 긴장되는 것을 인식할 때 말을 산출하는 방식을 편안하고 이완된 방식으로 바꾸어 말한다면 말더듬을 막을 수 있는데, 이 방법이 **예비책**(말더듬 전 수정, preparatory set) 기법이다. 만약 예비책 기법으로 말더듬을 막지 못했을 경우에 **말소**(말더듬 순간 수정, pull-out) 기법과 **취소**(말더듬 후 수정, cancellation) 기법으로 말더듬을 수정하는 방법을 익힐 수 있다. 이와 같이 말을 더듬는 사람은 자신의 말하는 방식을 바꾸고 말더듬이 발생하였을 때 수정하는 기법을 적용함으로써 조절유창성을 향상시킬 수 있다.

이 장에서는 다음에 제시된 사례를 통해 오랜 기간 말을 더듬고 살아온 성인 남성이 말더듬 치료를 통해 말 산출에 대한 자기통제력을 길러 나가면서 조절유창성을 성취해 나가는 과정을 살펴보고자 한다.

프로젝트 개요

대상자는 대학교 3학년에 재학 중인 24세 남성이었다. 대상자의 보고에 의하면, 자신의 기억에 6세 무렵에 말더듬이 처음 나타난 것 같다고 하였으며 7세에 치료기관에서 말더듬 치료를 5개월 정도 받은 경험이 있다. 그 당시에는 말더듬이 개선되는 모습을 보였지만 초등학교 입학 후 말더듬이 재발하여 이전보다 심해졌다고 한다. 말더듬의 가족력은 보고되지 않았으며, 어릴 적부터 말더듬 이외의 다른 언어 문제는 없었다고 한다.

대상자는 자신의 말더듬 현상을 이해해 주는 가족이나 친한 지인들과의 의사소통에는 큰 부담감을 느끼고 있지 않지만, 낯선 사람과 대화를 하거나 대학교에서 팀별 발표를 해야 하는 상황에 대한 부담감을 느끼고 있었다. 그리고 /ㅂ/ 음소로 시작하는 단어 앞에서 막힘이 더 자주 발생하는 것 같다고 보고하였다. 누군가와 대화를 하다가 말이 막히면 당황스러워서 손으로 입을 가릴 때가 있으며, 자신도 모르게 고개를 움직이는 행동을 보인다고 하였다. 대상자는 말 막힘의 빈도가 감소하고 다른 사람들처럼 편안해 보이게 말을 하면 좋겠다는 바람을 가지고 있었으며, 향후 취업을 위한 면접 상황에도 대비해야 할 것 같아서 말더듬 치료를 의뢰하게 되었다.

🔬 언어병리학적 평가

대상자가 스스로 자신에게 다른 언어 문제나 청력의 문제는 없다고 보고하여, 말더듬 평가만 실시하였다. 말더듬 평가 도구는 파라다이스 유창성 검사(Paradise-Fluency Assessment 2: P-FA 2; 심현섭, 신문자, 이은주, 2010)를 사용하였고, 대상자의 평가 결과를 요약하면 〈표 15-1〉과 같다.

사례면담과 평가 상황에서 나타난 대상자의 말더듬 특성은 핵심행동 측면에서 막힘, 음소반복을 동반한 막힘이 빈번하게 발생하였으며, 막힘의 지속시간은 평균 1초였다. 수반행동 측면에서 막힘이 발생할 때 고개가 앞으로 숙여지거나, 왼쪽 다리를 미세하게 떠는 모습을 보였고, 비공식적으로 실시한 전화통화 과업에서 호흡조절의 실패로 흡기 발성이 2회 관찰되었다. 그리고 의사소통 태도에 관한 설문을 통하여 대상자는 자신의 말더듬으로 인해 부정적인 의사소통 태도를 가진 것으로 나타났다.

〈표 15-1〉 **대상자의 말더듬 평가 결과 요약**

	영역	ND 점수	AD 점수	총 점수	백분위 점수	말더듬 정도
필수과제	① 읽기	1	5.1	6.1		
	② 말하기 그림	4	7	11		
	③ 대화	2	15.2	17.2		
	필수과제 합	7	27.3	34.3	81~90%ile	심함
선택과제	④ 낱말그림	0	4.5	4.5	50~60%ile	중간
	⑤ 따라 말하기	2	4.2	6.2	81~90%ile	심함
부수행동 정도		2(거슬림)			61~90%ile	중간~심함
의사소통 태도		22			61~70%ile	중간

🔗 언어병리학적 재활

평가 및 관찰을 통해 파악된 대상자의 말더듬 특성과 수준을 고려하여, 치료사가 대상자에게 제공한 전반적인 치료 과정은 다음과 같다.

① 말더듬에 관한 정보 제공하기, 자신의 말더듬 행동 확인하기

대상자가 자신의 말 산출 특징을 객관적으로 바라보도록 하기 위해 말더듬에 관한 정보, 즉 핵심행동 유형, 수반행동 유형, 말더듬으로 인한 내면적 특성 등에 대해 서면자료를 제시하고 설명을 하였다.

그리고 난 후 대상자가 자신의 말더듬 핵심행동, 수반행동, 말더듬으로 인한 정서적 어려움 등을 확인하는 과정을 가졌다. 이때 대상자의 동의하에 치료 전에 실시한 말더듬 평가 장면이 녹화된 영상을 통해 자신의 모습을 바라보며 말더듬 행동을 확인하는 절차도 가졌다.

② 말더듬 치료 목표 세우기

성인 말더듬 치료는 그 무엇보다도 자신이 말더듬을 극복하려는 동기 부여와 의지적인 노력이 필요하다. 따라서 서면자료를 제시하여 말더듬의 치료 목표인 자발유창성, 조절유창성, 수용말더듬에 대해 설명을 하고 현재 시점에서 대상자에게 현실 가능한 목표에 대해 협의를 하였다. 대상자와 치료사는 조절유창성을 목표로 말더듬을 개선시켜 나가기로 결정하였다.

③ 말 산출 과정 이해하기, 말하는 방법을 변화시키기

대상자는 말을 할 때 목이나 입술에 불필요하게 힘을 주는 습관이 있었다. 말을 산출하고자 애를 쓰는 과정에서 발생하는 이 신체적 긴장을 완화시키기 위해 인체 모형도를 제시하여 말이 산출되는 호흡, 발성, 조음 등의 메커니즘에 대해 설명하고, 말더듬이 발생할 때 어느 지점에서 신체적 긴장이 발생되는지 대상자가 스스로 인식하도록 하였다. 그리고 발살바 신체 사이클(Parry, 2000)을 소개하고, 신체의 긴장 및 이완 훈련을 실시하였다.

그리고 난 후 기존과는 다른 방식으로 말하는 방법을 변화시키기 위해 신체의 이완을 통하여 말을 시작할 때 근육의 긴장이 감소된 상태에서 숨을 내쉬는 기류와 동시에 말 산출을 유도하였다. 그리고 대상자가 음소공포로 보고한 /ㅂ/로 시작하는 단어 목록을 제시하여 양 입술을 맞닿을 때 가볍게 접촉(light contacts)하도록 연습하였다. 기존과는 다른 방식으로 말하는 방법을 변화시키는 훈련은 단어 수준부터 시작하여 구, 문장 수준으로 발화 길이를 점점 증가시켜 나가며 활동을 진행하였다.

④ 말더듬 수정하기

말을 할 때 유창성을 형성하는 방법들을 사용하여 말더듬의 발생을 막으려고 노력한다고 할지라도 역동적인 소통 과정 중에 자신이 원하지 않는 말더듬이 불수의적으로 발생하기도 한다. 그럴 때에 대상자가 이 말더듬을 수정한다면 상대방과의 대화가 좀 더 매끄럽게 진행될 수 있을 것이다.

말더듬을 수정하는 기법을 훈련하기 위해서는 우선 의도적 말더듬(voluntary stuttering)을 충분히 연습해야 한다. 그 이유는 의도적 말더듬은 자신이 말을 어느 지점에서 어떻게 더듬을지 선택하여 말에 대한 자기통제력을 기르게 하고, 말더듬에 대한 두려움과 회피를 감소시키기 때문이다. 그리고 말더듬을 수정하는 기법을 사용하기 위해서는 말더듬 발생을 일시적으로 유지(holding)할 수 있어야 한다. 그 이유는 말더듬 수정 기법들은 말더듬이 발생하는 순간을 통제하여 잠시 멈추고(stop) 긴장이 일어난 지점에 초점을 두어 그 지점의 긴장을 완화시켜 최대한 편안한 발성으로 하려고 했던 말을 다시 산출하는(go) 방식이므로, 말더듬을 멈추어 세우는 것이 중요하기 때문이다.

이를 위해 대상자에게 우선 의도적 말더듬 활동의 취지를 충분히 설명하고 말더듬 유형과 빈도, 더듬는 위치 등을 스스로 결정하거나 또는 치료사가 제안하는 대로 말을 더듬어 보는 연습을 하였다. 이 활동은 단어와 문장 수준에서 치료사와 대상자가 번갈아 가며 실시하였다.

그리고 난 후 말더듬이 발생하는 순간을 인식하여 잠시 유지시키는 활동은 대상자와 치료사가 서로 대화를 하는 과업에서 진행하였다. 이 활동 초반에는 대상자가 말더듬의 순간을 인식하여 제어하고 유지시키는 것을 잘 실행하지 못하여서, 치료사가 대상자의 말더듬 순간을 알려 주는 사인(한 손에 주먹을 쥐어서 보여 주기)을 제공해 주었다. 대상자는 치료사의 사인을 보고 자신의 말더듬을 일시적으로 유지시켜 나가는 수행력을 점차 높여 나가기 시작하였다.

의도적 말더듬과 말더듬 순간을 유지시키는 활동을 충분히 실시한 이후에 말더듬을 수정하는 기법들을 배우는 과정으로 넘어갔다. 우선 치료사는 서면자료를 제시하여 대상자에게 예비책, 말소, 취소 기법을 설명하였다. 그리고 이론상 치료실에서 말더듬 수정 기법을 연습하는 순서로 권고하는 취소, 말소, 예비책 순으로 말더듬 수정을 훈련을 시도하였다(이승환, 2012). 초반에는 의도적으로 말을 더듬는 상황에서 말더듬을 멈추고(stop), 다시 말을 시작하는(go) 연습을 하다가, 점점 실제 발화 상황에서 발생하는 실제 말더듬에 대한 말더듬 수정을 연습하였다.

그런데 대상자는 말더듬 수정 기법들을 배울 때 취소 기법의 사용을 어려워하고 번거로워하였다. 취소 기법은 더듬게 된 단어를 끝까지 다 더듬고 나서 멈추어 다시 더듬은 단어로 되돌아가 수정하는 방식이라서, 평소 막힘이 빈번하게 발생하는 대상자는 막힘에 걸려든 단어를 끝까지 내뱉아야 하고 다시 처음으로 되돌아가는 것이 힘들다고 하였다. 그리고 오히려 막힘이 발생하는 순간에 멈추는 말소 기법이 더 쉽고 자신에게 유용한 것 같다고 보고하였다. 이러한 대상자의 의견을 반영하여 치료사와 대상자는 취소 기법보다는 말소 기법에 초점을 두고 여러 말하기 상황에서 말더듬 수정을 훈련하였다.

⑤ 일상에서 조절유창성을 적용하여 말 연습하기

조절유창성은 치료실에서뿐만 아니라 의사소통 스트레스가 높은 상황에서도 잘 적용되어야 하는데, 그러기 위해서는 반복적인 연습이 필요하고 이 조절유창성이 자신의 일부가 되어야 한다(권도하 외, 2012). 따라서 치료사는 대상자가 치료실에서뿐만 아니라 일상에서 다양한 상황, 장소, 대화상대방에 직면하여 조절유창성을 실천하도록 과제를 제시하였다. 치료사는 대상자가 일상에서 시간을 내어 조절유창성을 연습했던 상황, 장소, 대화상대방, 조절유창성 사용 성공 여부 등을 간략히 기록해 오도록 과제 기록지도를 부여하였다.

초반에 대상자는 일상에서 조절유창성을 사용하는 것을 어색하게 여기고 자신의 말더듬을 공개적으로 알리는 것 같다는 느낌 때문에 꺼리는 모습을 보였다. 그러나 치료사는 말더듬이 심한 사람이 조절유창성을 사용하고 말더듬을 타인에게 공개하였을 때 오히려 청자의 반응이 더 긍정적이었다는 연구결과(안진영, 2015, 2016; Healey, Gabel, Daniels, & Kawai, 2007)를 근거로 제시하며 대상자를 설득하는 과정이 필요하기도 했다.

결과

대상자는 1년 2개월 동안 치료기관에 주 2회 방문하여 말더듬을 극복하기 위해 노력하였고, 개인적인 사정으로 치료를 종결하게 되었다. 말더듬 치료 과정을 통해 대상자는 다음과 같은 측면에서 개선을 나타내었다.

① 자신의 말 산출 특성에 대한 객관적 이해능력 향상
말더듬 치료를 의뢰하기 전에 대상자는 인터넷을 통해 말더듬에 관한 정보를 검색해 본 적이 있었지만, 그 정보를 바탕으로 자신의 말 산출 특성을 점검해 본 경험은 없었다고 한다. 그러나 말더듬 치료 과정을 통해 대상자는 치료사로부터 말더듬에 대한 객관적인 정보를 제공받고 자신의 특성을 분석함으로써 자신이 변화시켜야 할 부적절한 말 습관과 개선되어야 할 부분을 인지할 수 있게 되었다.

② 말 산출 시 조음기관의 긴장도 감소, 수반행동 감소
치료 초반에 대상자는 말을 할 때 목이나 입술에 불필요하게 힘을 주는 습관이 있어서 막힘이 빈번하게 발생하였다. 그러나 말더듬 치료 과정을 통해 기류를 산출하면서 말을 부드럽게 산출하는 방법, 특히 입술에 힘을

빼고 의도적으로 살살 말하는 방법 등을 통해 말하는 습관을 바꾸는 연습을 반복하면서 자연스럽게 조음기관의 긴장도가 낮아지는 모습을 보였다. 한결 편안하게 말하는 방식들을 습득하면서, 이전에 말이 막힐 때마다 고개가 앞으로 숙여졌던 수반행동이 자연스럽게 소거되었다.

③ 말소 기법의 사용 능력 향상

치료 초반에 대상자는 말을 하다가 말이 막힐 경우에 그 순간을 제어하지 못하고, 한참 동안 말더듬에 걸려들어 있었다. 그러나 대상자는 치료 과정을 통해 말더듬을 수정하는 기법인 예비책, 말소, 취소 기법을 모두 배웠고, 그중에서도 말소 기법으로 말더듬을 수정하는 수행력이 높아졌다. 치료사와의 대화 상황에서 말을 하는 도중에 막히게 되면, 그 막힘의 순간을 인식하여 일시적으로 멈추고 유연하게 그 말더듬에서 빠져나오는 모습을 자주 보여 주었다. 아쉽게도 대상자는 치료종결 직전까지 대화 상황에서 예비책을 사용하는 것에 더 많은 연습이 계속 필요했지만, 대상자의 개인적인 사정으로 인해 치료를 종결하게 되었다.

🔗 문제점과 향후 대응 방향

1. 말더듬 치료 목표 중 조절유창성의 목표는 무엇인가?
2. 조절유창성을 성취하기 위한 말더듬 치료 기법들에는 무엇이 있는가?
3. 의도적 말더듬을 실시하는 이유는 무엇인가?
4. 예비책, 말소, 취소 기법의 공통점과 차이점은 무엇인가?
5.

🔬 고찰

말더듬 치료는 말더듬 행동을 유창한 행동으로 변화시켜 나가는 것으로, 치료사는 이러한 변화 과정을 촉진하는 역할을 해 주는 조력자일 뿐, 궁극적으로 말더듬을 극복하기 위한 결정적 열쇠는 대상자 자신에게 달려 있다. 특히 수년 이상 말을 더듬어 온 사람의 경우, 부적절한 방식으로 말을 산출해 왔던 습관을 바꾸고, 더 나아가 말하는 상황을 직면하지 않고 회피하려는 습관을 자신의 의지로 바꾸어야 한다. 이때 필요한 말더듬 치료 목표가 조절유창성인데, 이는 말을 더듬는 사람이 자신의 말하는 방식을 의도적으로 바꾸고 끊임없이 모니터링하면서 말더듬이 발생하는 순간을 조절하는 것이다. 따라서 이 조절유창성은 말더듬 행동이 겉으로 두드러지게 나타나지 않도록 하기 위해 말을 하는 데 드는 노력과 부담감이 작용한다. 가령, 말을 더듬는 사람 자신이 기존에 말을 산출할 때 사용해 왔던 부적절한 습관을 없애기 위해 말 속도 조절과 말 산출 메커니즘의 협응력 강화 등을 신경 써야 한다. 또한 말더듬이 발생할 것 같은 예측이 들거나 말을 더듬는 순간이 되었을 때 그 시점을 재빠르게 인식하여 신체적 및 정서적으로 긴장된 상태를 최대한 빨리 이완시켜야 한다. 이를 위해서 취소, 말소, 예비책이라는 말더듬 수정 기법을 사용하기도 한다.

말더듬 성인의 구어적, 인지적, 정서적 특성이 개개인마다 달라서 어느 누구에게나 효과적인 치료법이란 있을 수 없다. 따라서 치료사는 말을 더듬는 사람을 치료법에 맞추는 것이 아니라 말을 더듬는 사람의 특성에 맞게 치료 기법을 재구성할 수 있어야 한다(권도하 외, 2012). 본 사례에서는 말더듬 수정 기법을 사용할 때 일반적으로 이론상에서 권면하는 훈련 순서(취소-말소-예비책 순서)를 따르지 않았다. 그 이유는 막힘이 주요 말더듬 유형이었던 대상자가 말을 더듬게 된 단어를 끝까지 다 더듬고 멈추어야 하는 취소 기법을 사용하는 것을 번거로워하고 취소 기법에 대한 조절력이 낮았기 때문이다. 그 대신에 말이 막히는 순간에 멈추어 말더듬을 수정하는 말소 기법에 대한 선호도와 조절력이 높았다. 이는 말더듬 유형에 따라 말더듬 수정 기법의 수행력이 달라졌다는 연구결과(안진영, 2007)와 맥락을 같이하는 현상이었다. 따라서 치료사와 대상자는 취소 기법을 연습하는 데 많은 시간을 할애하기보다 여러 말하기 상황에서 발생한 말더듬에 대해 말소 기법을 사용하여 수정하도록 더 중점을 두어 연습하였었다.

성인 말더듬 치료의 또 다른 목표는 치료 후에도 잔존해 있는 말더듬을 관리하는 능력을 향상시키는 것이다. 성인 말더듬의 경우 아동과 달리 치료 후 완벽한 수준의 유창성을 보장하기 어렵다(권도하 외, 2012). 따라서 말더듬 성인에게 더욱 요구되는 치료 목표가 조절유창성의 확립이고, 이는 대상자가 스스로 일상에서도 성취하기 위해 노력해야 하는 목표이기도 하다. 그러나 본 사례에서 소개된 대상자의 경우도 그러했듯이, 말을 더듬는 사람이 일상에서 조절유창성을 성취하는 것은 쉽지 않다. 특히 역동적으로 펼쳐지는 타인과의 상호작용 속에서 자신의 말하기 방식을 변경하고 말더듬을 수정하는 것에 신경을 쓰는 것은 상대방에게 자신의 콤플렉스를 더 과감히 드러내는 것이라고 생각하는 경향도 있었다. 이럴 경우에 치료사는 대상자가 일상에서 타인에게 자신의 말더듬 공개를 선택할 수 있도록 격려해야 하는 역할을 해야 할 수도 있다(안진영, 2016).

치료사는 말을 더듬는 사람이 자신의 상황을 스스로 인지하고 무엇을 수정해야 할 것인지 어떻게 변화시킬 것인지를 탐색하고 익혀 나가는 과정을 함께하는 코치이자 동료가 되어야 한다(말더듬 치료 워크숍, 2009). 이 과정 속에서 치료사는 '조절유창성'이라는 말더듬 치료목표를 제안하여 훈련하고, 말을 더듬는 사람 자신이 일상에서 스스로 치료사(self-therapist)가 되도록 도와야 할 것이다. 이를 통해 말을 더듬는 사람이 자신의 말 산

출 방식을 조절하고 잔존해 있는 말더듬을 관리할 수 있는 능력을 향상시
킬 때에, 궁극적으로 말더듬의 재발 또는 악화를 방지할 수 있을 것이라
고 판단된다.

독자의 생각

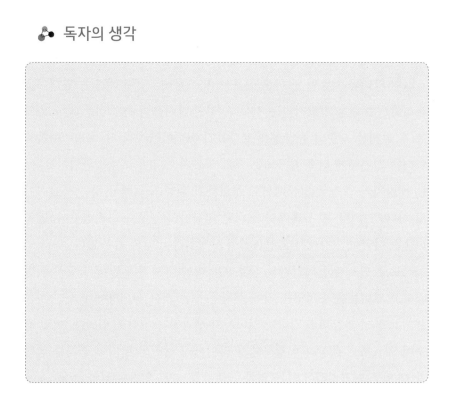

참고문헌 및 추천자료

권도하, 김시영, 김효정, 박진원, 신명선, 안종복, 장현진, 전희숙, 정훈(2012). 유
　　창성장애. 서울: 학지사.

말더듬 치료 워크샵(2009). 말더듬 치료 워크샵: 제12회 세계 말더듬의 날 기념. 서울: (주)늘품플러스.

심현섭, 신문자, 이은주(2010). 파라다이스 유창성 검사 II. 서울: 파라다이스 복지재단.

안진영(2007). 말더듬 성인의 취소 및 말소 기법 간 수행력과 만족도 비교 연구. 대구대학교 대학원 석사학위논문.

안진영(2015). 말더듬 행동에 대한 청자의 인상 평가 연구. 대구대학교 대학원 박사학위논문.

안진영(2016). 말더듬 심한정도와 말더듬 자기공개에 대한 청자의 인식. 언어치료연구, 25(2), 65-78.

이승환(2012). 유창성장애. 서울: 시그마프레스.

Healey, E. C., Gabel, R. M., Daniels, D. E., & Kawai, N. (2007). The effects of self-disclosure and non self-disclosure of stuttering on listeners' perceptions of a person who stutters. *Journal of Fluency Disorders, 32*, 51-69.

Manning, W. H. (2001). *Clinical Decision Making in Fluency Disorders* (2nd ed.). San Diego, CA: Singular Publishing Group.

Parry, W. D. (2000). 발살바 말더듬 치료(*Understanding & Controlling Stuttering*). (권도하 역). 대구: 한국언어치료학회.

음운장애를 동반한 난독증 아동의 읽기 중재

정연주(Jung, YounJu, MA)*

| Chapter 16 | Reading Intervention in Dyslexic Child with Phonological Disorders

 프로젝트 요약

난독증은 신경학적 원인에 의한 특정 학습장애로 난독증이 있으면 단어를 인식할 때 정확하게 또는 유창하게 읽는 것이 어렵고 철자와 해독에 어려움을 보이는 것을 말한다. 이러한 어려움은 음운적인 결함에 의한 결과로서 다른 인지적인 능력 및 효과적인 교육의 제공이 되었는지와는 연관성이 명확하지 않다. 이차적인 문제로 읽기이해의 경험이 생길 수도 있고, 읽기 경험의 부족으로 인해 어휘력이나 배경지식의 부족이 발생할 수도 있다고 IDA(국제난독증협회)는 정의하였다.

DSM-5에서는 특정 학습장애의 형태로 기술하고 있는데, 학습기술을 배우고 사용하는 데 있어서의 어려움을 가지며 적절한 개입을 제공함에도 불구하고, 부정확하거나 느리고 힘겨운 단어읽기, 읽은 것의 의미를

* 정연주(2019). 음운장애를 동반한 난독증 아동의 읽기 중재. 허승덕(2019). 융복합 청각재활. 서울: 학지사.

Jung, Y. J. (2019). Reading Intervention in Dyslexic Child with Phonological Disorders. In: Heo, S. D. (2019). *Audiological Rehabilitation for Interdisciplinary Research*. Seoul: HakJiSa.

이해하기 어려움, 철자법의 어려움, 쓰기의 어려움 중 적어도 한 가지 이상이 최소 6개월 이상 지속되고 있는 경우를 나타내고 있다.

조음음운장애 아동들의 경우, 학령기에 이르면서 읽기, 쓰기, 철자법 등에서 문제를 함께 나타나는 경우가 많다고 보고되고 있다(Bird, Bishop, & Freeman, 1995; Felsenfeld, Broen, & Mcgue, 1994; Gierut, 1998; 고유경, 김수진, 2010). 음운인식능력은 읽기 습득의 중요한 예측요인으로 실제로 읽기에 어려움이 많은 아동이 읽기를 배우기 전에 음운인식의 문제를 보인다(Hulme & Snowing, 2009; Mather & Wending, 2012). 학령 전기 아동의 음소 지식에 대한 측정치는 저학년 아동의 읽기 수행력을 예측하는 변수로서 설명되고 있고, 초기 쓰기 발달 또한 음소 수준에서의 음운인식 능력과 밀접한 관련이 있다고 한다(하승희, 2016). 난독증협회의 정의에서는 알파벳 원리의 습득뿐만 아니라 낱말인지 및 낱말 판별의 어려움이 되는 핵심 원인으로 음운처리를 말하고 있다(Lyon, Shaywitz, & Shaywitz, 2003). 조음음운장애 아동의 음운인식능력 점수가 일반 아동보다 현저히 낮으며(김자경, 신지현, 안성우, 2005; Anne, Gatherine, & Rebecca 2000), 그 이유는 조음음운장애 아동들에게서 나타나는 조음의 문제가 음운인식의 문제와 관련이 있으며 음운산출상의 변화와 음운인식을 지각하는 것과 관련이 있기 때문인 것으로 여기고 있다. 따라서 조음음운장애의 정도로 읽기 능력을 예측할 수는 없지만, 음운장애 아동에게 있어 음운인식능력으로 읽기 능력을 예측할 수 있다(고유경, 김수진, 2010).

읽기능력은 음운처리적 결함이 동반되었을 경우 해독, 유창성 및 쓰기의 문제를 보이기가 쉽고, 이들의 개선에 초점을 맞춘 체계적이고 명시적인 치료가 가장 효과적으로 입증된 치료 방법이다(Bryant & Bradley, 1985; Vellutino et al., 2004; Shaywitz et al., 2004).

읽기 해독을 위해서는 음운인식능력이 보다 밀접하게 관련되는데, 음운처리 전력의 직접 교수가 특히 효과적이다(Uhry, 2005). 읽기와 철자법에서 가장 중요한 두 가지 음운인식능력은 합성과 분절이다. 합성과 분절에 대한 중재 프로그램은 복합적인 기술을 제시하는 다른 중재 프로그램보다 더욱 높은 효과를 보이는 것으로 보고되고 있고, 음운인식 중재의 진행 순서는 큰 단위(단위가 높은 단어 수준)에서 가장 작은 단위(음소 수준)로 진행하는 것이다(Mather & Wending, 2012).

음운인식 외에도 파닉스 활동이 읽기 해독력을 개선시키는 데 도움이 되는 것으로 보고되고 있다. 난독증 아동들의 초기 어려움은 주로 해독의 문제와 가장 관련성이 깊은데 이는 음운, 철자법 및 형태론적 표상의 약점 때문이다(Alexander & Slinger-Constant, 2004; Mather & Wending, 2012). 그러므로 가장 효율적인 중재 방법 중 하나는 낱자-소리 관계를 숙달하도록 하고 말소리와 인쇄된 낱자 간 연결에 대한 이해증진을 목표로 하는 파닉스 중재 방법이다(Hulme & Snowing, 2009). 파닉스는 글자의 이름을 알고 낱글자에 대응하는 말소리를 알고, 말소리의 음운인식능력을 글자로 확장하여 말소리와 글자의 관계를 이해하도록 하며 다양한 낱말을 읽고 철자법을 이해하여 글자를 쓸 수 있도록 한다.

자주 본 단어의 전체 형태를 장기기억이 저장되게 되고, 단어를 구성하는 낱자의 종류와 순서에 대한 매우 정확한 지식을 필요로 하는 단계에서 일견어휘화하여 읽으며 이는 유창하게 읽기와 쓰기를 위한 요소 중 하나가 된다.

이 프로젝트는 음운장애를 가진 난독 아동의 중재접근방법을 살펴보고자 한다.

🔗 프로젝트 개요

아동은 초등학교 3학년으로 학령 전기부터 학습지와 가정 학습을 통한 읽기 교육을 받았음에도 불구하고 전반적인 읽기능력의 발달이 더딘 편이었으며 쓰기의 어려움이 두드러지게 관찰되었다고 한다. 초어 발달이 느렸고 이해 언어발달은 또래와 큰 차이 없이 발달하였으나 언어표현과 조음발달의 문제가 지속되어 6세부터 표현언어 및 조음발달을 목표로 언어치료를 받은 경험이 있었다. 취학 후에는 언어치료의 목표를 학습적인 접근도 고려하여 3학년 2학기까지 치료를 시도하였으나 쓰기와 읽기, 조음의 문제가 해결되지 않아 본 센터로 의뢰되었다.

아동은 읽기 및 쓰기의 문제가 있어 교과과정을 따라가는 데 어려움이 있다고 보고되었다. 아동의 어머니와 면담에서 아동이 일반교육과정에 있으며 수학 등의 학습을 따라가는 데 어려움이 없으나 일상적인 대화에서 표현이 부족하고 발음의 문제 때문에 아동의 말을 알아듣기가 힘든 등 어려움이 있다고 보고하였다. 또한, 일부 낱말을 읽을 수 있고 이를 통하여 조금씩 글을 읽기는 하나 쓰기의 어려움이 크다고 하였다. 학령기 읽기 장애 아동이 갖는 아동의 읽기 오류 및 쓰기 오류에 대하여 문의하였으며 짧은 단락 글을 읽을 수는 있으나 새로운 낱말이 나오면 주저하거나 틀리게 읽는 경우가 많으며 내용은 비슷하게 하나 다른 어휘로 대치하여 읽거나 끝을 얼버무리기 또는 형태소 등을 다르게 읽는 등의 오류가 빈번하다고 한다. 따라서 읽은 것에 대한 이해를 아동의 추측으로 진행하는 경우가 많으며 읽는 데 노력이 많이 들어가서 읽어도 잘 이해하지 못하는 경우가 꽤나 자주 나타난다고 한다. 쓰기에서는 자주 접할 수 있고 낱말 및 쉬운 철자로 이루어진 낱말을 쓸 때에도 오류를 보이며 문장 단위로 받아쓰기를 시켜 보면 외운 것 외에는 대부분 오류를 보인다고 한다. 아동은 자신의 읽기와 쓰기 문제에 대해서 스스로 잘 알고 있으며 이로 인해 친구들 앞에서 자존감이 낮아진 듯하다고 한다.

타기관의 지능검사 결과는 언어성 지능 98, 동작성 지능 112, 전체 지능 105로 '보통 수준'에 속하는 것으로 진단되었다.

아동의 어머니는 아동이 학령 전기에 언어지체 및 조음음운의 문제를 경험하였으나 숫자익히기, 수계산 등의 학습적인 적용에 어려움이 없었으므로 읽기의 경우에도 자연스럽게 습득할 것이라고 예상하였다. 그러나 취학 후 읽기의 습득이 상당히 어려웠고, 집중적인 가정에서의 학습지원에도 불구하고 지속해서 어려움을 보이기 때문에 여러 곳에서의 관련 상담을 경험하였다. 많은 상담기관에서 아동의 인지능력에는 문제가 없기 때문에 지켜보아도 될 것이라고 하였으나 지켜본 결과 3학년이 되어도 읽는 것의 오류가 잦고, 쓰기 발달이 너무 느린 관계로 학습을 따라가기에도 힘들고 아동 스스로 자존감의 상처를 받는 듯하다고 하여 읽기능력검사와 중재를 의뢰하게 되었다.

🔬 언어병리학적 평가

아동의 전반적인 읽기, 쓰기 및 언어 능력을 확인하기 위한 공식, 비공식 검사를 실시하였다. 아동의 읽기 및 쓰기의 어려움이 또래와 비교할 때 어느 수준인지를 알아보고 오류를 보이는 형태 및 치료의 시작점을 확인하기 위하여 읽기 해독 및 읽기 유창성 그리고 읽기이해 및 쓰기 검사를 실시하였다. 그 외에도 비공식적인 받아쓰기 검사를 통하여 아동의 현재 철자능력을 확인하였으며, 관련한 음운처리능력에 대해서도 검사를 실시하였다. 또한 아동의 언어능력이 읽기 및 쓰기에 미치는 영향이 있는지를 확인하기 위하여 관련 검사를 실시하였다. 이에 따른 평가 도구 및 절차 구성은 다음과 같다.

평가 도구는 한국어 읽기 검사(korean language-based reading assessment: KOLRA; 배소영, 윤효진, 김미배, 장승민, 2015), 수용·표현 어휘력 검사(receptive and expressive vocabulary test: REVT; 김영태 외, 2009), 아동용 발음평가(assessment of phonology and articulation for children: APAC; 김민정 외, 2007), 언어문제 해결력 검사(배소영 외, 2000) 등을 이용하였다. KOLRA는 해독, 문단글 읽기유창성, 읽기이해, 듣기이해, 음운처리(음운인식, 빠른 이름대기, 음운기억), 쓰기(철자쓰기, 작문) 등을 확인하였다.

검사 태도는 아동이 거부감 없이 입실하였으며 검사자의 질문에 대하여 자신의 생각이나 경험 이야기를 주제를 유지하며 대화하는 데 어려움이 없었다. 검사가 시작되자 아동은 다소 긴장한 태도로 검사에 임하였으며, 검사가 길어지고 아동이 취약한 부분의 검사 항목이 나오자 검사와 관련없는 대화를 통하여 시간을 끌려는 모습을 보이기도 하였다. 그러나 검사자의 집중 요구에 따라 아동은 빠르게 검사로 전환하는 것이 가능하였으며, 때로 산만해지는 모습이 보일 때 아동이 현재 잘하고 있음을 언어적으로 지지해 주자 다시 집중하는 등의 모습을 보였다.

'KOLRA' 검사 결과 읽기 성취도에서 아동의 읽기 전체 성취도를 나타내는 읽기지수 1(해독+읽기이해)은 1%ile 미만, 표준점수 33점으로 나타났으며 읽기지수 2(해독+문단글 읽기유창성+읽기이해)는 1%ile 미만, 표준점수 38점, 학년지수 1학년 평균 미도달로 나타나 읽기성취도가 낮은 것으로 확인되었다. 읽기를 위한 언어능력인 듣기이해능력을 포함하였을 때 읽기성취도에서는 읽기·언어지수 1(해독+읽기이해+듣기이해)이 1%ile 미만, 표준점수 47점, 읽기·언어지수 2(해독+문단글 읽기유창성+읽기이해+듣기이해)가 1%ile, 표준점수 52점, 학년지수 1학년 평균 미도달로 읽기성취도가 또래에 비해 현저히 낮은 것으로 나타났다(〈표 16-1〉).

〈표 16-1〉 읽기성취도 검사

핵심검사	표준점수	백분위	학년지수
읽기지수 1	33	1%ile 미만	
읽기지수 2	38	1%ile 미만	1학년 평균 미도달
읽기·언어지수 1	47	1%ile 미만	
읽기·언어지수 2	52	1	1학년 평균 미도달

〈표 16-2〉 읽기 하위영역별 검사

핵심검사의 하위영역 결과프로파일

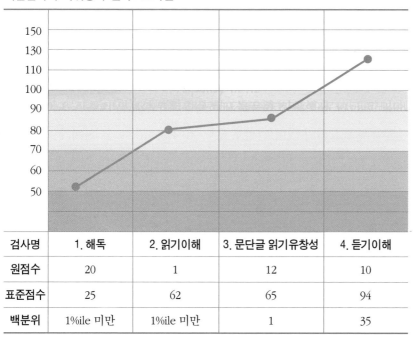

검사명	1. 해독	2. 읽기이해	3. 문단글 읽기유창성	4. 듣기이해
원점수	20	1	12	10
표준점수	25	62	65	94
백분위	1%ile 미만	1%ile 미만	1	35

읽기하위능력을 살펴보면, 2음절 낱말을 읽는 해독검사에서는 원점수 20점, 표준점수 25점, 1%ile 미만으로 나타났으며, 읽기이해 검사에서는 원점수 1점, 표준점수 62점, 1%ile 미만으로 나타났다. 또한 문단글을 얼마나 유창하고 정확하게 읽었는지를 보는 읽기유창성 검사에서는 원점

수 12.0점, 표준점수 65점, 1%ile로 나타났다. 즉, 스스로 해독할 수 있는 글자의 제한으로 인하여 읽기유창성의 어려움도 나타나고 있으며 읽기이해력에서도 또래와 비교하여 어려움을 보이는 것으로 나타났다. 그러나 이야기를 듣고 질문에 대답하는 듣기이해평가에서는 원점수 10점, 표준점수 94점, 35%ile로 듣기 이해력은 정상범주의 발달을 보이고 있었다 (〈표 16-2〉).

문단글 읽기유창성에서 반복이 빈번하게 관찰되었고 수정(예: 산과 바다는 → 산이, 산과 바다는 / 오르는 → 올린, 오르는), 다른 음소로 대치(예: 아름다운 → 아람다운) / 뚜렷하다 → 투려하다)의 오류를 나타냈다. 기능어의 경우는 자신이 의미적으로 추론하여 다른 문법형태소로 대치하여 읽기(예: 우리나라의 → 우리나라는 / 여름과 겨울이 → 여름이 겨울은 / 사계절은 → 사계절로 / 달려서 → 달리는)도 하였다.

또 글을 읽는 데 노력이 너무 많이 들어가기 때문에 순간순간 호흡의 불균형이 관찰되며 의미 단위로 끊어 읽지 못하거나 줄 전체가 생략되는 등의 모습이 관찰되기도 하였다.

아동은 듣기이해에서는 또래와 비교할 때 어려움이 없는 것으로 나타났으며, 따라서 대화 시 아동과 들려주는 대화를 이해하는 것에 대한 의사소통의 어려움은 없는 것으로 나타났다.

앞의 결과들을 종합할 때 아동은 자소와 음소를 대응하여 글자를 읽는 해독능력에는 어려움이 크며 이로부터 비롯되어 유창하게 문단글을 읽거나 읽고 이해하는 과제를 수행하는 것에 곤란을 경험하고 있는 것으로 나타났다. 따라서 언어적인 이해능력에는 어려움이 없음에도 불구하고 주로 문어로 진행되는 교과과정을 이해하고 학습을 따라가는 것이 힘들 것으로 여겨진다.

〈표 16-3〉 **해독 하위 점수**

	원점수	백분위			
		5	10	25	25〈
의미	18	◆			
무의미	2	◆			
일치	15	◆			
불일치	5	◆			

아동의 해독능력을 좀 더 자세히 살펴보면, 의미낱말 18점, 무의미낱말 2점, 자소-음소 일치형 낱말 15점, 자소-음소 불일치형 낱말 5점으로 의미낱말, 무의미낱말, 자소-음소 일치형 낱말, 자소-음소 불일치형 낱말 모두에서 5%ile 미만에 위치하였다. 아동은 의미 낱말에 비해서 무의미 낱말의 해독력이 더욱 저하되어 있어 자주 접하는 어휘를 읽는 것보다 친숙하지 않거나 외래어 및 고급어휘와 같은 새로운 낱말을 읽는 것이 더욱 어려운 것으로 여겨진다. 또한 자소-음소 일치형 낱말에서 낮은 수행력을 보이고 있어 자소와 음소를 대응하거나 이들을 연합하여 글자를 해독하는 시스템을 적용하는 데 있어서 어려움을 보이는 것으로 예측되며, 음운규칙을 적용하는 데 있어서도 어려움이 있는 것으로 나타났다(〈표 16-3〉).

해독에서 아동이 보인 오류를 보면, 자소-음소 일치형 낱말에서 아동은 초성 읽기가 대부분 가능하였으나 종성 읽기의 경우 '발톱'을 '발톨'로, '청군'을 '창구', '정상'을 '전산' 등으로 읽는 오류를 자주 나타냈다. 그 외에도 모음 'ㅗ'와 'ㅜ' 간의 대치 오류(예: 부브 → 보드, 수젤 → 소절)가 관찰되었고, 이중모음에서도 오류가 빈번하였다. 자소-음소 불일치형 낱말에서는 연음화 규칙, ㅎ 탈락 규칙, 기식음화, 비음화, 구개음화의 모든 규칙에서 오류를 보였으며, 의미 낱말에서보다 무의미 낱말에서는 상당히 높은 빈도의 음운규칙 오류가 관찰되어 낱말의 의미처리 과정이 동반

〈표 16-4〉 읽기 관련 영역 상세 검사

	음운처리능력			쓰기		
	원점수	백분위		원점수	백분위	
		5　　10　　25　25〈			5　　10　　25　25〈	
5. 음운인식	8	◆				
6. 빠른 이름대기	35	◆				
7. 음운기억	49	◆				
8. 받아쓰기				2	◆	
9. 주제글쓰기				0	◆	

되지 않고서는 음운규칙이 적용되는 해독 시스템을 잘 이해하지 못하는 것으로 예측할 수 있었다.

　아동이 낱글자와 소리와의 관계를 어느 정도 알고 있는지 확인하기 위하여 낱글자-소리를 확인한 결과, 단모음 낱글자의 소리는 평음은 대부분 인식하고 있었으나 경음(ㄲ, ㄸ, ㅃ)와 격음(ㅋ, ㅌ, ㅍ)와 마찰음 및 파찰음(ㅆ, ㅊ, ㅉ)의 말소리를 정확히 인식하지 못하였으며 이중모음의 경우 'ㅑ' 'ㅠ'만 확인이 가능하였다. 낱자음의 경우 초성에서 'ㄱ'를 '기역'을 '니은' 등으로 인식하고 있었으며 전체 초성의 이름은 확인할 수 있으나 소리 지식을 산출하는 것은 어려웠다.

　아동이 보이는 읽기의 어려움을 좀 더 자세히 파악하기 위해 상세검사를 실시한 결과, 아동은 음운인식 검사에서 5%ile 미만, 빠른 이름대기검사에서는 5%ile 미만, 음운기억검사에서는 5%ile 미만으로 나타났다. 아동은 음운정보를 효율적으로 저장하고 처리하는 것뿐만 아니라 말소리에 대한 인식력 및 친숙한 글자나 숫자를 시각적으로 처리한 후 빠르게 인출하는 데에는 어려움을 보이는 것으로 나타났다. 따라서 말소리에 대한 조작 및 인식 능력과 부족한 말소리의 인출능력, 음운정보를 빠른 속도로 처리하는 능력과 관련한 음운처리능력의 결함이 글자를 읽고 이해하는 데 부정적으로 영향을 미치고 있다고 볼 수 있다.

쓰기검사의 하위검사인 받아쓰기에서는 2점으로 백분위 5%ile 미만으로 나타나 또래에 비해 지연된 수행력을 보였다. 아동은 다음과 같이 KOLRA 검사에서 '나라, 비가'만 정확하게 받아쓸 수 있었으며 그 외에는 쓰려고 시도하기는 하나 완전한 낱말을 쓰지 못하기도 하였고 자신이 없는 것은 어두 초성조차도 시도하지 못하여 선을 긋는 것으로 받아쓸 수 없음을 대신하였다.

공식검사 외에 자주 접하는 친숙한 낱말 받아쓰기에서도 몇 개의 익숙한 명사 낱말을 제외하고는 받아쓸 수 없었다. 글씨 쓰기의 경우 자음의 형태를 명확하게 쓰지 못하여 주저하거나 자모음을 겹쳐 쓰기, 수정하여 다시 지우는 등의 오류를 보였다. 또한, 자모음의 순서를 소리의 순서대로 쓰지 않고 모음을 먼저 쓰거나 종성을 먼저 쓰는 등의 모습을 보이기도 하였다. 그 외에 낱말에 포함된 일부 자음이나 음절만을 쓰기도 하였으며 때로는 다른 모음이나 자음으로 대치하였다. 문법형태소가 포함된 동사의 경우는 일부 음절 형태만 쓸 수 있었으며 문장 받아쓰기는 아동이 거부하여 실시할 수 없었다.

주제글쓰기는 아동이 거부하여 시도할 수 없었다.

아동의 수용어휘능력을 평가하기 위해 '수용-표현 그림어휘력 검사'의 실시 결과 원점수 84점, 백분위 50~60%ile으로, 아동의 수용어휘력은 또래 수준이었다.

아동의 표현어휘 능력을 평가하기 위해 '수용-표현 그림어휘력 검사'를 실시한 결과 원점수 76점, 백분위 10%ile 미만으로 또래에 비해 저하된 표현어휘력을 나타냈다. 다양한 품사를 사용하여 대화하였으며 한자어 '과학상자, 대회' 등의 어휘를 사용하였으며 부사어 '별로, 일단, 바로' 등의 사용도 관찰되었으나 자신의 경험 및 주변 가족에 대한 대화에서도 적절한 어휘를 표현하지 못하여 대화를 실패하기도 하고 특정 어휘만을 반복적으로 사용하는 등 다양한 어휘를 사용하는 데 어려움이 있었다. 그리고 일부 어휘의 경우 조음의 문제보다 아동이 낱말의 음소 자체를 다른 것으로 인지하여 표현하는 경우(예: 선생님 → 선샌님)도 관찰되고 있었다.

아동은 다양한 조사를 사용할 수 있었으나 연결어미 및 전성어미를 다양하게 사용하는 데 어려움을 보였다. 종속접속문, 내포문을 사용하나 인과, 나열, 대조 등 다양한 복문의 형태를 구사하기는 어려웠으며 자신의 생각을 긴 문장으로 구성하는 것에도 어려움이 있었다.

논리적 사고과정을 언어로 표현하는 기술을 측정하기 위해 실시되었던 '언어 문제 해결력 검사'의 결과, 원점수 32점, 백분위 52%ile에 위치하는 것으로 보아 사회화 및 인지발달과 관련하여 언어로 사고과정을 표현하는 능력은 또래 수준에 위치한 것으로 나타났다.

하위영역별로 살펴보면, 원인이유 과제에서 원점수 11점으로 백분위 점수 45~51%ile, 해결추론 과제에서 원점수 12점으로 백분위 점수 56~62%ile, 단서추측과제에서 원점수 9점으로 백분위 점수 61~85%ile로 나타나, 보유된 사회적 정보와 참조단서를 확인하여 사건의 과정을 추론하는 능력은 정상적인 발달을 보이고 있으며 축적된 지식을 이용하여 즉각적인 상황에 대한 문제의 해결이나, 원인과 결과를 유기적으로 연결하여 구어적으로 표현하는 능력에 어려움이 없음을 알 수 있었다.

아동의 설명담화능력을 평가하기 위해 만들기 과정에 대한 그림을 보여 주고 발화를 수집하여 분석한 결과 관련 어휘를 묘사하려고는 하나 표현 어휘의 부족으로 사실적 상황을 묘사하기 어려웠고 순서적인 과정을 나열하는 것에도 어려운 상태로 설명담화를 구성하여 산출하였다. 비교/대조 담화에서는 두 개의 대상에게서 관찰되는 객관적인 사실의 일부만 나열하였고 이때 표현하는 어휘도 제한적이었다.

아동의 조음 능력을 아동용 발음평가검사로 살펴보았을 때 낱말 수준에서 조음오류가 2회 관찰되었다. 아동의 연령이 규준 연령을 초과하여 백분위 수를 산출하기는 어려웠으나 6세 아동에게서 거의 조음의 오류가 관찰되지 않는 검사이므로, 본 아동의 경우 조음의 문제를 경험하고 있는 것을 알 수 있었다. 낱말 검사상으로 종성 비음의 대치가 관찰되고 있었다.

　아동은 대화 시에는 낱말 검사에 비해 다양한 조음오류가 관찰되고 있는데, 유음의 생략이나 단순화 오류, 종성 비음 간 대치 오류, 종성 파열음 간 대치 오류가 관찰되었다. 아동의 경우 종성 자음일지라도 어떤 낱말에서는 정확히 조음하는 것이 가능하나 때로는 같은 종성일지라도 다양한 자음으로 대치되는 비일관적인 오류를 보이고 있었으며, 동일한 낱말에서는 일관적인 대치 오류를 보였다.

〈표 16-5〉 **설명담화 산출 예제**

도형 그리기 과정 설명
도현?… 도형?… 그거 네모, 세모, 같은 거… 그거 뭐… 자 같은 거 대거나… 그거 동그랗게 하는 거 있는데… 그거로 그려요.

타원과 동그라미의 비교/대조
그거 둘 다 동그랗게 그리는 건 비슷해요… 하나는 길고 하나는 동그랗고… 뭐가 다르… 다른지… 잘 모르겠어요.

〈표 16-6〉 **대화 유지 예제**

검사자: 무슨 초등학교 다녀?
아동: ○○초등학교요.
검사자: 살고 있는 아파트는 무슨 아파트야?
아동: 이름 몰라요.
검사자: 가장 좋아하는 과목은 뭐야?
아동: 로봇 만들기요.
검사자: 로봇 만들기를 학교에서 배워?
아동: 아니요. 거기, 어디 가는데… ***(조음오류 전사 불가) 거기서 해요.

> 검사자: 아 학교 아니고 학원 같은 데서 배우는 거야?
> 아동: 학원? 아니고 학원하고는 다른 데⋯ 거기서 로봇하고⋯ 만들고⋯ 그리고 해요.
> 검사자: 혹시 다니는 곳 이름 알아?
> 아동: 몰라요.
> 검사자: 그럼 거기서 로봇 대회 같은 곳도 나가는 거야?
> 아동: 대회요?
> 검사자: 로봇 만들어서 다른 팀이랑 경기 하고 하는 거 말이야.
> 아동: 아. 같이 싸우고, 그거요? 그거 나가서 싸웠는데⋯
> 검사자: 응⋯ 거기 나갈 때 만든 로봇 좀 설명해 줄래?
> 아동: 나는 그냥 움직이고⋯ 이렇게 막 움직이는 거. 차 ***(조음오류로 전사 불가)
>   같은 거 그런 거⋯ 그리고⋯ 막 달렸는데⋯ 그거 했어요.

오류를 보이는 낱말에 대하여 auditory only 상황에서 모방을 유도하면 다른 종성으로 말하는 경우가 종종 관찰되고 있으며 입을 보여 주고 해당 자음의 조음 위치를 알려 주면 그대로 말하기는 하나 문장 수준의 이상의 대화가 시도되면 다시 조음의 오류를 보이는 경우가 많았다.

그러나 아동 모의 보고에 따르면 약 3년 전 타 병원에서 PTA 청력검사 결과 이상소견 없음으로 진단받았다고 한다.

아동은 언어발달 지연 경험이 있으며 발음의 문제 및 읽기 및 쓰기 학습에서 어려움으로 의뢰되었다. 검사 결과들을 요약하자면, 아동의 읽기 능력을 살펴보았을 때 해독에서 어려움을 보이고 있으며 의미낱말, 무의미 낱말, 자소-음소 일치형 낱말, 자소-음소 불일치형 낱말 모두에서 읽기의 어려움을 보이는 것으로 나타났다. 아동은 초성과 단모음이 포함된 받침 없는 글자를 읽는 것이 가능하나 일부 경/격음 자음 또는 이중모음, 그리고 종성 자음의 경우 낱자와 소리 간의 관계를 이해하지 못하고 있었다. 자소-음소 일치형 낱말을 읽지 못함으로써 자소-음소 불일치형 낱말에서 음운규칙을 적용하여 읽는 것에도 어려운 수준에 머물러 있으며 음운규칙의 원리에 대해서도 잘 이해하지 못하고 있었다.

또한 읽기유창성에서 정확도와 속도적인 측면 모두에서 어려움을 보이고 있었다. 아동은 자주 접하지 않는 어휘의 경우 자소-음소 일치형 낱말에서도 정확성의 어려움을 보이고 있으며 주로 문장의 의미를 예측하며 읽음으로써 대치의 오류가 빈번한 것으로 나타났다.

읽기이해에서도 해독의 문제로부터 기인하여 어려움을 보이고 있었다.

이러한 아동의 읽기 해독과 유창성의 문제는 음운처리문제와 동반되어 나타나고 있으며 아동은 일부 낱자의 자소와 음소의 대응을 할 수 없으며 자동적이고 빠른 음운의 처리에서도 어려움을 보이는 것으로 해석되었다.

쓰기에서도 철자쓰기의 문제와 언어적으로 구성하여 글을 산출하는 어려움을 모두 갖고 있는 것으로 확인되었다. 철자쓰기 어려움은 읽기에서 나타난 것처럼 자소-음소 일치형 낱말 쓰기의 문제부터 시작되고 있으며 이로 인해 글을 구성하여 쓰는 것은 어려움이 큰 것으로 확인되었다.

언어능력 검사에서 이해 검사상 어려움은 없으나 표현어휘 및 담화 표현의 어려움을 경험하고 있으며 이름대기의 문제로 대화 시 다양한 어휘를 표현하는 것이 어려웠다. 또한 발음의 문제가 아동의 대화에 부정적인 영향을 미치고 있으며 아동이 보이는 조음의 오류는 일관적이지 않고 아동 스스로 다른 음소로 인식하고 그대로 표현하는 경우가 많은 등 청지각적으로 변별하여 그 음운을 처리하여 낱말 단위로 인식하는 것이 어려운 것을 알 수 있었다.

앞의 결과들을 종합할 때 아동은 듣기이해에서의 어려움은 없으나 표현언어 및 담화 표현에 어려움이 있으며, 조음음운장애를 경험하고 있는 것으로 나타났다. 또한 언어를 바탕으로 한 읽기 및 쓰기능력의 발달에서도 동시에 어려움을 겪고 있으며, 특히 해독에서 어려움이 상당히 심한 것으로 판단되므로 해독형 읽기장애로 판단된다.

🔬 언어병리학적 재활

아동은 초등학교 3학년에 재학 중이며 읽기와 쓰기의 문제를 가장 강력히 호소하고 있으므로 읽기 및 쓰기 기술을 향상시키는 치료를 받도록 하였다. 평가에서 나타난 아동의 강약점을 고려하였을 때 음운인식능력, 읽기 해독력, 읽기유창성, 읽기이해 및 쓰기능력의 향상이 필요하여 목표가 설정되었다.

첫째, 아동의 해독과 읽기유창성의 어려움은 음운처리 문제와 동반되어 나타나고 있는 것으로 나타났다. 특히 음운인식능력에서 또래에 비해 낮은 수행력을 보이고 있으므로 글자 읽기 준비를 위하여 음운인식능력을 향상시키는 것을 우선적으로 권하였다. 아동의 음운인식능력은 차후 낱글자를 연합하여 읽거나 분절하여 쓰기에 적용하는 데 중요한 기술로 활용될 수 있으므로 이를 위하여 음절 단위에서부터 음소 단위로 세분화하여 활동하는 것이 필요하였으며 합성에서 분절 단위로 음운인식 수준을 고려하여 활동하도록 하였다. 아동의 경우 음운변별 및 합성의 문제가 구어를 위한 낱말을 인식하는 데에도 상당히 부정적인 영향을 미치고 있으므로 음운인식 활동 중 변별 및 음운합성 그리고 분절의 단위를 세부적으로 설정하여 중재하도록 하였다.

특히 음운변별에 집중적인 시간을 할애하도록 하고 하나의 음소 및 음절이 여러 개로 구성될 때 나타나는 소리의 규칙과 음운규칙이 적용되는 것에 대한 인식을 하도록 하고, 이것을 해독 단위 및 쓰기 단위로 확인하도록 하며 이미 왜곡된 음소로 표현되고 있는 어휘를 명확하게 인지하도록 하는 데 많은 시간을 할애하였다.

둘째, 아동은 종성이 없는 글자를 읽는 것이 일부 가능하나 경음 및 기식음 그리고 이중모음을 읽는 것이 어려웠다. 따라서 초성 자음의 일부와

모음의 일부에서 낱글자 말소리 간의 이해가 완벽하지 않은 것으로 나타
났으므로 이를 확인하고 기억하여 자소-일치형 낱말을 해독하는 데 적용하
도록 하였다.

셋째, 아동은 종성이 있는 글자를 읽는 것이 어려우며, 종성 낱글자의
말소리를 정확히 확인할 수 없었으므로 이를 확인하고 음운인식 기반에
서 합성 활동을 고려하도록 하여 종성이 포함된 자소-음소 일치형 낱말
해독 활동을 하도록 하였다.

넷째, 자소-음소 일치형 낱말 해독이 가능할 때 자소-음소 불일치형 낱
말의 해독 단계를 적용하도록 하였다. 모든 음운규칙은 아동이 인지적으
로 먼저 이해하도록 하였고, 연음화 및 경음화 규칙을 아동이 가장 먼저
확인하도록 한 후 ㅎ 탈락과 기식음화 그리고 구개음화가 적용되는 낱말
을 해독하였다. 이때 명사뿐만 아니라 조사 및 접사 그리고 서술어의 활
용 동 문법형태소의 적용도 고려하였다.

넷째, 음운인식 활동 중 분절 기술을 활용하여 말소리를 듣고 종성이
없는 낱말을 받아쓰도록 하였다. 이후 종성이 포함된 낱말을 받아쓰는 활
동을 하였으며 이는 첫째, 둘째 항목과 함께 시도하여 읽기와 쓰기 기술
이 연합되어 있음을 확인하도록 하였다.

다섯째, 자소-음소 불일치형 낱말의 경우 읽기와 철자쓰기는 다름을
이해하도록 하였으며 이를 받아쓰고 기억하도록 하여 일견어휘화하도록
하였다. 이때 조사가 포함된 단문 쓰기 및 서술어의 어말어미 변형 등을
의미적, 문법형태적으로 이해하도록 하였고 이를 활용한 쓰기를 함께 진
행하였다.

여섯째, 낱말 해독이 자연스럽게 이루어진 시기에 읽기유창성을 고려
하여 문단 읽기 활동을 하도록 하였다. 초반에는 자소-음소 일치형 낱말
로 이루어진 낱말을 위주로 한 동시읽기 및 짧은 단락 읽기를 활동하도
록 권하였으며, 이후 음운규칙이 포함된 문장이 포함된 문단 읽기 활동을

권하였다. 언어단위 및 담화 구성이 복잡할수록, 비친숙한 어휘가 많이 포함되어 있을수록 오류를 보이므로 아동이 잘 알고 있는 내용이거나 교과과정과 관련한 내용과 양을 고려하여 빠르고 정확하게 읽을 수 있도록 하였다.

마지막으로, 아동이 쓰기에서 철자의 오류를 극복하더라도 작문에서 어려움을 보일 가능성을 배제할 수 없으므로 쓰기의 목적, 담화유형, 내용 구성, 적절한 형식 산출 면에서 중재를 하며 치료사의 모델제시에서 점차 독립적 쓰기로, 계획-산출-모니터링 및 수정의 단계로 진행하길 권고하였다.

치료 목표와 세부 계획은 다음과 같다.

아동의 음운처리능력은 해독능력 발달에 부정적 영향을 미치고 있으며, 해독의 어려움은 읽기의 종국적 목표인 이해의 문제를 가중시키고 있다. 따라서 해독을 주요한 목표로 설정하되 아동에게서 보이는 음운장애를 동시에 개선하기 위하여 음운인식 능력을 중재하였으며, 낱말 내의 음소들을 확인하고 변별한 후, 합성하기, 해독의 형태에서 한발 나아가 친숙한 철자법을 합성하여 보고(Torgesen et al., 2003), 음운규칙을 이해하여 읽기 등의 세부 목표를 설정하고 다음과 같이 진행하였다(김영태, 이윤경, 정부자, 2016에서 재인용).

- 말소리 확인 및 변별
  - 말소리를 듣고 기억하여 그대로 모방하기
  - 동일한 조음방법별 자음군을 듣고, 같고 다름을 확인하기
  - 특정 의미 낱말과 동일한 자음군에 포함된 다른 음소를 확인하고 이를 수정하여 말하기
  - 자신이 오류를 보이는 낱말을 글자로 써 보고 틀린 말소리를 확인하기

- 말소리의 합성(Blending) 또는 분리하기(Segmenting) (Schuele & Boudreau, 2008: 김영태 외, 2016에서 재인용)
  - 치료자가 음소의 합성 및 분리에 대해서 모델링해 주기
  - 음소 및 합성의 과제에 대한 지침을 설명해 주기
  - 아동의 활동을 유도하고 즉각적인 수정 피드백해 주기
- 자소-음소 해독하기
  - 낱글자와 소리 간의 상응 관계에 대해 알아보기
  - 각 낱말에 들어 있는 개별 소리들을 합성하여 읽기
- 자소-음소 불일치형 낱말의 음운규칙을 이해하여 읽기
  - 쓰인 글자와 읽는 것이 다를 수 있음을 이해하기
  - 치료자의 모델링에 따라 음운규칙을 이해하며 읽기
  - 반복적 확인 및 피드백을 통하여 스스로 음운규칙을 적용하여 읽기

아동은 해독에서 어려움을 보였으며, 의미, 무의미, 자소-음소 일치, 자소-음소 불일치 낱말 모두에서 어려움을 보이고 있었다. 따라서 읽기 유창성은 목표로 한 자소-음소 일치형 낱말의 해독이 90% 이상의 수준에 도달하였을 때 목표 낱말이 포함된 글을 읽으며 문단의 양을 늘리는 형태로 향상시키는 전략을 제시하였다. 자소-음소 불일치 낱말의 읽기 수준이 목표의 80% 이상 도달하였을 때 어미 수준의 다양화 및 조사의 다양화를 고려하고 목표 낱말을 포함한 문장부터 문단 읽기로 진행하였으며 이때 아동의 교과과정에서 새로이 접할 만한 낱말을 적용하여 읽을 수 있도록 하였다. 이후 자동성 향상을 목표로 하여 다음의 세부 계획을 설정하고 치료하였다.

- 문법형태소의 난이도를 조절한 텍스트 읽기

- 초기에는 조사와 현재 시제형 어말어미가 포함된 글 읽기
- 속도보다는 정확성을 높이는 것이 일차적인 목표
- 목표 낱말이 반복적으로 제시되며 이를 일견어휘화하며 읽을 수 있는 동시 읽기
- 의미적 단위를 예측하며 읽음으로써 읽기의 쉬는 구간을 이해하고 읽기이해 단계를 대비
- 교과과정에서 적용되는 어휘를 선정하여 읽기 텍스트에 활용하고 학교 내 활동에서 유창하게 읽을 수 있도록 유도

철자쓰기 목표는 다음과 같다.

- 음운인식 과제 중 낱말 내 개별 음소 확인하기
- 낱말 내 음소 분절하기
- 낱글자-말소리 원칙 이해하기
- 촉진된 철자쓰기를 통하여 낱말에서의 모음 및 철자 패턴을 이해할 수 있도록 하기
- 형태음운적 인식 중재하기(Kirk & Gillon, 2009: 김영태 외, 2016에서 재인용)
  - 제시된 낱말을 명사와 조사로 분절하기
  - 제시된 낱말을 어근과 어미로 분절하기
  - 명사에 조사를 붙여서 쓰기
  - 동사에 어말어미를 붙여서 쓰기
- 낱말 분석과 특성분류 과제를 활용하여 아동의 철자 오류를 분석하고 선정된 규칙을 바탕으로 대조쌍을 만들어서 잘못된 철자로 어휘가 어떻게 달라지는지 보여 주기(Masterson & Crede, 1999: 김영태 외, 2016에서 재인용)

• 컴퓨터의 한글 프로그램을 활용하여 오류 난 철자를 확인하기

아동은 6개월 동안 해독 및 유창성을 위주로 한 주 2회의 개별 치료를 받았으며 이후는 및 철자쓰기 등의 수준을 올려 개별 치료를 받았다. 개별 치료에서 목표달성 여부를 확인하기 위해 치료수행력을 한 달 간격으로 체크하였다. 특히 아동이 점차 치료활동에서 제시된 전략 및 기법을 스스로 사용해야 하며 교과과정 읽기에서도 그 능력이 일반화되고 있는지를 확인하기 위하여 격주로 교과과정 중 일부를 발췌하여 읽고 철자를 받아씀으로써 그 진전 정도를 확인하였다.

아동이 목표과제를 달성하지 못하였을 때에서 치료자가 제시한 전략을 스스로 활용하여 읽거나 쓸 수 있는지를 확인하였고 아동 스스로 할 수 없을 경우 해독 전략 및 유창성 전략을 활용할 수 있도록 회기 계획을 재구성하였다.

6개월 이후 진전평가를 실시하였으며 공식 및 비공식 검사를 통해 진전 확인을 하였고 현행 수준을 파악하도록 하였다. 이후 아동은 여러 영역에서 진전이 확인되었으므로 가정에서의 지도안을 제시하고 치료실에서는 읽기이해와 철자쓰기, 작문쓰기를 위주로 한 목표가 진행되었으며 점차적으로 아동의 전반적인 읽기 및 쓰기 능력이 향상되고 있으나 여전히 유창성의 문제와 철자법의 문제가 있어 유창성, 읽기이해, 철자법의 향상 및 작문쓰기를 3차 목표로 설정하여 치료를 진행하고 있다.

🔬 문제점과 향후 대응 방향

1. 음운장애 아동의 읽기 결함을 어떻게 해석할 수 있는가?
2. 음운장애 아동의 난독 중재에서 가장 우선적으로 고려할 것은 무엇

인가?

3. 음운장애가 철자쓰기에 미치는 영향은 무엇인가?

4. 해독과 철자쓰기의 중재 시점은 어떻게 결정되는가?

5.

 고찰

아동은 해독의 경우 설정한 목표에 도달한 것으로 확인되었으나 읽기 유창성, 읽기이해 및 작문쓰기, 철자쓰기에서 낮은 수행력을 보여 이를 향상시키는 전략이 지속적으로 필요하였다. 아동의 유창성은 내용이나 형식적인 구성이 보다 복잡한 글에서는 다소 느린 양상을 보이고 음운규칙을 적용하지 못하는 경우가 관찰되고 있으므로 내용의 구성을 조절하여 소리 내어 읽는 과제를 자주 접하도록 하는 것이 필요할 것이다. 읽기이해의 경우 아동은 교과과정의 글을 읽고 그 내용적인 측면을 이해하는 데에는 어려움이 크지 않는 것으로 나타났다. 그러나 글에서 내포되고 있는 함축적인 의미, 질문이 요구하고 있는 의도, 상위언어적 측면에서의 내용 구조도 파악 등에서 어려움이 있는 것으로 확인되므로 의미적인 측면에서 글로 제시된 질문의 유형을 이해하고 이의 의도를 확인하기, 다양한 상황적 추론을 통한 함축적인 의미의 해석, 이야기 및 설명 담화의 구조를 중심으로 지도하는 것이 필요할 것이다. 아동이 오류를 보이는 이중모음, 종성, 문법형태소의 이해와 음운규칙의 적용이 포함된 철자쓰기에 대한 고찰도 필요할 것이다.

아동은 쓰기에서 제시된 문장을 나열하고 문단을 구성할 수 있는 것으로 확인되었으나 제시된 이야기를 간단히 요약하여 쓸 수 있도록 하는 전략 또한 필요할 것이다. 다양한 샘플 문장을 제시하여 아동이 관습적인

형태로 구성하여 글을 쓸 수 있도록 하며, 아동이 스스로 구성할 수 있는
단계에 자유 주제로 글을 써볼 수 있도록 하는 것이 필요할 것이다.

독자의 생각

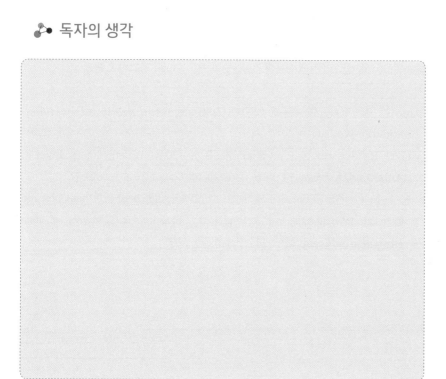

참고문헌 및 추천자료

고유경, 김수진(2010). 기능적 조음음운장애 아동과 일반 아동의 음운인식과 읽기
　　능력의 비교 및 상관. 언어청각장애연구, 15(2).
김민정, 배소영, 박창일(2007). 아동용 발음평가(APAC). 서울: 휴브알앤씨.

김영태, 이윤경, 정부자 공역(2016). 언어장애: 기능적 평가와 중재. Robert E. Owens. Jr. 저. 서울: 시그마프레스.

김영태, 홍경훈, 장혜선, 이주영(2009). 수용·표현 어휘력검사(REVT). 서울: 서울장애인종합복지관.

김자경, 신지현, 안성우(2005). 조음 및 음운장애 아동과 일반 아동 간의 음운인식 능력 비교. 특수아동교육연구, 7(4), 93-108.

배소연, 임선숙, 이지희(2004). 언어문제해결력 검사. 서울: 서울장애인종합복지관.

배소영, 윤효진, 김미배, 장승민(2015). 한국어 읽기 검사(KOLRA). 서울: 학지사.

하승희(2016). 말소리 장애 아동의 감별진단과 치료. 서울: 시그마프레스.

Alan, G., K., & Hugh, W. C. (2004). *Language And Reading Disabilities*. Addison-Wesley.

Lyon, G. R., Shaywitz, S. E., & Shaywitz, B. A. (2003). A definition of dyslexia. *Annals of Dyslexia, 53*, 1-14. Dol: 10.1007/s11881-003-0001-9

Uhry, J. K. (2005). Phonemic awareness and reading; Research, activities and instructional materials. In J. R. Birsh (Ed.), *Multisensory Teaching of Basic Language Skills* (pp. 83-111). Baltimore, MD.

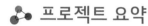

제17장 베르니케 실어증 환자의 언어재활

서혜경(Seo, HyeGyeong, MSc)*

| Chapter 17 | Speech Language Pathological Rehabilitation for Wernicke's Aphasia

프로젝트 요약

실어증(aphasia)은 언어 습득 시기가 지난 후에 뇌 손상으로 인하여 후천적으로 발생하는 다중 양식적(multimodal) 언어장애를 일컫는다. 실어증의 하부 유형인 베르니케 실어증(Wernicke's aphasia)은 일반적으로 언어 우세 반구의 측두엽이 손상을 입어 생긴다(Brookshire, 2007). 베르니케 실어증의 가장 뚜렷한 특징은 청각적 혹은 시각적으로 제시되는 언어 자극에 대한 이해력의 저하이다. 또한 언뜻 듣기에는 길고 유창한 발화를 구사하나, 에둘러 말하거나 대용어를 많이 사용하면서 발화의 내실이 떨어지는 허구어(empty speech)의 양상을 보이기도 한다(김향희, 2012).

베르니케 실어증은 다시 해부-임상적 특성에 따라서 청각적 이해력과 문자 이해력 간의 관계에 근거하여 크게 두 가지 하위 유형으로 분류

* 서혜경(2019). 베르니케 실어증 환자의 언어재활. 허승덕(2019). 융복합 청각재활. 서울: 학지사.

Seo, H. K. (2019). Speech Language Pathological Rehabilitation for Wernicke's Aphasia. In: Heo, S. D. (2019). *Audiological Rehabilitation for Interdisciplinary Research*. Seoul: HakJiSa.

하기도 한다. 베르니케 실어증-I은 문자와 같은 시각적 언어 자극의 이해는 비교적 양호하나 청각적으로 제시되는 언어 자극을 이해하는 데는 심한 어려움을 보인다. 베르니케 실어증-II는 첫 번째 유형과는 반대로 청각적 이해력은 어느 정도 보존되지만, 문자이해력은 손상된 경우이다 (Benson & Ardila, 1996).

임상에서 실어증 환자의 청각적 이해력을 향상하기 위해 전통적 기법인 자극법이 주로 사용되는데, 이는 듣고 사물 지적하기, 지시 따르기, 질문에 대답하기와 같은 과제들을 포함한다. 이러한 과정에서 구조화되고 집중적인 청각 자극을 제공하여 환자의 언어 회복을 촉진하고 극대화한다(Helm-Estabrooks, Albert, & Nicholas, 2014). 그러나 중증 이상의 청각적 이해력 손상으로 단단어 이해에도 어려움이 있는 경우에는 자극법만으로 환자의 언어능력을 촉진하는 데는 제한이 있으며 치료의 효율성이 저하될 수 있다.

베르니케 실어증 치료법(treatment for Wernicke's aphasia: TWA)은 정서적 가치가 높은 일부 낱말을 소리 내어 읽을 수 있는 능력이 있지만, 중증 이상으로 청각적 이해력이 손상된 실어증 환자들을 위해 고안된 언어재활 방법이다. TWA는 읽고 이해하기(reading comprehension), 구두 읽기(oral reading), 따라 말하기(repetition) 등의 과정을 통해 재청각화(reauditorization)를 유발하여 청각적 이해력을 향상한다(Helm-Estabrooks, Albert, & Nicholas, 2014).

이 프로젝트는 유형 I에 해당하는 중증 베르니케 실어증 환자를 대상으로 하여 청각적 이해력(auditory comprehension) 향상을 위한 발판으로 하는 문자 양식을 적극적으로 활용하고, 그 유용성에 대해 고민해 보고자 한다.

프로젝트 개요

대상자는 오른손을 사용하는 70세 남자로 고등학교를 졸업하였으며 뇌졸중 발병 이전에는 작은 규모의 상점을 운영했다고 보고하였다. 정신건강의학적 병력이 없고 시각 및 청각에 손상이 없는 것으로 확인되었다. 뇌 자기공명영상(brain magnetic resonance imaging: brain MRI) 의학적 검사에서 좌반구 측두엽(temporal lobe)과 두정엽(parietal lobe)에 광범위한 두개내출혈(intracranial hemorrhage: ICH)이 관찰되었고 병변 주위에 부종(perilesional edema)이 나타났다.

언어병리학적 평가

언어병리학적 평가는 발병 열흘 후에 시행하였으며, 표준화된 검사인 파라다이스 한국판 웨스턴 실어증 검사(paradise korea-western aphasia battery: K-WAB)와 한국판 보스턴 이름대기 검사(korean version of boston naming test: K-BNT)를 사용하였다.

K-WAB 결과, 실어증 지수(aphasia quotient: AQ) 25.6/100점으로 중증 실어증(severe aphasia)으로 평가되었다. 구체적인 하부 검사 점수는 스스로 말하기 8/20(내용전달 3/10, 유창성 5/10), 알아듣기 3.9/10(예-아니요 검사 33/60, 청각적 낱말인지 26/60, 명령이행 19/80), 따라 말하기 0.4/10, 이름대기 0.5/10(물건이름대기 1/60, 통제단어연상 0/20, 문장완성 2/10, 문장응답 2/10)으로 나타나 베르니케 실어증 유형으로 분류되었다. 추가로 시행한 읽기 영역의 검사에서 문장 독해 4/40, 글 명령 0/20, 단어-사물 짝짓기 5/6, 단어-그림 짝짓기 5/6, 그림-단어 짝짓기 4/6, 구어-단어 짝

짓기 0/4, 글자 변별 0/6, 철자 조합 0/6, 철자 분리 0/6으로 평가되었다. K-BNT는 0/60점으로 1%ile 미만에 해당하였다.

언어 표현력 측면에서, 문법 구성을 갖춘 발화와 정상 운율을 보였지만, 단어 인출(word retrieval)의 어려움이 있을 때는 쉼이 나타나거나 얼버무리는 모습을 보였다. 또한 대용어, 에두르기, 자동 구어 그리고 구어 착어나 신조어 사용이 빈번하여 허구어 산출이 대부분이었다. 1음절 낱말 수준까지 따라 말하기 가능하였지만, 그 이상의 수준부터는 자곤(jargon) 산출을 보였다. 이름대기는 대면이름대기, 생성이름대기 그리고 문장 완성 및 문장 응답과 같은 맥락이름대기의 모든 과제에서 수행력이 저하되었으며, 단서 제공에도 적절한 반응을 보이지 못하였다. 언어 이해력의 경우 일상생활 고빈도 낱말이나 간단한 문장을 이해할 수는 있었으나 구문, 문법 그리고 의미가 복잡해질수록 이해에 어려움이 나타났다. 읽기 능력 부분에서 간단한 의미단어나 규칙단어 읽기는 가능하였지만, 비단어나 불규칙단어 읽기에는 어려움을 보였다.

🔬 언어병리학적 재활

치료 목표는 언어 평가 결과를 근거로 청각적 이해력(고-중빈도 중심의 단어이해, 2~3어절 수준의 문장이해)과 구어 표현력(따라 말하기, 고-중빈도 중심의 이름대기, 기능적 의사소통 구어) 향상으로 정하였다. 일상생활로의 전이와 타 병원으로의 전원 시에도 치료가 연계되도록 보호자 상담 및 교육을 치료 목표에 포함하였다. 구체적인 치료 목표의 내용은 다음에 제시하였으며, 중재 프로그램의 내용은 청각적 이해력 향상을 위한 활동 위주로 소개하고자 한다.

(1) 대상자는 일상생활과 관련된 단어 및 2~3어절 수준의 구 또는 문장을 이해할 수 있다.

(2) 대상자는 다양한 음절 구조로 이루어진 단어를 따라 말할 수 있다.

(3) 대상자는 일상생활과 관련된 고-중빈도의 명사어 및 동사어 이름대기를 할 수 있다.

(4) 대상자는 기능적인 의사소통 구어를 표현할 수 있다.

(5) 보호자는 상담 및 교육을 통해 일상생활에서 환자의 의사소통 능력 및 언어능력 향상을 도울 수 있다.

중재 프로그램은 회기당 30분으로 주 3회씩 4주간 총 12회기를 제공하였다. 1~5회기 동안은 청각적 이해력을 강화하기 위해 문자 자극을 활용한 TWA를 바탕으로 하였다. 실어증 양상이 진전되면서 6~12회기 동안은 전통적 기법인 청각적 자극법 위주로 중재를 제공하였다.

첫 5회기 동안은 TWA의 고안된 방법에 따라서 기초선 단계와 4단계의 치료 단계로 진행하였다. 기초선 단계에서는 대상자의 청각적 이해력을 측정하기 위해서 대상자에게 6개의 그림 중에서 임상가가 말한 단어를 선택하도록 하였다. 이때 대상자가 정확하게 반응하지 못한 단어들을 치료 단계에서 목표 단어로 정하였다. 치료 단계는 읽고 이해하기, 구두 읽기, 따라 말하기, 청각적으로 이해하기의 순서로 진행하였다. 읽고 이해하기 단계에서는 임상가가 제시하는 문자카드를 6개의 그림카드 중에서 해당하는 그림과 짝짓도록 하였다. 구두 읽기 단계에서는 목표 단어들을 음독하도록 하였다. 따라 말하기 단계에서는 문자카드가 제공되지 않은 상황에서 임상가가 말한 단어를 따라 말하도록 하였다. 마지막으로 청각적으로 이해하기 단계에서는 임상가의 발화만을 듣고 6개의 그림카드 중에서 해당하는 그림을 선택하도록 하였다. 이러한 과정을 통해 환자는 문자 단서 없이도 청각적으로 단단어를 이해하기 시작하였다.

이후의 치료 회기 동안은 전통적 기법에 따라서 중재를 제공하였다. TWA의 마지막 단계인 청각적으로 이해하기 단계와 유사하게, 단서가 제공되지 않은 상황에서 임상가의 발화만 듣고 8개의 그림카드 중에서 해당하는 그림을 선택하도록 하였다. 오반응한 경우에는 의미 단서, 맥락 단서, 문자 단서 그리고 비목표단어(foil) 수를 줄이는 순서로 단서를 제공하였다. 단어 수준의 수행력이 80% 이상되는 시점부터는 2~3어절 수준의 구 또는 문장이해와 이름대기 능력 향상을 함께 유도하였다.

🔬 결과

사후평가로 시행한 K-WAB 결과, AQ가 약 16점 향상되어 42.2/100점으로 중등도-중증 실어증(moderate to severe aphasia)으로 평가되었다. 구체적인 하부 검사 점수는 스스로 말하기 10/20(내용전달 4/10, 유창성 6/10), 알아듣기 5.7/10(예-아니요 검사 42/60, 청각적 낱말인지 45/60, 명령이행 27/80), 따라 말하기 2.2/10, 이름대기 3.2/10(물건이름대기 22/60, 통제단어연상 2/20, 문장완성 4/10, 문장응답 4/10)로 모든 언어 영역에서 진전이 나타났다.

언어 표현력 부분에서 여전히 대용어, 에둘러 말하기, 착어 사용이 많았지만, 사물이나 그림의 이름을 정확히 명명하는 빈도가 증가하였다. 또한 2어절 수준의 문장까지 정확히 따라 말하기가 가능하였다. 언어이해력의 경우 문법이나 의미적인 판단을 요하는 문장이해에서 진전이 나타났다.

이와 같이 읽고 이해하기, 구두 읽기, 따라 말하기의 향상을 통해 청각적 이해력 향상을 이끌 수 있었다. 더불어 이름대기 능력도 향상된 것을 확인하였다. 문자 양식은 유형 I에 해당하는 베르니케 실어증 환자의 재청각화와 청각적 이해력 향상을 도모하였고, 언어재활의 효율성을 높였다.

🔗 문제점과 향후 대응 방향

1. 베르니케 실어증의 언어 특성은?

2. 베르니케 실어증을 두 가지 하위 유형으로 분류할 때 유형 I 과 유형 II 의 차이는?

3. 청각적 이해력을 촉진할 수 있는 전략은?

4. TWA의 중재 단계는?

5. TWA는 주로 어떤 유형의 실어증 환자들에게 유용하게 활용될 수 있는가?

6. 청각적 이해력의 저하를 유발하는 요인에는 어떤 것들이 있는가?

7. 청각적 이해력이 향상되면 어떤 언어 영역들이 함께 향상될 수 있는가?

8. 청각적 이해력의 향상은 어떻게 구어 표현력의 향상을 이끄는가?

9. TWA 이외에 베르니케 실어증에게 적용할 수 있는 치료 방법은?

10. 중재법을 결정할 때 고려해야 할 요인은?

11.

🔗 고찰

본 예제에서는 중증 베르니케 실어증 환자를 대상으로 사전평가와 4주 간 12회기의 언어중재를 제공한 이후의 사후평가를 통하여 언어 양상의 변화를 살펴보고자 하였다. 또한 재청각화 및 청각적 이해력 향상을 위한 수단으로 문자 양식을 활용하는 것이 유용한지에 대해 고찰해 보고자 하였다.

베르니케 실어증의 원인 중 대부분은 좌반구의 상측두회(superior temporal gyrus) 후방 손상에 기인하며, 두정엽(temporal lobe), 각회(angular gyrus), 모서리위이랑(supramarginal gyrus)의 손상과도 관련된다고 알려졌다(Benson & Ardila, 1996). 앞서 언급한 영역들은 운동 피질에서 떨어져 있기 때문에, 실어증에 관련된 손상 영역이 전두엽까지 확대되거나 내림 추체로에 영향을 미치지 않는 이상 베르니케 실어증 환자들이 반불완전마비(hemiparesis)나 반마비(hemiplegia)인 경우는 거의 없다.

베르니케 실어증은 과유창한 발화와 자곤(jargon)으로 구성된 의미 없는 발화를 주로 보인다. 또한 청각적 이해력의 심각한 손상으로 종종 단어의 소리나 형태와 그 의미 간에 해리 현상을 보이기도 한다(Brookshire, 2007). 임상에서는 베르니케 실어증을 환자의 개인차에 근거하여 크게 두가지 하위 유형으로 분류하기도 한다. 베르니케 실어증-I은 문자 이해력은 양호하지만 청각적 이해력이 저하된 경우이고, 베르니케 실어증-II는 첫 번째 유형과 반대로, 청각적 이해력은 어느 정도 보존되지만 문자 이해력이 손상된 경우이다.

청각적 이해력 저하는 베르니케 실어증에서 가장 두드러지는 언어 특성으로 언어음 수용의 문제, 중추 언어적(central linguistic) 지식의 손상, 언어 내적 조작(mental manipulation)의 어려움 그리고 일차적인 지각과 이에 대응하는 적절한 메커니즘 사이의 연결이 단절되는 경우에 발생한다(Lesser, 1978). 또한 말의 첫 부분을 이해하지 못하는 느린 재생시간, 정보처리 지연, 간헐적 청지각 능력의 결여, 용량(capacity) 부족 그리고 기억력 문제 등과 연관되기도 한다(Rosenbek, Lapointe, & Wertz, 1989).

청각적 이해력은 실어증의 예후와 가장 관련이 되는 요인으로(Schuell, Jenkins, & Jimmines-Pabon, 1964), 베르니케 실어증 중재에서 가장 일차적인 목표가 된다(Hegde, 2006). 청각적 이해력 향상을 위해서 일반적으로 전통적 기법인 자극법이 사용된다. 이때 청각 자극의 길이 및 복잡성,

자극을 제시할 때의 말 속도, 적절한 쉼(pause)과 강세(stress)의 활용, 청
각 자극의 반복 제시, 청각 자극 외의 다중 자극 방법의 활용 등을 고려하
여 구체적인 중재 방법을 결정한다(김향희, 2012). 그러나 자극법은 일정
수준 이상의 청각적 이해력을 갖춘 환자들에게는 유용하게 활용될 수 있
지만, 본 예제의 대상자와 같이 중증의 청각적 이해력 결함을 갖는 환자
에게는 언어재활의 효율성이 떨어질 수 있다. 중증 이상의 베르니케 실어
증 환자를 대상으로 하는 중재법에는 베르니케 실어증 치료법(treatment
for Wernicke's aphasia: TWA), 맥락을 중심으로 한 베르니케 실어증 환
자의 초기 중재법(early management of wernicke's aphasia: a context-
based approach) 그리고 청각이해력 향상을 위한 인지적 접근법(cognitive
appoach to improving auditory comprehension: CAIAC) 등이 있다. 이 중에
서 TWA는 시각적 양식을 통해 청각적 양식의 문제해결을 꾀하는 방법으
로(김향희, 2012), 읽고 이해하기, 구두 읽기, 따라 말하기 등의 과정을 통
해 재청각화를 유발하며, 나아가 청각적 이해력 향상을 이끈다.

　본 예제에서, 첫 5회기 동안은 TWA 중재법을 바탕으로 중재를 시행하
였고, 이후 7회기 동안은 전통적 기법인 자극법 위주로 중재를 시행하였
다. 그 결과 AQ가 25.6점에서 42.2점으로 향상되었다. 구체적인 하부 검
사 점수는 스스로 말하기 8점에서 10점, 알아듣기 3.9점에서 5.7점, 따라
말하기 0.4점에서 2.2점 그리고 이름대기 0.5점에서 3.2점으로 진전되었
다. 청각적 이해력 향상 위주의 중재로 네 가지 언어 영역 모두에서 향상
이 나타난 것을 확인하였다. 이러한 결과는 청각적 이해력과 따라 말하기
능력이 정비례 관계에 있다는 데서 설명된다. 청각적 이해력이 심각하게
손상되어 어떤 말도 이해하지 못한다면 아무 말도 따라 말할 수 없다. 특
정 단어만 이해하는 경우에는 그것만 따라 말할 수 있다. 재청각화는 회
상(recall)과 따라 말하기를 수행하는 동안 이루어지고, 이는 결과적으로
청각적 이해력 향상으로 이어진다. 청각적 이해력의 개선은 나아가 환자

스스로 자신의 오류와 의사소통의 실패를 알아채도록 하는 데 도움을 주며, 구어 산출과 대화 기술 향상에도 기여한다(Hegde, 2006).

본 예제를 통하여 문자 양식은 청각적 이해력을 향상하는 데 유용한 수단으로 활용될 수 있음을 확인하였다. 또한 베르니케 실어증 환자의 전반적인 언어능력 향상을 위해서는 청각적 이해력이 바탕이 되어야 한다는 것을 다시 한 번 확인하였다. 다만, 같은 유형의 실어증이라도 발병 원인, 언어적 양상, 중증도(severity) 등이 다양하므로, 임상에서는 환자의 신경해부학적 원인, 실어증의 일반적인 특징 그리고 개인차를 고려하여 개별화된 중재 방법을 결정하는 과정이 필요하다.

독자의 생각

🏠 참고문헌 및 추천자료

김향희(2012). 신경언어장애. 서울: 시그마프레스.

Benson, D. F., & Ardila, A. (1996). *Aphasia: A Clinical Perspective*. New york: Oxford University Press.

Brookshire, R. H. (2007). *Introduction to Neurogenic Communication Disorders* (7th ed). St. Louis, Mo.: Mosby Elsevier.

Chapey, R. (2008). *Language Intervention Strategies in Aphasia and Related Neurogenic Communication Disorders* (5th ed). Philadelphia: Lippincott Williams & Wilkings.

Hegde, M. N. (2006). *A Coursebook on Aphasia and Other Neurogenic Language Disorders* (3rd ed.). Clifton Park, N.Y.: Thomson Delmar Learning.

Helm-Estabrooks, N., Albert, M. L., & Nicholas, M. (2014). *Manual of Aphasia Therapy* (3rd ed.). Austin, Tex.: PRO-ED.

Lesser, R. (1978). *Linguistic Investigation of Aphasia*. London: Edward Amold.

Rosenbek, J. C., Lapointe, L. L., & Wertz, R. T. (1989). *Aphasia: A Clinical Approach*. Austin, Tex.: PRO-ED

Schuell, H., Jenkins, J. J., & Jimmines-Pabon, E. (1964). *Aphasia in Adults*. New York: Harper and Row.

언어 습득 이전 고위험군 영유아의 기능적 의사소통 발달을 위한 언어재활

이지연(Lee, JiYeon, MSc)*

| Chapter 18 | Speech-Language Pathologic Rehabilitation for Functional Communication Development in Pre-lingual Infants with High Risk

프로젝트 요약

초기언어는 양육자와 상호작용을 통해 습득된다(곽금주, 김수정, 김연수, 2011). 영유아는 언어를 습득하기 이전부터 발성과 몸짓으로 자신의 의도를 표현하는데, 주로 양육자 응시하기, 응시 철회하기, 소리내기 등의 방법으로 적극적인 표현을 하고, 양육자의 손짓이나 몸짓의 변화를 알고 반응할 수 있다(Stack & Arnold, 1998). 이렇듯 영유아는 대부분의 시간을 부모와 지내면서 상호작용을 습득하게 된다. 부모는 아동에게 상호작용의 기회를 제공하고, 아동의 행동에 반응하면서 아동의 의사소통 의도를 발전시키므로 영유아기의 언어발달에서 부모의 역할은 매우 중요하다.

하지만 선천적인 문제의 대사증후군 영아들은 부모와의 상호작용 측면

* 이지연(2019). 언어 습득 이전 고위험군 영유아 기능적 의사소통 발달을 위한 언어재활. 허승덕(2019). 융복합 청각재활. 서울: 학지사.

Lee, J. Y. (2019). Speech-Language Pathologic Rehabilitation for Functional Communication Development in Pre-lingual Infants with High Risk. In: Heo, S. D. (2019). *Audiological Rehabilitation for Interdisciplinary Research*. Seoul: HakJiSa.

에서 제한을 받는다. 특히 이러한 고위험군 영아는 의사소통 발달에 영향을 미칠 수 있는 호흡, 섭식문제, 청력손실, 신경학적 문제를 동반하며, 여러 대사과정의 복합적인 문제가 있는 영아들은 병원에서 의료적 처치를 받아야 하기 때문에 같은 시기의 아동들에 비해 부모와 상호작용을 하며 지내는 시간이 적을 수밖에 없다. 더구나 부모는 영아의 선천적인 문제로 인해, 아이가 약하고 아프다고 생각하여 아이를 안거나 함께 활동하는 것을 주저하게 되는 등 양육자로서 아동에게 상호작용의 어려움을 심화시키고, 언어 습득에 부적절한 영향을 줄 수 있다. 이때, 언어치료사는 부모에게 영유아가 취하는 행동의 의도를 설명하고, 아이와 부모 간의 상호작용할 수 있는 방법을 알려 주어 부모가 의사소통의 중재에 참여하고 이를 주도하도록 도와야 한다.

이 프로젝트는 언어이전단계의 고위험군 영유아의 조기 언어재활 및 부모-영아 간 상호작용에 있어 치료사의 역할과 가족 협력의 중요성에 대해 고민해 보고자 한다.

프로젝트 개요

임신 39주에 3.22 kg으로 출생한 생후 1년 6개월 여아이다. 출생 당시 CHARGE 증후군으로 진단받았고 호흡과 삼킴의 문제로 신생아 중환자실(neonatal intensive care unit: NICU)에서 6개월 동안 집중 치료를 받았다. 이외에도 우측 안면마비, 시각장애와 청력손실을 동반한 것으로 확인되었다. 재활을 위하여 연하치료, 물리치료, 작업치료, 감각통합치료를 받고 있다.

시력은 장애 1급으로 진단받았다.

청력은 NICU에서 치료 중 시행한 청성뇌간반응(auditory brainstem

responses: ABR)으로 확인하였고, ABR 역치는 우측 70 dB HL, 좌측 105 dB HL인 것으로 확인되었다. 청력손실 보상을 위하여 3개월 전부터 두 귀에 보청기를 사용 중이며, 효과적인 청각재활을 위하여 인공와우이식을 계획하고 있다.

아동은 옹알이가 거의 없고, 가래와 침을 삼키지 못해 단순 발성도 짧으며, 발성은 그렁그렁한 소리가 동반되고 있다.

같은 시기에 시행한 초기 언어 평가와 베일리 영아발달 측정 III 결과에서 인지발달 연령 10개월, 수용언어발달 연령 9개월, 표현언어발달 연령 6개월, 소근육 운동발달 연령 9개월, 대근육 운동발달 연령 7개월 수준으로 관찰되었다.

🔗 언어병리학적 평가

언어병리학적 평가는 치료실 내에서 진행하였다.

아동의 의사소통 능력을 평가하기 위해 보호자 보고를 통한 영유아언어발달검사(sequenced language scale for infants: SELSI), 언어이전단계 의사소통 기술검사(evaluating acquired skill in communication, pre-language level: EASIC), 상징놀이검사(김영태, 2002) 등을 실시하였다.

SELSI 평가 결과, 수용언어연령 5개월, 표현언어연령 5개월, 언어전반 5개월로 수용, 표현, 언어전반 '-2SD 이하' '언어발달지체'로 나타났다.

EASIC 검사는 언어 이전단계를 시행하였다. 아동은 감각자극 영역에서 4개 문항에서 반응을 보였으나, 그 외 사물의 개념, 수단-목적 개념, 동작 모방, 짝짓기, 거부나 요구, 나타내기, 이해와 몸짓으로 전달하기, 사회성 등의 영역에서는 반응을 보이지 않았다. 언어이전단계에서 26개 문항 중 감각자극영역 4개 문항에서 반응을 보여, 간단한 감각자극 외 기본적인 의사소통 규칙 및 기능이 발달하지 않았음을 알 수 있었다.

아동의 놀이를 통한 상징놀이 검사 결과, 물건에 대한 합당한 기능은 보여 주지 못하지만 탐험하는 자세를 보이는 탐험적인 놀이(9~12개월)단계에 속하였다.

아동의 행동을 관찰할 때, 아동은 눈 맞춤이 종종 이루어지나, 함께 주목하기(joint attention), 공통 활동하기(joint action), 행동 및 말소리 모방하기가 전혀 나타나지 않았다.

🔗 언어병리학적 재활

사회적 의사소통을 위한 중재는 아동의 주 양육자인 어머니와 아동, 치료사가 둘러앉은 상황에서 회기마다 30분 동안 제공하였고, 주 1회씩 총 10회기를 시행하였다.

중재는 It Talk Two Talk 프로그램을 바탕으로 계획하였으며, 회기는 사전평가 및 보호자 교육(1회기), 중재(8회기), 사후평가(1회기) 등으로 구성하였다. 사전/사후 검사를 제외한 8회기 동안은 아동 언어중재와 함께 집에서 반복적으로 연습할 수 있도록 가정에서 부모의 역할을 교육하였다.

회기별 구체적인 재활 방법으로 함께 주목하기는 악기와 같이 소리 나는 장난감을 이용하였고, 다른 활동을 하고 있는 아동이 고개를 돌려 관심을 보이도록 유도하였다. 또한 악기 외에도, 말소리, 환경음을 통하여 중재를 진행하였다.

공통적 활동 유도는 아동이 실로폰을 두드릴 때 보호자가 따라서 두드리고 나서 그 곁에 있는 북을 두드려서 아동이 북을 두드리도록 하는 등 함께 활용할 수 있도록 유도하였다.

선행 행동에 대한 연계 반응 인식시키기 단계는 아동이 북을 치면 놀라는 제스처와 구어를 사용하며 아동의 작은 행동을 살펴보고, 즉각적으로 과장되게 반응하며 계속하여 선행 행동을 유도하였다.

지칭하기는 보기를 제시하거나, 선택을 유도하여 손으로 가리키기를 통해 의사표현을 유도하였다. 아동은 원하는 사물에 대해 손 뻗기 또는 pointing을 사용하도록 자극과 강화를 주었다.

강조범위 단계는 함께 율동과 노래를 부르며 진행하였고, 율동 및 노래에 아동이 먼저 반응하거나, 까꿍 놀이에서 스스로 놀이를 시작하는 등의 행동을 보였다.

의사소통 수단 확대하기 단계는 아동이 멀리 있는 자동차를 집으려고 하면, 자동차를 손가락으로 가리킨 후에 집어 주었다. 이를 통해 옹알이와 동반한 pointing, 제스처를 사용할 수 있었다.

아동 모방하기 단계에서는 주로 아동의 옹알이를 모방하였는데 이 활동은 의사소통 및 언어를 발달시키는 데 있어서 매우 효과적인 지도 방법이 되었다. 이를 통해 회기 가운데 아동은 양순음이 포함된 중첩적 옹알이를 산출할 수 있었다.

의사소통의 차례규칙 지키기(turn-taking) 및 기다렸다 신호 보내기 단계는 공을 가지고 놀면서 아동과 보호자와 번갈아 가며 공을 통에 넣거나 주고받았으며, 받아 굴리거나 지급된 고리를 번갈아 가며 막대에 넣었다. 아동이 활동 속에서 차례를 지킬 수 있으면 다음에는 소리나 말을 하면서 차례 지키기를 유도하였다.

〈표 18-1〉 **회기별 계획**

회기	회기별 목표/ 활동	회기별 내용
1회기	사전평가/보호자 교육	아동과 보호자 간의 상호작용 중요성을 설명한다. 앞으로의 재활 계획을 설명한다.

2회기	함께 주목하기	다른 사람이 주목하고 있는 물체나 활동에 아동이 관심을 갖고 주목하도록 하는 데 목적이 있다. 다소 높은 소리나 다양한 억양, 의성어 또는 과장된 제스처를 사용하여 아동의 관심을 끄는 것이 좋다. 예시 활동: 소리가 나는 장난감(북, 건반악기 등)을 통해 아동이 관심 가지게 한다.
3회기	공통적인 활동하기	아동이 어떤 활동을 하고 있을 때 성인이 그 활동에 개입하여 아동과 함께 활동한다. 예시 활동: 아동 옆에서 과장된 제스처, 소리를 동반하여 놀이 활동(악기소리 내기, 자동차 밀기)을 하며, 아동이 함께 참여하도록 유도한다.
4회기	선행 행동에 대한 연계 반응 인식시키기 (contingent responding)	아동의 행동에서 의사소통적인 의도가 보일 때 보호자는 즉시 그에 반응하여 이러한 성인의 즉각적인 반응으로 자신의 행동이 그의 환경에 영향을 끼칠 수 있다는 것을 경험하게 한다. 이는 자신의 행동과 보호자의 반응 사이에 어떤 관계가 있다는 것을 깨닫게 해 준다. 예시 활동: 손바닥을 펴서 장난감 요구하기 등 의사소통적인 의도가 나타날 때, 즉각적으로 장난감을 준다거나, 박수 및 안아 주기를 통해 행동적 · 사회적 강화를 제공한다.
5회기	지칭하기	물건이나 활동을 과장되게 보여 주거나, 물건이나 활동을 눈이나 손으로 가리키거나 명명하는 것이 효과적이다.
6회기	사회성 게임하기	상호작용을 위해서 아동과 부모가 일상적으로 하는 게임을 의미한다. (짝짜꿍, 까꿍, 머리-어깨-무릎-발 등)
7회기	의사소통 수단 확대시키기	보호자는 아동의 의사소통 행동들을 관찰하고 나서, 아동이 현재 기능하고 있는 발달단계보다 조금 높은 수준의 의사소통 행동들로 확대시킨다. 예시 활동: 비의도적인 행동이나 말을 의사소통의 수단으로 바꾸어 주며, 아동의 초보적인 의사소통 행동을 좀 더 바람직한 의사소통 행동으로 바꾸어 준다. 아동이 관습적인 행동을 보이면 그것에 언어를 첨가해 준다.
8회기	아동 모방하기	아동이 우연히 낸 소리를 모방하여 아동으로 하여금 그러한 소리 또는 발성이 성인의 관심을 끈다는 것을 알게 하는 것은 좋은 지도방법이다. 다른 사람이 자신의 말을 모방할 때 아동은 자신의 말에 자신감을 갖게 되고, 타인의 모방이 자신의 말에 대한 긍정적인 반응의 역할을 해 주므로 더욱 많은 말을 시도하게 된다.

9회기	의사소통의 차례규칙 지키기 및 기다렸다 신호 보내기	다른 사람에게 직접 반응하거나 혹은 다른 사람과의 소통을 시작하고 다른 사람이 말할 때는 기다려 주는 일련의 행위를 말한다. 아동과 보호자가 교대로 참여하게 하여, 활동을 통한 차례 지키기를 인식시킨다. 예시 활동: 공을 굴리며, 소리내기를 모방하도록 유도 후, 아동이 소리를 내기 시작하면 기다렸다가 아동의 소리가 중단될 때 보호자가 소리를 내도록 한다.
10회기	사후평가	

결과

언어발달 수행력은 재활서비스를 2개월 동안 제공한 후, 1세 8개월에 진행하였다. SELSI 평가 결과, 수용언어 10개월, 표현언어 9개월, 언어전반 9개월로 전반적인 언어능력이 4개월 진전을 보였고, EASIC 언어이전 단계 평가 시, 감각자극, 수단-목적 관계영역에서 완전습득을 보였고, 동작모방, 거부나 요구 나타내기, 이해와 몸짓으로 전달하기, 사회성 영역에서 불완전하지만 제한되게 반응을 보였다. 아동은 사물의 개념에 대해 반응하지 못하였으나, 치료 시간에 수건으로 침을 닦거나 과일 모형을 입으로 가져가는 등의 전상징기적 행동은 종종 나타났다. 아동은 총 26개 문항 중 18개로 검사 이전 4개 반응에 비해 14개 항목에서 의사소통 기능을 습득하였다.

아동은 공동주의(joint attention)나 호명에 눈맞춤을 동반한 옹알이 수준의 응답과 같은 의도적 행동이 증가하였다. 또한 부모와 놀이 상황에서 제스처를 사용한 사물 요구하기, 행위 요구하기, 거절 및 거부, 인사 등의 의사소통 기능이 관찰되었다.

🔗 문제점과 향후 대응 방향

1. 언어발달에 부정적 영향을 주는 요인은?
2. 영아발달 평가에 사용되는 검사 도구는?
3. 가족 중심 중재에서 치료사와 부모의 역할은?
4. 구어사용 이전에 선행되어야할 의사소통 기술은?
5. 언어 습득기 이전 아동의 의사소통 의도를 촉진하는 활동은?
6.

🔗 고찰

고위험 영유아는 선천적으로 호흡 및 구강구조 움직임의 어려움으로 인해 발성의 제한이 있거나, 약시와 난청이 동반되는 등 또래아동에 비해 제한된 감각을 수용하게 된다. 또한 부모와 충분히 상호작용해야 할 시기에 병원에서 의료적 처치를 받고 있어 상호작용의 빈도나 질에 차이가 생긴다.

또한 감각지각 및 인지적 결함을 가진 아동은 성장할수록 받아들이는 감각자극이 적어 세상에 대한 경험과 탐구의 기회가 줄어들게 된다. 이로 인해 초기 언어 습득과 관련이 높은 인지개념 발달이 지연될 우려가 있다. 1987년 권미경의 연구에서 미숙아와 일반 아동 간의 모-아 상호작용을 비교하였을 때, 미숙아의 경우 의학적 처치 및 집중치료로 어머니와 상호작용이 적어, 대상군의 아동보다 상호작용 점수가 낮게 나타났다. 이로 보아, 아동의 상호작용이 필요한 시기가 있음을 알 수 있다. 특히 영유아기의 상호작용은 신체발달, 지적발달, 성격발달 등 생애 초기발달에 영향을 주며, 이 시기의 발달적 결함은 일생 동안의 건강과 발달에 결정적인 영향을 주며, 후기 발달의 문제를 초래한다. 또한 2018년 은평구에서 시행된 장애위험 영유아의 조기중재에 대한 연구에서 장애위험 영유아에게 치료지원을 제공하여 언어발달에 긍정적인 효과를 보임을 보고하였다. 이 연구를 근거로 고위험 영유아가 언어치료실에 내원하였을 때, 아직 의학적인 시술 및 수술이 남아 있다고 해서 언어중재를 뒤로 미루거나, 의학적 처치 이후, 감각적인 문제로 언어중재를 고려하는 것이 아니라, 고위험군 아동들의 조기진단과 즉각적인 언어재활을 시작하여야 한다. 만약 영유아 아동이 언어이전단계라 한다면 초기 의사소통 규칙 및 기능에 대한 빠른 중재를 계획하고, 다양한 언어자극을 통해, 아동이 의사소통에 관심을 가지게 하는 것이 언어치료사의 역할이다.

이 장에서 고위험군 영유아 사례에서 부모의 상호작용에 초점을 둔 언어중재와 부모교육을 통해 아동과 보호자의 상호작용 빈도와 질을 높여 주었을 때, 전의도적 단계에서 의도적 단계의 행동들이 이전에 비해 증가하였고, 공동주의, 행동모방 등의 언어이전의 다양한 의사소통 기능이 나타났다. 이는 고위험군 아동이 초기 상호작용 및 부모로부터 언어자극이 적었으며, 치료를 통해 의사소통 환경의 확립, 언어 자극 결핍이 보완되면서 진전이 두드러지는 것을 볼 수 있었다. 이와 같이 영유아의 최초의 의사소통은 양육자의 얼굴표정, 분위기, 몸짓, 발성으로 나타나게 된다 (권도하 외, 2012). 방경숙(2000)의 연구에서 양육에 대한 교육 프로그램을 제공한 보호자의 영아가 교육하지 않은 영아보다 발달지수가 높게 평가되었고, 이로 보아 양육자의 아동에 대한 상호작용 태도와 적절한 반응이 아동의 초기 의사소통 의도의 습득에 미치는 영향은 클 것으로 예상하였다. 또한 영유아는 대부분의 시간을 보호자와 함께 보내며, 치료실에서 상호작용 기회보다 집에서 상호작용 기회 및 많은 시간을 보낼 수 있어, 가족개입 및 가족중심의 중재의 높은 효과를 보인다. 이에 언어치료사는 언어

이전단계의 영유아의 중재를 계획할 때, 부모의 중재 개입을 위해 전문적인 상담을 포함한 아동과 상호작용 방법에 대한 교육을 고려할 필요가 있다.

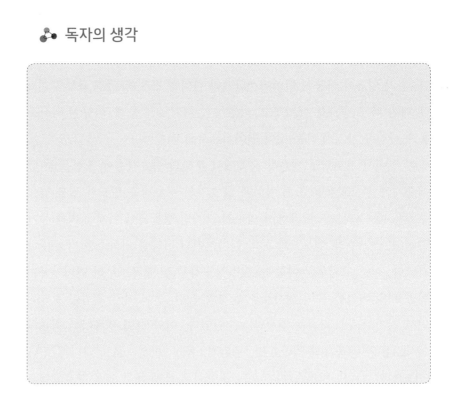

독자의 생각

참고문헌 및 추천자료

곽금주, 김수정, 김연수(2011). 영유아기 엄마와의 상호작용. 서울: 학지사.
권도하, 이명순, 신후남, 신혜정, 정분선, 정희숙, 김효정, 고영옥, 곽미영, 최선영,

황하정(2012). 언어발달. 서울: 박학사.

권미경(1987). 미숙아와 만삭아 어머니의 모아상호작용과 모성정체감 인지에 대한 연구. 서울대학교 대학원 석사학위논문.

김영태(2002). 다오 언어장애의 진단 및 치료. 서울: 학지사.

김영태, 김경희, 윤혜련, 김화수(2003). 영·유아 언어발달검사. 서울: 도서출판 특수교육.

김정미, 이수향(2007). 「It Talk Two Talk」 부모교육 프로그램이 언어발달지체 아동의 의사소통과 부모의 행동에 미치는 영향. 한국언어청각임상학회, 12(4), 607-624.

방경숙(2000). 영아기 어머니역할 교육 프로그램이 모아상호작용과 영아발달에 미치는 효과. 서울대학교 대학원 박사학위논문.

신문자(1991). 자폐 및 심한 언어장애 아동의 언어평가. 언어치료교사연수회. 대구: 한국언어치료학회.

이지효, 김영팔, 황영범, 고재욱(2018). 장애위험영유아 조기중재의 효과와 행정 지원 방안 연구. 한국유아교육·보육복지학회, 22(3), 173-209.

Stack, D. M., & Arnold, S. L. (1998). Changes in mothers' touch and hand gestures influence infant behavior during face-to-face interchanges. *Infant behavior & Development, 21*(3), 451-468.

제19장 말소리장애 아동의 평가와 재활

황수진(Hwang, SooJin, MA)*

| Chapter 19 | Assessment and Rehabilitation for Speech Sound Disorders

🔬 프로젝트 요약

언어재활을 의뢰하는 대부분의 아동은 "말이 느려요, 발음이 좋지 않아요."와 같이 말(speech) 문제를 주소로 전화 상담을 시작하는 경우가 많이 있다. 그러나 실제로 아동들을 만나 상담하고 언어 평가를 실시해 보면 정작 발음에만 문제가 있기보다는 주 진단명에 따라 말 문제를 동반하는 경우가 빈번하다. 예를 들어, 다운증후군과 같은 지적장애 아동과 뇌성마비와 같은 기질적인 문제를 주소로 가진 아동의 경우에는 언어발달 문제와 말 문제를 구분하여 평가하고, 말 문제도 기질적이고 기능적인 부분을 구분하여 분석할 필요가 있다. 이러한 진단평가 과정을 통해 말 문제에 대한 정확한 원인과 치료 접근 방법, 예후를 알 수 있게 된다.

* 황수진(2019). 말소리장애 아동의 평가와 재활. 허승덕(2019). 융복합 청각재활. 서울: 학지사.
Hwang, S. J. (2019). Assessment and Rehabilitation for Speech Sound Disorders. In: Heo, S. D. (2019). *Audiological Rehabilitation for Interdisciplinary Research*. Seoul: HakJiSa.

🔬 프로젝트 개요

프로젝트 대상 아동은 말이 늦고, 발음이 부정확한 7세 남아이다. 부모님, 남동생, 여동생과 함께 생활하고 있으며, 초등학교에 재학 중이다.

발달력상 임신이나 출산 중에 특이한 문제는 없었으며, 수술이나 입원을 한 적은 없었다고 한다. 언어발달은 의미 있는 첫 낱말은 돌경에 "엄마"로 산출하였다고 한다. 그 이후 언어적인 표현이 거의 없었으며 3세가 지나면서 말을 시작하였다고 한다.

언어재활은 첫 번째 기관에서 4세 2개월부터 1년 4개월 정도 받았으며, 이후 두 번째 기관에서 조음을 중심으로 치료 중이다.

첫 번째 기관에서는 어휘력 증진 및 조음치료를 한 것으로 보고하였다. 당시 종결 평가 결과는 수용 및 표현어휘력 검사에서 수용언어가 원점수 68점, 등가연령이 6:6~11세, 80~90%ile, 표현언어가 원점수 72점, 등가연령이 6:6~11세, 70%ile로 정상적 발달을 하고 있는 것으로 보고되었다. 조음음운평가(U-TAP) 결과에서 자음정확도는 76.74%, 모음정확도는 90%로 표준편차 -2SD 이하로 또래보다 낮은 수행력을 보였다. 주로 나타난 오류는 연구개음의 경우 의식하면 정조음이 가능하였고, 치조마찰음은 자극반응도는 있으나 대부분 오조음을 보였다고 한다.

🔬 언어 평가

언어 평가는 조음기관의 구조 및 기능, 아동용 발음평가 등을 시행하였다.

조음기관 구조 및 기능 검사는 초기평가에서 아동의 조음기관 선별검

〈표 19-1〉 아동용 발음평가 결과

일시	초기평가	진전평가(1년)	모니터링평가 (1년 6월)
낱말 수준	74.30%	91.40%	97.1%
백분율	<1%ile	7%ile	–
문장 수준 자음정확도	88.00%	94.10%	100%
조음오류 특징	• ㅅ ㅆ: 마찰음의 파열음화, 파찰음화 • ㄹ: 유음의 단순화 • 종성: 대치	• ㄹ: 낱말 수준에서 의식하면 정조음 • 자발화 문장 수준에서 생략 → 일반화 필요 • 종성: 어중단순화	• 종성: 어중단순화

사 결과 입술과 혀의 구조에는 제한 없으나 입술을 양끝으로 당기기, 오
므려 앞으로 내밀기와 혀를 좌우나 위아래로 움직이는 데에도 속도가 느
려지는 것이 관찰되었다. 조음교대운동(DDK) 검사를 통해 조음기관의
협응 및 조음음운 능력을 살펴본 결과 /빠/, /따/, /까/는 1초에 4~5회 정
도 규칙적이고 정확하게 산출 가능하였으나 /빠따까/는 규칙적이나 부정
확하게 산출되고 속도가 느려지는 것이 관찰되었다.

　1년 후 시행한 조음기관 구조 및 기능에 대한 진전평가에서 조음기관
의 구조에는 제한이 없으나 입술과 혀의 움직임이 다소 정확해지고 속도
가 느려지지 않는 모습이 관찰되었다. 조음교대운동(DDK) 과제에서는
/빠/, /따/, /까/, /빠따까/ 모두 정확하고 규칙적으로 산출 가능하였다.

　아동용 발음평가(APAC)는 초기평가, 1년 후 진전평가, 1년 6월 후 모니
터링 평가를 시행하였다.

　초기평가는 원점수가 18점, 단어 수준 자음정확도가 74.3%, 백분위수
1%ile 미만으로 또래보다 낮은 조음음운능력을 보이는 것으로 나타났다.

아동이 주로 산출한 조음오류 패턴은 마찰음의 파열음화(사탕 → /타탕/), 파찰음화(시소 → /찌조/)와 유음의 단순화(머리 → /머이/)가 산출되었다. 또한 긴장음화(바퀴 → /바끼/)와 종성 대치 오류(색종이 → /탣종이/)가 나타나기도 하였다.

문장 수준 연결발화의 경우 전체 산출한 총 어절 수는 34개, 평가자가 이해한 어절 수는 32개로 94.11%로 '자주 되물어야 함' 정도의 이해가능도를 보였다. 또한 연결발화의 자음정확도는 총 자음 수 100개, 정확한 자음 수는 88개로 문장 수준 자음정확도는 88%로 나타났다. 주로 오류를 보인 치조마찰음 /ㅅ, ㅆ/와 유음 /ㄹ/의 자극반응도를 알아보기 위해 CV구조의 일음절 수준의 따라 말하기 검사를 실시하였다. '소, 수'는 /초, 추/로 파찰음화 및 기식음화, '싸 쏘'는 /짜쪼/로 파찰음화 오류를 보였고, '로, 루'는 /오, 우/로 생략되는 오류가 관찰되었다.

진전평가의 경우 원점수는 6점, 낱말 수준 자음정확도는 91.4%, 7%ile의 수행력을 보였다. 오류 분석결과 초성에서는 유음의 생략(머리 → /머이/)과 종성의 전형적 어중단순화 오류(침대 → /친대/)가 관찰되었다.

문장 수준 자음정확도는 총 187개 음소 중에 11개의 오조음이 나타나 94.1%의 자음정확도를 보였다. 주로 유음의 생략(그래서 → /그애서/)이 빈번하였으며, 어말 종성 생략(장갑 → /장가/)이 관찰되었다. 아동의 전반적인 발화의 이해가능도는 '불명료하나 대부분 이해 가능함' 정도로 나타났다.

모니터링 평가의 경우 낱말 수준 자음정확도는 97.1%로 종성의 어중단순화 오류가 관찰되었다. 문장 수준 자음정확도는 총 171개 음소 모두 100% 정조음하여 '명료하고 대부분 이해 가능'한 이해가능도를 보였다.

결과

초기평가 결과 조음기관의 구조 및 기능 선별검사에서는 조음기관의 구조에는 제한이 없으나 조음교대운동 과제에서 조음점이 여러 개인 목표음 산출 시 제한을 보였다. 이러한 결과는 혀와 턱을 순차적으로 움직이는 조음기관의 운동성의 협응 능력에 어려움을 보이는 것으로 나타났다. 이에 정확한 조음 위치를 확인하고 말을 산출하는 훈련이 필요할 것으로 사료된다.

조음음운능력을 확인한 결과 단어 및 문장 수준에서 또래 아동들보다 낮은 수행능력을 보이는 것으로 나타났다. 특히 치조마찰음 /ㅅ, ㅆ/와 유음 /ㄹ/의 자극반응도 검사 결과 모음 환경에 따라서 수행력의 차이가 있는 것으로 나타났다. 이에 정조음이 가능한 모음 환경에서부터 점진적으로 오조음이 산출되는 음운환경까지 확장하는 것이 필요할 것으로 사료된다. 또한 종성 생략과 어중단순화 오류가 관찰되었다.

본 아동의 전반적인 말속도는 빠른 편으로 발화 명료도를 높이기 위해서는 발화 속도를 조절하고, 정확한 조음점을 잡고 협응 능력을 촉진하기 위한 언어재활치료를 권고하였다.

문제점과 향후 대응 방향

1. 말소리장애 아동의 경우 언어발달장애 동반 유무를 평가하는 것이 필요한가?
2. 조음기관의 기질적인 문제인지 기능적인 문제인지를 평가하는 것이 필요한가?

3. 말소리장애 치료 접근을 위해서는 하위 유형 분석이 필요한가?

4. 말소리 오류 유형은 유형에 따라 음성적, 음운적 치료법을 활용한 중재가 필요한가?

5. 정기적인 진전평가와 모니터링 평가를 통해 치료 목표를 재설정하고 일반화를 확인할 필요가 있는가?

6.

고찰

이 아동의 말소리장애를 Dodd B.(2005; 하승희, 2016)가 제안한 여러 가지 접근법으로 정의해 본다면, 발생 시기에 따라 3~4세경에 발생한 발달성 말소리장애이다. 또한 여러 병인론의 측면에서는 청각장애나 연인두 기능부전과 같은 구조적인 결함이나 다운증후군과 같은 지적장애, 말 운동장애를 일으키는 신경계 결함 없이 조음기관의 기능적인 결함에 의한 말소리장애의 특징을 보인다. 특히 언어치료실에 의뢰되는 대부분의 아동들이 발음 문제를 주소로 의뢰되는 경우가 많은데 실제로 일차적으로 기질적인 문제, 신경학적 문제를 동반하고 있는지 확인하는 것이 필요하다. 또한 인지-언어적인 요인을 동반하는지 알아보기 위해서는 초기 평가 시 일반적인 지적능력과 수용-표현 언어능력을 살펴보아야 한다. 이 아동은 타 기관에서 본 기관으로 언어재활치료 의뢰 시 실시한 평가에서 또래 수준의 언어발달을 보이는 것으로 나타났다. 이에 본 기관에서는 말 관련 심화 검사를 실시하여 치료 목표를 설정하였다.

본 기관에서 실시한 초기평가에서는 특정 음소 산출의 어려움을 보이고, 음운 환경에 따라 목표음소의 동일한 오류패턴을 보이는 조음장애의 특성을 보였다(김수진, 신지영, 2015; 하승희, 2016).

치료 초기에는 조음기관 인식을 위한 훈련과 마찰음과 유음 발음을 위한 턱, 입술, 혀 훈련을 실시하였다(김효정, 김문정, 한지연, 신명선, 2015). 이러한 치료법은 음성적 치료접근법으로 청감각-지각 훈련과 조음 지시법으로 무의미 음절을 활용하여 운동 감각을 느끼게 하고 조음점을 직접적으로 교수하는 활동을 하였다. 특히 아동의 경우 일음절, 단어 수준에서는 의식하면 정조음이 가능하나 문장이나 자발화 상황에서 일반화하는 데 제한을 보이는 경우가 빈번하였다. 발화 속도가 빠른 아동의 경우 입술, 혀, 턱의 일련의 복잡한 조음 움직임을 최소화하여 발음하려는 특징을 보이는데 이러한 말 운동의 제한을 촉진하기 위해 시각적이고 촉각적인 단서를 제공하여 조음점을 정확하게 잡도록 하였다.

오류 음성에 대해서는 청각 변별 훈련을 실시하여 정확한 소리를 지각하는 훈련과 오조음을 스스로 확인하고 수정할 수 있도록 하였다. 특히 유음 /ㄹ/의 경우에는 어중 종성이나 어말 종성에서는 정지음으로 정확하게 산출되는 것이 관찰되나, 초성 환경에서는 생략되는 경우가 빈번하여 목표음 '기린'을 /길린/으로 오조음하는 경우가 있었다.

치조 마찰음 /ㅅ, ㅆ/의 경우에는 탈마찰음화되면서 파찰음화, 파열음화와 같은 조음 방법의 변화를 보이거나, 기식음화되는 발성 유형이 변하기도 하고, 구개음으로 왜곡되는 등 다양한 음운오류패턴을 보였다. 이에 음운적 치료접근법을 활용하여 최소대립쌍(minimal pair)을 활용하여 /ㅅ/와 /ㄷ/, /ㅅ/와 /ㅊ/, /ㅆ/와 /ㅉ/ 같은 낱말쌍을 이용하여 조음 방법과 발성 유형을 대조하여 습득하도록 하였다.

👥 독자의 생각

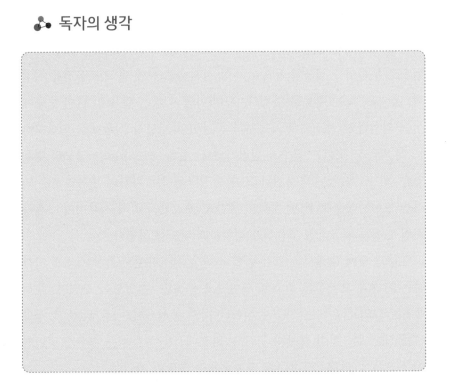

📊 참고문헌 및 추천자료

김수진, 신지영(2015). 말소리장애. 서울: 시그마프레스.

김영태, 신현섭, 김수진(2012). 조음음운장애 아동의 말소리 장애. 서울: 박학사.

김효정, 김문정, 한지연, 신명선(2015). 조음기관 운동 프로그램. 서울: 학지사.

하승희(2016). 말소리장애 아동의 감별진단과 치료. 서울: 시그마프레스.

연결발화 중심의 말소리 언어재활

김지영(Kim, JiYeong, MSc), 하지완(Ha, JiWan, PhD)*

| Chapter 20 | Speech-Language Rehabilitation focused on Connected Speech

프로젝트 요약

　임상현장에서 말소리장애(speech sound disorder)로 의심되는 아동을 평가할 때, 대부분의 치료사들은 단단어(single word) 수준의 평가를 통해 자음정확도를 분석한다. 이는 표준화된 공식 검사의 대부분이 단단어 수준이며, 평가와 결과산출의 용이성 때문이다. 그러나 단단어 수준의 평가만으로는 아동에게 다양한 맥락에서의 음소를 산출할 수 있는 기회를 제공해 주지 못하므로 아동이 가진 말소리 문제를 정확하게 진단할 수 없다는 한계점을 지닌다. 이러한 한계점을 극복하기 위해서는 연결발화(connected speech) 수준의 평가가 수반되어야 한다.

　독립된 음소나 단어 수준에서와는 달리, 연결발화 상황에서는 분절음이 이웃한 분절음들의 영향을 받아 조음 방법이나 위치 등이 변하거나 생

---

* 김지영, 하지완(2019). 연결발화 중심의 말소리 언어재활. 허승덕(2019). 융복합 청각재활. 서울: 학지사.

Kim, J. Y.; Ha, J. W. (2019). Speech-Language Rehabilitation focused on Connected Speech. In: Heo, S. D. (2019). *Audiological Rehabilitation for Interdisciplinary Research*. Seoul: HakJiSa.

략되기도 한다. 따라서 동일한 음소일지라도 단어 수준에서와 연결발화 수준에서는 다르게 발음될 수 있다. 이는 말소리장애의 평가와 치료에서 연결발화 수준의 과제가 선택이 아닌 필수과제가 되어야 함을 의미한다.

이 예제는 공식평가에서보다 자발화 상황에서 더 낮은 명료도를 보이는 아동의 사례를 통해 연결발화를 중심으로 한 평가와 치료에 대해 기술해 보고자 한다.

프로젝트 개요

대상은 6세의 남아로 취학을 6개월 앞둔 아동이다. 부모의 보고에 의하면 출산과 신체발달은 정상적이었으며, 특별한 병력은 없다고 한다. 5세경에 유치원에서 실시한 지능검사에서도 정상 범위로 나타났다.

어머니의 보고에 의하면 아동은 유치원에서 한글을 2년 동안 배워 읽고 쓰기가 가능하며, 특히 책읽기를 좋아하여 또래보다 어휘력이 풍부하다고 하였다.

아동은 원래 대화하는 것을 좋아하며 적극적인 성격이었으나, 최근 들어 친구들과 선생님이 자신의 말을 되묻는 횟수가 잦아지면서 말수가 많이 줄었다고 한다. 부모는 또래에 비해 아동의 발음이 명확하지 않다고 느꼈지만 어려서 그런 것이라고 여겨 상담이나 평가는 받아 보지 않았다. 그러나 초등학교 입학을 앞둔 현재까지도 아동의 발음이 좋아지지 않고, 이로 인한 아동의 위축이 사회성의 문제로 이어질까 봐 평가 및 치료를 의뢰하였다.

🔗 언어병리학적 평가

공식 평가로 조음기관 구조 및 기능 선별검사(speech mechanism screening test: SMST), 수용·표현 어휘력 검사(receptive & expressive vocabulary test: REVT), 우리말 조음·음운 평가(urimal test of articulation and phonation: U-TAP)를 실시하였다. SMST를 실시한 결과, 조음기관 구조 및 기능에 이상이 없었다. 최대발성지속시간(MPT)은 10초로 나타났고, 교대운동(AMR)에서 초당 반복횟수는 5회, 일련운동(SMR)에서는 3회로 나타났다.

REVT를 실시한 결과, 수용 원점수 70점, 표현 원점수 74점으로 각각 40%ile, 50%ile 수준이었으며 아동의 평균 언어연령은 7세 0~5개월로 나타났다.

U-TAP은 낱말 수준에서 자음 정확도 90.70%, 모음정확도 100%로 관찰되었다. 6세 남아 평균 자음 정확도 98.43%(표준편차 2.25)와 비교하여 -2SD 이하로 나타났다. 음소별 오류유형으로는 치경 마찰음과 파찰음이 파열음으로 대치되고 유음이 비음으로 대치 또는 생략되는 경향이 나타났다.

비공식 평가로 문단 읽기와 이야기 다시 말하기를 실시하여 자음정확도를 구하고 음운오류패턴을 분석하였다. 자발화 샘플의 100어절을 분석한 결과, 읽기과제에서 자음 정확도 79%, 다시 말하기 과제에서 자음정확도 71%로 나타났다. 자발화 수준에서의 음운오류패턴 분석 결과 파찰음의 파열음화가 31%로 가장 많이 나타났고, 그다음으로 유음의 비음화, 치경 마찰음의 파열음화가 각각 27%, 19%로 나타났다. 또한 낱말 평가에서와는 달리 어중 종성이 비일관적으로 생략되었고, 경음화와 연구개음의 전방화가 추가적으로 관찰되었다.

가장 주된 오류 음소인 파찰음 /ㅈ, ㅉ, ㅊ/, 치경 마찰음 /ㅅ, ㅆ/, 유음 /ㄹ/가 포함된 평가 낱말들에 대하여 청각적·시각적 단서를 주고 낱말을 모방하도록 하였다. 그 결과 /ㄹ/의 자극반응도는 20%(1/5), 나머지 음소들은 100%(5/5)로 나타났다.

🔗 언어병리학적 재활

중재 프로그램은 회기마다 40분 동안 주 2회 제공하였다. 아동은 초등학교 입학을 6개월 앞둔 아동으로 학교에서의 원활한 의사소통을 위해 자발화 수준에서의 목표음소 산출을 장기목표로 하였다(〈표 20-1〉). 목표음소는 낱말평가와 자발화평가 모두에서 관찰되고 정확도가 낮았던 유음 /ㄹ/, 치경 마찰음 /ㅅ, ㅆ/, 파찰음 /ㅈ, ㅉ, ㅊ/로 선정하였다. 이 중 자극반응도가 가장 낮았던 유음 /ㄹ/을 우선적으로 치료하였으며, 유음 /ㄹ/의 목표 달성 후 치경 마찰음과 파찰음을 같은 방식으로 치료하였다.

〈표 20-1〉 **장단기 치료 목표**

장기목표 1	아동은 자발화 수준에서 유음을 80% 이상 정확하게 산출할 수 있다.
단기목표 1-1	무의미 음절을 따라 말할 때 유음을 100% 정확하게 산출할 수 있다.
단기목표 1-2	구조화된 놀이를 할 때 단어 수준에서 유음을 100% 정확하게 산출할 수 있다.
단기목표 1-3	자발화를 할 때 문장 수준에서 유음을 80% 이상 정확하게 산출할 수 있다.
장기목표 2	아동은 대화 수준에서 치경 마찰음과 파찰음을 100% 정확하게 산출할 수 있다.

단기목표 2-1	무의미 음절을 이용하여 여러 음운환경에서 치경 마찰음과 파찰음을 100% 정확하게 산출할 수 있다.
단기목표 2-2	구조화된 놀이를 할 때 단어 수준에서 치경 마찰음과 파찰음을 100% 정확하게 산출할 수 있다.
단기목표 2-3	자발화를 할 때 문장 수준에서 치경 마찰음과 파찰음을 100% 정확하게 산출할 수 있다.

중재 프로그램으로는 Baker와 Ryan(1971)의 조음조절 프로그램을 한국어에 맞게 고안한 조음조절 프로그램(김기주, 석동일, 박상희, 2000)을 활용하였다. 연결발화 중심의 중재를 위해 기존 4단계의 프로그램(단어단계-구단계-문장단계-이야기단계) 중 문장단계와 이야기단계만으로 재구성하여 진행하였다. 문장단계에서는 문장 읽기, 문장 산출하기, 문단 읽기 훈련을 실시하고, 이야기단계에서는 치료사가 그림카드와 함께 이야기를 들려주고 아동이 다시 이야기할 수 있도록 하였다. 각 단계별 하위과제에 대한 내용은 〈표 20-2〉와 같다. 프로그램 실시과정에서 각 단계별로 강화계획을 세워 그에 따른 사회적 강화를 제공하였다.

〈표 20-2〉 프로그램 내용

	문장 읽기	치료사가 목표음소가 포함된 훈련 문장을 제시하면 아동은 그것을 읽는다.
I. 문장단계	문장 산출하기	치료사가 그림카드를 제시하고, 아동이 완전한 문장을 사용하도록 촉구하여 산출하도록 한다.
	문단 읽기	치료사가 목표음소가 포함된 훈련 문단을 제시하면 아동은 그것을 보고 읽는다.
II. 이야기단계	이야기 말하기	치료사가 그림카드를 제시하면서 이야기를 들려주고 아동이 다시 이야기할 수 있도록 한다.

❖ 결과

　아동의 현행 수준을 파악하고 치료 목표 재설정을 위해 말소리 중재 5개월 후 진전평가를 실시하였다. 사전 평가에서 시행하였던 U-TAP의 낱말 검사와 읽기 및 이야기 다시 말하기 과제를 실시하여 자음정확도를 구하고 오류를 분석하였다. U-TAP에서 자음정확도는 97.67%로 6세 평균 자음정확도 97.90%(표준편차 2.18)와 비교하여 '정상발달'로 나타났다.

　또한 아동은 읽기 과제에서 자음 정확도 91%, 이야기 다시 말하기 과제에서는 80%로 사전평가에서 보다 각각 12%, 9% 더 진전된 양상을 보였다.

　아동은 단어 및 연결발화 수준에서 파찰음 /ㅈ, ㅉ, ㅊ/의 정확도가 또래 연령 수준으로 향상되었고, 어중 종성 생략 오류는 거의 관찰되지 않았다. 치경 마찰음 /ㅅ, ㅆ/는 단어 수준에서 100% 정확하게 산출되었으며, 연결발화 수준에서도 90% 이상의 정조음율을 달성하였다. 유음 /ㄹ/는 단어 및 연결발화 수준에서 종성에 위치할 경우 100% 정조음하였으나, 초성에서는 60% 미만의 정확도를 보였다.

❖ 문제점과 향후 대응 방향

1. 의사소통장애 중 말소리장애가 차지하는 비율은?
2. 말소리 평가 시 고려되어야 하는 사항들은?
3. 말소리장애 진단과정에서 사용되는 표준화 검사의 한계점은?
4. 연결발화 문맥에서 평가할 수 있는 과제의 종류들은?
5. 연결발화 문맥에서의 평가가 중요한 근거는?

6. 자극반응도가 높은 음소와 낮은 음소 중 치료 우선순위는?

7. 단어 수준/문장 수준의 중재 중 어느 것이 더 우선적으로 이루어져
   야 하는가?

8.

 고찰

의사소통상의 문제로 평가가 의뢰된 많은 아동들이 말소리장애(SSD)
를 보인다. 한국보건사회연구원(2014)의 장애인 실태조사에서도 의사소
통장애 중 말소리장애가 차지하는 비율은 33.8%로 매우 높게 나타났다.
이 중 임상현장에서 말소리장애로 언어치료를 받고 있는 아동의 대부분
은 '원인을 모르는 말소리장애(speech sound disorders with unknown origin:
SSD)'라고 보고되고 있다(김수진, 한진순, 장선아, 박상희 공역, 2011). 이처
럼 원인을 알 수 없는 말문제를 가진 아동들의 문제를 해결하기 위해서는
정확한 진단을 위한 적절한 평가가 선행되어야 한다.

아동의 말소리 평가 시 고려해야 할 사항으로는 장애의 종류, 연령, 평
가 맥락과 언어의 특수성 등이 있다. 특히 평가 맥락에서 언어적 맥락인
문맥에 따라 아동의 수행력은 차이를 보일 수 있다. 음절이나 단어 단위
검사에서는 발견되지 않은 오류들이 검사자극의 단위가 길어지면서 출
현할 수도 있기 때문이다.

그럼에도 불구하고 국내에서 말소리장애 아동의 진단을 위한 표준화
검사는 대부분 그림을 보고 목표 단어를 산출하게 하는 단단어 수준의 문
맥이다. 이는 짧은 시간 안에 검사에서 필요한 목표음소를 모두 볼 수 있
다는 장점이 있지만 자연스러운 일상생활에서 화자의 조음 능력을 볼 수
는 없다는 단점이 있다. 말소리장애 진단 과정에서 낱말 수준 평가의 한

계점을 극복하기 위해서는 음소, 음절, 단어 및 문장 등 다양한 문맥에서의 평가가 요구된다.

일반적인 말소리장애의 진단 과정은, 1) 조음기관 구조 및 기능 선별검사, 2) 표준화된 조음음운능력 검사, 3) 자발화를 이용한 비공식적 평가, 4) 자극반응도 검사, 5) 오류패턴 분석, 6) 음운변동 분석과 같은 절차로 이루어진다.

이 예제에서 아동은 일상생활에서 주변인들이 아동의 말을 잘 알아듣지 못하여 자주 되물을 정도로 명료도가 낮다고 보고되어, 공식 평가 이외에도 연결발화 수준의 비공식 평가를 추가적으로 실시하였다. 연결발화(connected speech)란 단순한 음소나 낱말의 나열이 아닌, 이웃하는 분절음의 영향을 받는 단일 분절음들의 연속을 의미한다. 자발화와 같은 연결발화 수준의 과제는 말소리장애의 중증도를 평가하고, 아동이 자주 사용하는 말소리 내에서 음소의 정확성 및 오류패턴의 일관성을 살펴볼 수 있다는 점에서 아동의 말소리를 평가하는 데 적절한 문맥이라고 할 수 있다(박가연, 김수진, 2015; Bernthal, Bankson, & Flipsenm, 2014; Shriberg & Kwiatkowski, 1985; Stoel-Gammon, 1991).

이 예제는 문해능력이 있고 언어문제가 없는 아동의 경우로 연결발화 과제로 읽기와 이야기 다시 말하기 과제를 실시하였다. 만약 문해능력이 아직 발달하지 않았거나 언어문제가 동반된 아동의 경우라면 놀이상황에서 자발화 샘플을 수집하거나 따라 말하기 과제 등이 더 적합할 수 있다.

이후 치료사는 아동의 발화 분석 결과를 토대로 오조음된 음소에 대하여 자극반응도를 확인한다. 자극반응도(stimulability)란 오류가 있는 음소에 대하여 시각, 청각, 촉각 등의 자극을 주었을 때 모방하거나 자발적으로 정확하게 산출할 수 있는 능력을 의미한다(김수진, 신지영, 2015). 일반적으로는 자극반응도가 있는 음소는 없는 음소보다 쉽게 치료되어 아동에게 성취감을 주기 때문에 임상현장에서는 자극반응도가 있는 말소리를 먼저 치료하고 있다. 하지만 자극반응도가 있는 말소리는 자연회복이 될 수 있기 때문에 자극반응도가 없는 말소리를 먼저 치료해야 한다고 주장하는 학자들도 있다(Miccio, Elbert, & Forrest, 1999). 자극반응도에 따른 치료 목표 설정의 효율성에 관한 김문정(2010)의 연구에서도 자극반응도가 낮은 음소로 치료하였을 때 동일한 기간 동안 자극반응도가 높은 음소로 치료했을 때보다 목표음소의 정확도가 더 큰 폭으로 증가하였고 문장 수준에서도 일반화가 더 잘 이루어졌다고 보고했다. 이 같은 근거로 본 예제에서는 자음정확도가 낮은 유음 /ㄹ/를 우선적으로 치료하였다.

궁극적으로 말소리장애 평가와 치료의 목적은 일상생활에서의 말소리를 관찰하고 이에 따른 말문제를 개선하여 원활한 의사소통을 하기 위함이다. 이러한 목적을 달성하기 위해서는 무엇보다도 정확한 진단과 그에 따른 치료계획을 세우는 것이 중요하다. 평가는 다양한 문맥에서 이루어져야 하며, 치료의 언어적 단위 또한 아동의 수준과 상황에 따라 우선순위를 달리해야 한다. 대부분의 치료사들이 아동의 개별음 산출에 우선순위를 두고 있지만 경우에 따라서는 문장 수준으로 접근하는 것이 더 효과적일 수 있기 때문이다(Pascoe, Stackhouse, & Wells, 2006). 언어치료 분야에서는 이 같은 사실을 바탕으로 다양한 문맥을 포함한 평가 도구와 치료 프로그램 개발에 관한 연구를 지속적으로 해 나가야 하겠다.

독자의 생각

참고문헌 및 추천자료

김기주, 석동일, 박상희(2000). 조음조절 프로그램에 의한 조음장애아동의 /ㄹ/
조음명료도 개선. *Communication Disorders, 23*(2), 191-203.
김문정(2010). 자극반응도에 따른 치료목표음소 설정이 조음장애아동의 자음정
확도에 미치는 효과: /ㅈ/를 중심으로. 이화여자대학교 대학원 석사학위논문.
김수진, 신지영(2015). 말소리장애. 서울: 시그마프레스.
김수진, 한진순, 장선아, 박상희 역(2011). 아동의 조음음운장애 치료. Rucello, D.
M. Treating articulation and phonological disorders in children. St Louis:
Mosby Elsvier. 서울: 박학사. (원저는 2008년에 출판).

김영태, 홍경훈, 김경희, 장혜성, 이주연(2009). 수용·표현 어휘력 검사(Receptive and Expressive Vocabulary Test: REVT). 서울: 서울장애인종합복지관.

박가연, 김수진(2015). 말소리장애 아동의 단어와 자발화 문맥의 음운오류패턴 비교. 말소리와 음성과학, 7(3), 165-173.

신문자, 김영태(2004). 우리말 조음·음운평가(Urimal Test of Articulation and Phonology: U-TAP). 서울: 학지사.

신문자, 김재옥, 이수복, 이소연(2010). 조음기관구조기능선별검사(SMST). 서울: 학지사.

한국보건사회연구원(2014). 2014년 장애인 실태조사. 서울: 한국보건사회연구원.

Bernthal, J., Bankson, N., & Flipsen, P. (2014). *Articulation and Phonological disorders* (7th ed.). Boston: Pearson.

Miccico, A. W., Elbert, M., & Forrest, K. (1999). The relationship between stimulability and phonological acquisition in children with normally developing and disordered phonologies. *American Journal of Speech-Language Pathology, 8*, 347-363.

Pascoe, M., Stackhouse, J., & Wells, B. (2006). *Persisting Speech Differencies in Children.* England: Wiley.

Shriberg, L., & Kwiatkowski, J. (1985). Continuous speech sampling for phonologic analysis of speech delays children. *Journal of Speech and Hearing Disorder, 50*, 323-334.

Stoel-Gammon, C. (1991). Normal and disordered phonology in two-year-olds. *Topics in Language Disorders, 11*, 21-32.

제21장

학령기 청각장애 아동의 문장 따라 말하기를 통한 작업 기억 중재

장재진(Jang, JaeJin, MSc, MA)*

| Chapter 20 | Working Memory Intervention through sentence repetition in School Age Children of Hearing Impaired

🔬 프로젝트 요약

작업 기억은 어휘 습득(Gathercole & Baddeley, 1993), 문법 형태소 습득 (Weismer, Evans, & Hesketh, 1996), 그리고 문장이해(Montgomery, 2000) 등과 유의한 정적 상관관계가 있으며, 언어능력을 예측할 수 있는 척도가 되고 있다. 특히, 읽기, 쓰기 학습과 같은 고차원적인 인지능력과 높은 상관관계가 있으며(Baddeley, 1992; Gathercole & Baddeley, 1993) 학교 입학 시 전반적인 학업성취와 학교에서의 성공을 좀 더 잘 예측할 수 있는 기반이 될 수 있다(Alloway, 2009).

따라서 작업 기억 능력을 키우는 것은 매우 중요하다. 이 연구에서는 작업 기억 중재와 훈련이 청각장애 아동의 작업 기억 발달에 어떠한 영향을 미치는지에 대해서 주목하였다. 이를 통해서 학령기 청각장애 아동들이

* 장재진(2019). 학령기 청각장애 아동의 문장 따라 말하기를 통한 작업 기억 중재. 허승덕 (2019). 융복합 청각재활. 서울: 학지사.

Jang, J. J. (2019). Working Memory Intervention through sentence repetition in School Age Children of Hearing Impaired. In: Heo, S. D. (2019). *Audiological Rehabilitation for Interdisciplinary Research*. Seoul: HakJiSa.

겪는 인지학습적인 어려움을 해결할 수 있는 방법 중의 하나로 작업 기억 중재가 활용되기를 기대한다. 또한 본 연구가 작업 기억 중재를 위해 사용한 문장 따라 말하기는 따라 말하기 능력뿐만 아니라 문장이해능력에도 일반화를 이끌어 낼 수 있다(엄보라, 2015)는 점에서 학령기 아동에게 적합한 중재 방법이라고 볼 수 있다.

🔬 프로젝트 개요

대상 아동은 일반 초등학교 5학년에 재학 중인 청각장애 아동으로 양이 보청기를 착용하고 있다. 아동은 5세 때 듣기에 문제가 있는 것을 의심한 부모가 이비인후과에서 청각 검사를 실시하여 청각장애를 발견하였고 그때부터 보청기를 착용하였다고 한다. 그때부터 청각언어센터에서 주 2회 이상 언어치료와 청능훈련을 꾸준히 받아 왔으며, 현재는 주 1회의 언어치료를 받고 있다.

처음 난청이 발견된 5세부터 현재까지 청력에 큰 변동은 없다. 아동은 일상 대화에는 어려움이 거의 없으며 자신의 생각이나 경험을 말하기를 좋아하는 편이다. 하지만 듣기만으로 단락의 내용을 이해하는 데 어려움이 있었고 글을 읽고 문제를 푸는 과제를 힘들어하였다. 문장 받아쓰기 과제에서는 때때로 전혀 엉뚱한 문맥의 문장을 써 놓기도 했는데 듣기에서 어려움이 있는지 확인해 보면 '제대로 단어가 들리는 문제'가 아니라 '어휘를 모르는' 경우가 많았다.

청각학, 언어병리학적 평가

청각학적 평가는 보청기를 착용하지 않은 상태인 맨귀에 대한 청력과 보청기 착용 교정 후의 청력을 순음청력검사(pure tone audiometry: PTA) 로 측정하였다. 보청기 착용 전 검사에서 듣기 자극은 insert phone을 활용하였다.

보청기를 착용하지 않은 순음청력검사에서 500, 1,000, 2,000, 4,000 Hz 순서로 오른쪽은 30, 70, 100, 100 dB HL으로 나타났으며 왼쪽은 각각 30, 65, 100, 65 dB HL로 나타났다([그림 21-1]).

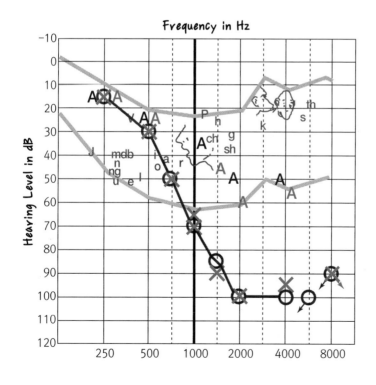

[그림 21-1] 맨귀 및 보청기 교정 순음청력도

보청기를 착용한 순음청력검사에서는 500, 1,000, 2,000, 4,000 Hz 순서로 오른쪽은 25, 35, 50, 50 dB HL로 나타났으며 왼쪽은 25, 30, 60, 50 dB HL로 나타났다([그림 21-1]).

아동의 말지각 평가 결과, categories of auditory performance (CAP)는 7로 나타났으며, 말지각발달검사(korea national institute for special education-developmental assessment of speech perception: KNISE-DASP)검사 결과 자모음, 단어패턴 및 인지, 문장 인지, 문장 기억 등의 평가 항목에서는 100%의 백분율을 보였으나 이야기 이해 검사는 85% 수준으로 나타났다.

아동의 언어 평가 결과, 수용 · 표현 어휘력 검사(receptive and expressive vocabulary test: REVT)에서는 수용언어 108점, 표현언어 108점으로 각각 언어연령 9세 0~5개월로 나타났으며 아동의 생활연령이 11세임을 감안하면 어휘 수준은 2세 이상 지연된 것으로 나타났다. 또한 아동용 발음 평가(assessment of phonology & articulation for children: APAC) 결과 조음 정확도는 100% 수준이었다.

아동의 작업 기억 능력 평가를 위해 작업 기억 중 음운회로의 기능을 반영한 숫자 바로 따라 말하기와 중앙 집행기 기능을 강조한 숫자 거꾸로 따라 말하기 과제를 실시하였다. 본 연구에서는 장재진과 장선아(2018)의 숫자 따라 말하기와 숫자 거꾸로 따라 말하기 과제를 활용하였다. 이 과제들은 과제는 한국판 웩슬러 아동지능검사(korean wechsler intelligence scale for children-Ⅲ: KWISC-Ⅲ)의 검사 항목을 보완하여 사용한 것으로, 학령기를 대상으로 숫자 따라 말하기 및 숫자 거꾸로 따라 말하기 작업 기억 과제에서 나타난 천장 효과로 인해서 수정 보완된 도구이다. 숫자 목록에서 정확한 전체 반복을 기준으로 숫자 목록 1개당 1점씩 계산하였다. 이를 이용하여 중재 전에 작업 기억 능력 평가를 실시하였다. 치료 종결 후 선행 연구들을 참고하여(Klingberg et al., 2002; Gray et al., 2012) 최종 중재가 종료된 직후 3일 내에 사전평가와 동일한 과제인 숫자 따라 말하기와 숫자 거꾸로 따라 말하기 과제로 사후평가를 실시하였다.

결과

작업 기억을 측정하기 위해 고안된 과제들은 다양하며, 과제마다 작업 기억의 요소들이 각각 다르게 반영된다. Baddeley(1992)의 작업 기억 모델에서 제안된 음운 회로의 기능을 강조하는 과제는 숫자 바로 따라 말하기 과제(forward digit recall task), 단어회상 과제(word recall task), 비단어 따라 말하기 과제(nonword repetition task) 등이 있고, 중앙집행기의 기능을 강조하는 과제로는 숫자 거꾸로 따라 말하기 과제(backward digit recall task), 듣기 폭 과제(listening span task), 읽기 폭 과제(reading span task) 등이 있다. 이 중 작업 기억 능력을 평가하는 검사 중에서 가장 많이 사용되는 것이 숫자 말하기 과제이다. 과제의 단순함에도 불구하고 가장 쉽고 편리하게 작업 기억 능력을 볼 수 있는 검사이기 때문이다.

그런데 그동안 언어능력의 주요한 기저 메커니즘으로 주목받고 있는 작업 기억을 평가하고 다양한 영역에서 관련성을 보아온 연구는 많이 있어 왔으나 작업 기억 중재 연구는 미비한 실정이다. 작업 기억 능력은 개인차가 있는 것으로 알려져 있다. Gaulin과 Cambell(1994)은 작업 기억 용량이 증가한 이후에는 작업 기억 처리의 자동성이 증가한다고 하였다. 따라서 작업 기억 용량이나 처리 속도를 증가시켜 작업 기억 능력을 확대시키는 중재 효과에 대한 관심이 늘어나고 있다.

노년층(Richmond, Morrison, Chein, & Olson, 2011), 성인층(Kundu, Sutterer, Emrich, & Pstle, 2013), 청소년(Gibson et al., 2011) 등 다양한 세대를 대상으로 작업 기억 훈련이 해당 영역의 작업 기억 능력 확대를 가

져왔음을 입증한 연구들이 있으며, 국내에서도 ADHD(박미영, 박순말, 조성준, 신미섭, 2010; 송기범, 권상남, 이지윤, 2013), 학습장애(강재정, 송현주, 2011; 최세민, 2011), 지적장애(김영선, 2013; 함은선, 2009), 실어증(엄보라, 2015; 손희정, 2015) 등 다양한 장애군의 아동을 대상으로 시행한 작업 기억 훈련이 아동의 작업 기억 능력 확대에 유의한 효과가 있음을 밝혔다. 하지만 청각장애 아동들을 대상으로 한 대상으로 한 작업 기억과 중재 프로그램 연구는 매우 제한적인 실정에 있다.

본 연구에서는 청각장애 아동을 대상으로 중재 상황 내에서 문장 듣고 따라 말하기 형태의 작업 기억 중재 과제를 주 3회에 걸쳐 총 20회기를 진행하였다. 구어적 작업 기억 중재 프로그램을 사용한 선행연구(최세민, 2001; 함은선, 2009; 김신영, 임동선, 2015)에 의하면, 주 3회의 총 20~21회기의 중재가 지적장애 아동 및 학습장애 아동의 언어과제 수행력 향상에 유의한 효과를 가져왔다고 하였다. 이러한 집중적인 작업 기억 중재의 효과는 많은 선행 연구(김신영, 임동선, 2015; Holmes et al., 2010; Kronenberger, Pisoni, Henning, Colson, & Hazzard, 2011)에서 이미 밝혀져 있다.

아동에게 사용한 문장들은 아동의 언어능력을 감안하여 초등학교 2~3학년 교과서에 나온 5~6어절 길이의 300개의 문장을 선정하였다. 매 수업 시간마다 새로운 문장 15개와 기존에 학습했던 문장 중 10개 등 총 25개를 무작위로 선정하여 AO(auditory only) 상황에서 '듣고 따라 말하는' 형태로 작업 기억 중재를 실시하였다. 아동이 한 번에 듣지 못해 무슨 말인지 되묻거나 다시 말해 주기를 요청하면 한 번 더 들려주는 형태로 진행하였다. 처음 시작 때에는 과제에 대한 이해가 부족해 보였던 아동은 문장 따라 말하기에 점점 자신감을 보였고 한 번에 문장을 따라 말하는 횟수도 조금씩 늘어나는 모습을 보였다. 무엇보다 중재를 실시하는 동안 듣기에 집중하는 태도가 많이 좋아진 점도 눈에 띄었다.

작업 기억 중재 실시 후 아동의 작업 기억 능력 과제에 대한 사전-사후 평가 결과는 〈표 21-1〉과 같다. 짧은 중재 기간이었음에도 불구하고 아동의 작업 기억 능력 점수는 향상을 보였으며, 아동의 문장 따라 말하기 수행력 또한 향상을 보였다. 단, 사전-사후평가 기간의 간격이 5주로 좁은 상황에서 아동의 언어능력의 발달을 확인하기는 어려움이 있다는 판단으로 언어 평가는 따로 실시하지 않았다.

〈표 21-1〉 **대상 아동의 사전 사후 작업 기억 능력 점수 및 정반응률**

구분	숫자 따라 말하기				숫자 거꾸로 따라 말하기			
	사전		사후		사전		사후	
	점수	정반응률 (%)	점수	정반응률 (%)	점수	정반응률 (%)	점수	정반응률 (%)
아동	11	55	14	70	7	35	8	40

본 증례에서 사용된 문장 따라 말하기는 음운회로 기능과 관련된 작업 기억 측정 도구이면서 청각장애 아동의 작업 기억 중재를 위한 유용한 수단이 될 수 있음을 확인할 수 있었다. 작업 기억은 단어, 문장, 담화 처리 등 다양한 언어 영역과 상호 관련이 있다(Alexander, 2006; Howard, Caplan, & Water, 2011). 특히 문장 따라 말하기를 활용한 작업 기억 중재는 아동이 문장으로 된 구어를 지각하여 처리하고, 기억해서 말하는 능력이 모두 필요하다는 점에서 학령기 이상의 대상군에게는 크게 의미가 있을 것으로 기대된다.

🔬 문제점과 향후 대응 방향

1. 청각장애 아동의 작업 기억 능력은 왜 중요한가?

2. 작업 기억 중재가 작업 기억 능력을 향상시키는 데 도움을 줄 수 있는가?

3. 문장 따라 말하기가 작업 기억 중재에서 가지는 장점은 무엇일까?

4. 작업 기억 중재의 효과가 학령기 청각장애 아동의 언어능력이나 학습 능력에 미치는 영향을 살펴보는 척도가 될 수 있을까?

5.

🔬 고찰

일반적으로 청각장애 아동들은 청력손실이나 난청을 조기에 진단하고 보장구를 제대로 착용한 후 재활의 과정을 거치면, 건청 아동과 유사한 속도로 언어 및 인지 발달을 이룰 수 있다고 알려져 있다. 특히 우리나라에서도 신생아 청각선별검사로 보청기의 조기 착용과 인공와우 조기 수술이 이루어지고 이른 나이부터 조기중재를 시작하면서 청각장애 아동들은 언어발달 측면에서 생활연령 수준 또는 그 이상에 이르고 있다.

그러나 청각장애 아동의 언어능력 발달은 큰 개인차가 존재한다. 그뿐만 아니라 언어발달이 일반 또래와 유사하게 이루어지는 경우에도 비유 표현이나 수수께끼 등 여러 가지 상위 언어 기술에 지속적으로 문제를 보이는 경우가 종종 관찰된다. 특히 학교에 입학하면서부터 여러 학습적인 어려움을 호소하는 경우도 많다.

많은 청각장애 아동의 부모는 인공와우 수술과 보청기 등 듣기 문제가 해결되면 언어 등 모든 문제가 다 해결될 수 있다고 생각한다. 보장구를 통한 듣기에 문제가 없다면 일반 아동들과 마찬가지로 언어, 학습 등의 영역에서 어려움을 느끼지 않을 것이라고 예상하는 것이다. 아울러 언어발달이 또래 수준 혹은 또래 이상 수준에 위치해 있고 조음에 문제가 없다고 생각하면, 일반 아동과 다름없는 환경에서 생활할 수 있다고 생각한다. 하지만 청각장애 아동들은 듣기의 문제가 많은 부분 해결이 되더라도 언어 능력에서 어려움을 겪기도 하고 학습을 제대로 따라 가지 못하기도 한다.

무엇보다 언어의 성장과 학습 능력 향상에 있어서 가장 결정적이고 적정한 시기는 학령기이다. 이 시기는 읽기, 쓰기를 비롯해서 어휘력, 학습 능력의 발달이 가장 많이 일어난다. 이러한 학령기의 특성에 맞추어 최근 청각장애 아동을 위한 작업 기억 중재는 언어발달의 중요성만큼이나 크게 주목받고 있다. 들려주는 말을 듣고 그대로 모방하는 따라 말하기 능력은 정보 유지와 처리, 산출 등 다양한 인지 과정을 필요로 한다. 문장 따라 말하기의 경우, 기억의 성질(단기 기억, 장기 기억 등)과 언어 기능(의미, 음운 등)에 대해 연구자마다 다른 의견을 가지고 있지만, 공통적으로 작업 기억 능력을 반영한 영역이라고 보는(엄보라, 2015; Baddeley, 2001; Alloway & Gathercole, 2005) 견해가 많다.

본 연구가 한 명의 아동을 대상으로 실시한 작업 기억 중재라는 점에서 분명한 한계는 존재한다. 그리고 작업 기억 과제 역시 두 가지로 단순화하여 측정하였기 때문에 아동의 작업 기억 영역에서의 특성 모두를 반영했다고 보기는 어렵다. 그럼에도 불구하고 임상 현장에서 만나는 많은 학령기 이전 혹은 학령기 청각장애 학생들에게 작업 기억 혹은 청각 기억 훈련을 실시하고 이를 장기적으로 관찰했을 때 그 효과는 높게 나타난다는 것을 예측할 수 있다. 또한 더 나아가 문장 따라 말하기뿐만 아니라 아동의 연령이나 언어발달 수준에 맞는 작업 기억 중재가 이루어질 수 있다는 점에서, 이번 연구가 시사하는 바가 크다고 할 것이다.

언어발달과 관련된 중재와 아울러 작업 기억 훈련이 원활하게 이루어진다면 청각장애 아동의 학령기 이후 학업 등과 관련된 어려움이 줄어들 수 있을 것으로 기대된다. 이후 작업 기억 중재가 작업 기억 능력 향상에 어떠한 도움을 줄 수 있는지, 궁극적으로 언어능력 발달이나 학습적인 면에는 어떠한 영향을 주는지에 대한 횡단적·종단적 연구가 이어진다면, 학령기 청각장애 아동들의 학업 및 언어적 성취도와 관련된 다양한 시사점을 제공할 수 있을 것이다.

독자의 생각

📊 참고문헌 및 추천자료

강재정, 송현주(2011). 컴퓨터를 이용한 인지 증진 프로그램의 학습능력 향상 효과: 지역 사회 청소년센터 아동 대상. 재활심리연구, 18(3), 393-407.

김신영, 임동선(2015). Study of working memory intervention in children with delay in vocabulary development: Effects on working memory and language ability. *Communication Sciences and Disorders, 20*(4), 469-489.

김영선(2013). 청·시각적 전달을 활용한 작업기억 훈련이 지적 장애 아동의 단어 인출에 미치는 영향. 대구대학교 대학원 석사학위논문.

박미영, 박순말, 조성준, 신민섭(2010). ADHD 아동을 위한 컴퓨터 훈련 프로그램 기반 CBT 효과 검증. 한국심리학회지 임상, 29(3), 639-657.

손희정(2016). 의미범주기반 작업기억 중재가 실어증환자의 문장이해 및 단어유창성에 미치는 일반화 효과. 이화여자대학교 대학원 석사학위논문.

송기범, 권상남, 이지윤(2013). 컴퓨터프로그램을 이용한 작업기억훈련이 ADHD 아동의 작업기억과 전전두활성화에 미치는 효과. 학습장애연구, 7(3), 121-143.

엄보라(2015). 문장 따라 말하기를 활용한 작업 기억 중재가 실어증 환자의 작업 기억 능력에 미치는 효과. 이화여자대학교 대학원 석사학위논문.

장재진, 장선아(2018). 보청기 또는 인공와우를 착용한 학령기 청각장애 아동의 작업 기억 능력 연구. 특수교육저널: 이론과 실천, 19(3), 211-233.

최세민(2001). 작업기억과 교수전략이 학습장애학생의 수학문장제문제 해결능력과 초인지수준 및 정의적 특성에 미치는 효과. 특수교육학연구, 36(3), 267-291.

함은선(2009). 작업기억훈련 프로그램이 지적장애아동의 언어이해 및 언어성 작업기억 수행에 미치는 효과. 대구대학교 대학원 석사학위논문.

황민아(2016). 초등학교 2, 4학년 읽기부진 아동의 언어성 작업 기억: 비단어따라말하기, 문장따라말하기 및 읽기폭 검사를 중심으로. 학습장애연구, 13(3), 19-47.

Alexander, M. (2006). Impairments of procedures for implementing complex language are due to disruption of frontal attention processes. *Journal of the International Neuropsychological Society, 12*, 236-247.

Alloway, T. P. (2009). Working memory, but not IQ, predicts subsequent leaning on children with leaning difficulties. *European Journal of Psychological Assessment, 25*(2), 1015-1023.

Alloway, T. P., & Gathercole, S. E. (2005). Working Memory and short-term sentence recall in young children. *European Journal of Cognitive Psychology, 17*, 207-220.

Alloway, T. P., Gathercole, S. E., Willis, C., & Adams, A. M. (2004). A structural analysis of working memory and related cognitive skills in young children. *Journal of Experimental Child Psychology, 87*(2), 85-110.

Baddeley, A. D. (1992). Working memory. *Science, 255*, 556-559.

Baddeley, A. D. (2001). The episodic buffer: A new component of working memory. *Trend Cognitive Science, 4*(11), 417-423.

Baldo. J., Dronkers, N., Wilkins, D., Ludy, C., Raskin., P., & Kim, J., (2005). Is problem solving dependent on language?. *Brain and Language, 92*(3), 240-250.

Gathercole, S. E., & Baddeley, A. D. (1993). *Working Memory and Language*. Psychology Press.

Gaulin, C. A., & Campbell, T. F. (1994). Procedure for assessing verbal working memory in normal school-age children: Some preliminary data. *Perceptual and Motor Skills, 79*(1), 55-64.

Gibson, B. S., Gondoli, D. M., Johnson, Ac., Steeger, C. M., Dobrzenski, B. A., & Morrissey, R. A. (2011). Component analysis of verval versus spatial working memory traning in adolescents with ADHD: A randomized, controlled trial. *Child Neuropsychology, 17*(6), 546-563.

Howard, D., Caplan, D., & Water, G. (2011). *Short Term Working Memory and Sentence Comprehension: A Review of Recent Work*. Aphasiology.

Kronenberger, W. G., Pisoni, D. B., Henning, S. C., Colson, B. G., & Hazzard, L. M, (2011). Working memory training for children with cochlear implants; A pilot study. *Journal of speech, Language, and Hearing Re search, 54*, 1182-1196.

Kundu, B., Sutterer, D. W., Emrich, S. M., & Postle, B. R. (2013). Strengthened effective connectivity underlies transfer of workine memory training to tests of short-term memory and attention. *The Journal of Neuroscience*, *33*(20), 8705-8715.

Montgomery, J. W. (2000). Verbal working memory and sentence comprehension in children with specific language impairment. *Journal of Speech, Language, and Hearing Research*, *43*, 293-308.

Richmond, L. L., Morrison, A. B., Chein, J. M., & Olson, I. R. (2011). Working memory training and trandfer on older adults. *Psychology and Aging*, *26*(4), 813-822.

Weismer, S. E., Evans, J., & Hesketh, L. J. (1996). An examination of verbal working memory capacity in children with specific language impairment. *Journal of Speech, Language, and Hearing Research*, *42*(5), 1249-1260.

제22장 자폐성 장애 아동의 읽기 중재

정연주(Jung, YounJu, MA)*

| Chapter 22 | Reading Intervention in Child with Autistic Spectrum Disorder

프로젝트 요약

  학령 전기 발달장애 아동에게 읽기 및 쓰기 기술은 치료에 있어서 큰 부분을 차지하지 않는다. 하지만 학령기에 접어들면 학교생활을 영위하고 구어 외에 접할 수 있는 사회적인 정보를 획득할 수 있는 새로운 수단으로 적용하기 위해 읽기 교육이 제공되어야 한다. 발달장애 아동의 읽기 기술의 특성은 지능 및 구어능력에 따라 너무나도 다양한 유형을 보이는데, 심도의 자폐 성향으로 구어 기술이 상당히 부족한 아동은 해독과 같은 초기 읽기 습득만 가능한 경우가 있는 반면 어느 정도의 구어 기술을 보유하고 있어 읽기 해독뿐만 아니라 읽기이해 및 쓰기 발달을 기대해 볼 만한 경우도 있다.

  그러면 발달장애 아동의 읽기 발달은 어떻게 이루어지는가? 일반 아동

---

* 정연주(2019). 자폐성 장애 아동의 읽기 중재. 허승덕(2019). **융복합 청각재활**. 서울: 학지사.
Jung, Y. J. (2019). Reading Intervention in Child with Autistic Spectrum Disorder. In: Heo, S. D. (2019). *Audiological Rehabilitation for Interdisciplinary Research*. Seoul: HakJiSa.

들이 듣기이해 및 구어 표현이 어느 정도 발달을 이룬 후에 음운지식을 활용하고 글자의 자소 음소의 확인 과정을 거치면서 낱말 해독과 이해 과정으로 전형적인 읽기 발단 단계를 거치는 것과는 대조적으로 자폐성 장애 (autistic spectrum disorders: ASD) 아동들은 읽기 발달을 예측하기 힘들고 개인적인 특성과 환경에 따라 읽기 발달이 각각 다르게 발달된다고 한다. 예를 들면, 구어능력이 낮음에도 불구하고 시각적 기억력에 의존하며 무수한 **읽기 경험**을 통해 알파벳을 알고 낱말을 재인하여 간단한 읽기를 수행할 수 있는가 하면 구어기술이 있고 대화가 어느 정도 가능함에도 불구하고 낱말을 읽은 후 이해 과제를 연관시킬 수 없는 케이스도 있는 것이다. 따라서 ASD 아동의 구어능력이 읽기능력과 완전히 부합한다고 판단할 수도 없고 읽기 발달 과정을 확인하기도 어려운 것이 사실이며(Lanter & Watson, 2008), **낱말 해독** 능력은 개별적인 기질적 특성 및 지능, 언어능력에 의해 개개인마다 굉장히 편차가 크며 읽기이해의 경우에서 사회적 지식의 습득 정도, 관심 정도에 따라 개인적인 능력의 차이가 있다.

이렇게 발달장애 아동의 개별 읽기 및 쓰기능력의 차이가 클지라도 이를 크게 낱말 해독과 읽기이해의 두 가지의 측면으로 압축하여 보면 다음과 같다.

낱말 해독은 일부 고기능 ASD 아동의 경우 일반적인 아동이 거치는 읽기 발달단계를 거치기도 하나(Minshew, 1994), 대부분의 ASD 아동은 정상적인 발달단계와는 다른 해독 발달 과정을 거친다. 일반 아동이 음운 인식 발달 또는 자소-음소의 규칙 이해 등의 **음운 처리 기반**을 통해 낱말 해독이 발달되는 것에 반해, 많은 ASD 아동이 읽기 해독을 할 때 자소-음소의 규칙을 적용하지 않고 글자의 모양에 의한 인식이나 기억을 활용한다고 한다. 예를 들면, 무의미 낱말에서 사용되는 글자는 해독하지 못하면서 자주 경험했던 글자의 경우는 그 글자의 모양을 시각적으로 인식하여 **통글자화**하여 읽는 것이다(Frith & Snowling, 1983: Nation, Clarke, &

Wright, 2006에서 재인용). 따라서 ASD 아동들이 무의미 낱말을 해독하는 단계까지 올라가는 데에는 꽤 오랜 시간이 걸리며 일반 아동에 비해 더욱 많은 읽기의 경험을 기초로 무의미 단계까지 낱말 해독 능력을 확장시키고 이를 통해 문장 및 짧은 글 단위를 읽을 수 있게 되는 것이다.

고기능 자폐 아동의 경우 낱말 해독 능력은 또래와 비슷한 수준 또는 양상으로 발달하여 낱말 해독능력이 대체적으로 좋은 편이고 음운규칙이 적용되는 불규칙적인 단어보다 규칙적인 단어를 보다 쉽게 읽을 수 있다(Whitehouse & Harris, 1984). 또한 초기 읽기단계에서는 의미의 이해 없이 단순히 글자를 해독만 하는 경향을 보인다(심미향, 2005에서 재인용).

낱말 해독에서 우수한 능력을 보이더라도 읽기이해는 결함이 있는데 때로는 과잉읽기가 동반되며, 이해와 **의미론적 맥락**을 해석하는 데 있어서 결함을 지니고 있다(O'canner & Klein, 2004). 대부분의 고기능 자폐학생들은 일반 아동에 비교할 때 읽기이해력이 낮으며 구어능력이나 인지 수준과 일치하여 어느 정도의 읽기 과제를 수행할 수 있다(조은숙, 2005에서 재인용).

때로 ASD 아동의 낱말 읽기 해독 능력이 우수한 경우가 있기는 하지만 이러한 경우에도 읽기이해는 꽤 오랜 기간 동안 결함이 있는 채로 성장할 수도 있다고 하고, 대략 65% 이상의 아동들이 **읽기이해의 결함**을 경험하며 이러한 문제는 낱말 단위의 읽기이해에서도 함께 나타난다(Nation et al., 2006). 문맥 속에 틀린 철자로 된 낱말을 삽입시키고 아동에게 확인하도록 하면 그것을 읽으면서도 이해 과정을 거치지 못하기 때문에 ASD 아동은 그것을 파악하기가 힘들다(Snowilng & Frith, 1986: Nation, Clarke, & Wright, 2006에서 재인용).

낱말 해독과 텍스트 읽기이해는 반드시 구어적 능력과 선형관계를 유지하는 것은 아니다. 텍스트 이해는 해독보다는 구어이해능력에 더 영향을 받기는 하지만 여러 연구에 따르면 구어능력이 좋은 아이들일지라도 개별적인 특성에 따라 그 수행도의 편차는 상당히 크게 나타난다고 한다 (Lindgren & Folsen, 1993: Nation & Norbury, 2011에서 재인용).

ASD 아동의 읽기이해의 결함은 ASD 아동들이 이야기 사건에 나타난 다양한 사건의 동기들과 그와 관련한 인물의 의도들을 파악하는 것이 어려운 사회적 정보처리 및 집행기능의 미성숙과 관련이 있다고 한다. 또한 중앙응집력이 약한 기질적 특성이 읽기이해 과제에서도 문맥 속의 통합적 정보를 파악하는 것을 어렵게 하며, 일부 지능이 좋은 아이들의 경우에만 전체 내용의 응집성 확인 없이 단순 기억에 의존하여 어느 정도의 읽기 과제를 수행하면서 이를 일반화하고 읽기 전략을 세울 수가 있는 것이다. 문맥의 정보와 이전에 보유하고 있는 사회적 정보를 통합하는 능력과 같은 정보응집능력은 이러한 기질적인 특성에 의해서 어려워진다 (O'Cannoer & Klein, 2004: Nation et al., 2006에서 재인용).

따라서 ASD 아동의 읽기능력 중재를 위하여서는 해독적 측면과 읽기이해적 측면을 분리하여 생각할 필요가 있으며 관련한 언어적 영역 또한 고려하여 중재목표를 설정하여야 할 것이며 이를 바탕으로 한 사례를 제시하고자 한다.

프로젝트를 해석하기 전에…

읽기 중재에서 낱말 해독은 음운인식(Phonological awareness) 및 파닉스(phonics), 일견어휘 인식(whole word sight recognition), 개별화된 어휘 제공 등의 단계를 거친다.

음운인식 및 파닉스 단계에서 읽기능력은 음운처리적 결함이 동반되었을 경우 해독, 유창성 및 쓰기의 문제를 보이기가 쉽고, 이들의 개선에 초점을 맞춘 체계적이고 명시적인 치료가 가장 효과적으로 입증된 치료방법이며(Bryant & Bradley, 1985; Vellutino et al., 2004; Shaywitz et al., 2004), 경도의 발달장애 아동은 동일한 방법으로 해독의 향상을 기대할 수 있다.

읽기 해독을 위해서는 음운인식능력이 보다 밀접하게 관련되는데 음운 처리 전략의 직접 교수가 특히 효과적이다(Uhry, 2005). 음운인식 외에 파닉스 활동이 읽기 해독력을 개선시키는 데 도움이 되는 것으로 보고되고 있다. 낱자-소리 관계를 숙달하도록 하고 말소리와 인쇄된 낱자 간 연결에 대한 이해증진을 목표로 하는 파닉스 중재 방법이다(Hulme & Snowing, 2009). 파닉스는 글자의 이름을 알고 낱글자에 대응하는 말소리를 알고, 말소리의 음운인식능력을 글자로 확장하여 말소리와 글자의 관계를 이해하도록 하며 다양한 낱말을 읽고 철자법을 이해하여 글자를 쓸 수 있도록 한다.

일견어휘 단계에서 일부 중증 ASD 아동들에게는 통글자를 읽도록 하는 것이 더 효과적이고 쉬운 교수이라는 연구가 있다(Broun, 2004). 다양한 반복과 충분한 읽기 경험이 필요하고 무수한 읽기 경험을 통한 낱말 해독이 가능할 때 다음 단계로 목표를 전환할 수 있도록 해야 한다. 아동들에게 음운인식의 규칙이나 음소의 시스템 자체에 대한 분석이 어려워 전적으로 이것만을 습득시키면서 읽기를 시도하려면 너무나 많은 시간이 걸려 비효율적일 수도 있으며 아동의 읽기에 대한 관심을 저하시키는 원인이 될 수도 있다. 아동들이 25개에서 50개의 정도의 낱말을 읽기 시작 할 때 이들을 연합하여 의미 있는 문장 읽기 과제를 실시할 수도 있다(Nation, 1999: Nation et al., 2006에서 재인용).

개별화된 어휘 제공 단계에서 ASD 아동은 일반 아동과는 달리 각자 선호하는 사회적 활동이 분명하고 이를 통해 얻어지는 어휘 지식 또한 개별적으로 차이가 크므로 아동이 관심 있는 활동과 관련한 어휘 목록을 선정해서 초기 중재목표로 설정해야 한다. 아동에게 친숙한 어휘를 제공할 경우 ASD 아동은 보다 의미 있게 받아들이며 읽기 활동에 대한 관심을 높일 수 있다. 예를 들어, 초기 문해 과정에서는 '엄마, 아빠, 나, 아동이름' 등과 같은 친숙한 인물, 좋아하는 음식, 장난감, TV 캐릭터에서 나오는 어휘를 선정하고 이를 목표화하는 것이다. 낱말 해독 단계에서 해당 목표 어휘를 인식하기 시작하면 '먹다, 입다, 신다' 등과 같은 동사 어휘와 '이/가, 을/를, 에'와 같은 쉬운 수준의 기능어를 함께 제공하면서 문장 단위로 확장할 수 있고, 이후는 학교생활에 적용 가능한 어휘를 선정하여 목표화할 수 있다.

읽기이해 단계에서는 텍스트 단위의 읽기이해 과제를 실시할 때 아동이 개별적인 어휘를 이해할 수 있는가를 먼저 확인해야 한다. 따라서 처음으로 적용되는 문장의 이해 과제는 개인적으로 의미 있는 사물이나 친숙한 사람들과 관련한 것을 먼저 시작하는 것이 좋다. 문법형태소 및 결속표지어의 경우에도 단문에서 적용할 만한 조사 단위부터 복잡한 문맥으로 확대시켜야 하며, 이는 현재 아동의 언어능력을 참고하여 제공해야 한다. 내용면에서는 ASD 아동의 기질적 특징상 사실적인 이해가 된 책은 오래 기억하고 재미있는 읽기 활동으로 받아들일 수 있으므로 자폐아동에게 흥미를 끌 수 있는 요소가 포함되는 것을 더욱 쉬워한다(심미향, 2005).

프로젝트 개요

9세의 남자 아동으로 일반 초등학교 4학년에 재학 중이며, 3세경부터 발달장애 진단을 받고 지속해서 언어치료와 놀이치료를 받았으며 충동 조절 및 주의력 통제를 위하여 소아정신과에서 주의력 관련 약물을 복용 중이다.

처음 치료 시 아동은 언어이해와 표현을 목표로 중재를 진행하였으며,

해독의 경우는 또래에 비해 빠른 편으로 취학 전에 유창하게 읽는 것이 가능하였다. 설명문 등의 간단하고 단편적인 지식을 읽고 이해하는 데에는 어려움이 없었으나, 내포된 의미가 많거나 함축적인 내용이 포함된 단락을 읽고 이해하는 데 어려움을 느끼기 시작하면서 고학년이 되면서 국어학습의 문제가 두드러지기 시작하였다. 따라서 아동의 어머니가 학습적인 지원을 원하였고, 언어치료의 목표를 읽기이해와 작문쓰기로 변경하여 치료를 시행하였다.

8세 당시 지능지수는 전체 91, 언어성 지수는 100, 동작성 지수는 83으로 진단되었다.

아동 어머니의 보고에 따르면 단순 듣기 및 지시 따르기 등에는 문제가 없어 청각적 결함은 느끼지 못하였다고 한다.

🔬 언어병리학적 평가

아동의 전반적인 읽기, 쓰기 및 언어능력을 확인하기 위한 공식, 비공식 검사를 실시하였다. 아동의 읽기이해 및 쓰기의 어려움이 또래와 비교할 때 어느 수준인지를 알아보고 읽기 해독 및 읽기 유창성 그리고 읽기이해 및 쓰기 검사를 실시하였다. 그 외에도 비공식적인 작문쓰기 검사를 통하여 아동의 현재 작문 능력을 확인하였으며, 관련한 음운처리 능력에 대해서도 검사를 실시하였다. 또한 아동의 언어능력이 읽기이해 및 작문쓰기에 미치는 영향이 있는지를 확인하기 위하여 관련 검사를 실시하였다. 평가 도구는 한국어 읽기 검사(Korea Language-based Reading Assessment: KOLRA, 배소영, 김미배, 장승민, 2015), 수용·표현 어휘력 검사(Receptive and Expressive Vocabulary Test: REVT, 김영태, 홍경훈, 김명희, 장혜성, 이주연, 2009), 일상생활과 관련한 작문쓰기 등을 시행하였다.

KOLRA는 해독, 문단글 읽기유창성, 읽기이해, 듣기이해, 음운처리(음운 인식, 빠른 이름대기, 음운기억), 쓰기(철자쓰기, 작문) 등을 평가하였다.

아동의 읽기 전체 성취도를 나타내는 읽기지수 1(해독+읽기이해)은 47%ile, 표준점수 99점으로 나타났으며 읽기지수 2(해독+문단글 읽기유 창성+읽기이해)는 29%ile, 표준점수 92점, 학년지수 3.0학년으로 나타나 읽기성취도가 또래에 비해 낮은 것으로 확인되었다. 읽기를 위한 언어 능력인 듣기이해능력을 포함하였을 때 읽기성취도에서는 읽기·언어지 수 1(해독+읽기이해+듣기이해)이 26%ile, 표준점수 90점, 읽기·언어지수 2(해독+문단글 읽기유창성+읽기이해+듣기이해)가 22%ile, 표준점수 87점, 학년지수 2.5학년으로 읽기성취도가 또래에 비해 현저히 낮은 것으로 나 타났다(〈표 22-1〉).

〈표 22-1〉 읽기 관련 언어처리 통합과제별 수행수준

	읽기지수 1 (해독+읽기이해)	읽기지수 2 (해독+읽기유창성 +읽기이해)	언어읽기지수 1 (해독+읽기이해 +듣기이해)	언어읽기지수 2 (해독+읽기유창성 +읽기이해+듣기 이해)
표준점수	99	92	90	87
백분위점수	47	29	26	22
학년지수 (현재: 4학년)		3.0학년		2.5학년

아동의 읽기 하위 능력을 살펴보면, 2음절 낱말을 읽는 해독검사에서 는 원점수 71점, 표준점수 110점, 75%ile으로 나타났으며, 읽기이해 검사 에서는 원점수 10점, 표준점수 85점, 10%ile로 나타났다. 또한 문단글을 얼마나 유창하고 정확하게 읽었는지를 보는 읽기유창성 검사에서는 원 점수 31.8점, 표준점수 84점, 15%ile로 나타났다. 즉, 해독에서는 정상 발 달을 보이고 있으나 읽기유창성 및 읽기이해력에서도 또래와 비교하여

어려움을 보이는 것으로 나타났다. 또한 이야기를 듣고 질문에 대답하는 듣기이해평가에서는 원점수 9점, 표준점수 84점, 21%ile로 듣기 이해력 또한 또래에 비해 하위 수준을 보이고 있었다(〈표 22-2〉).

〈표 22-2〉 핵심 읽기 검사 결과

	낱말 해독	읽기이해	읽기유창성	듣기이해
원점수	71점/80점	10점/24점	31.80음절/10초	9점/18점
표준점수	110	85	84	84
백분위점수	75	10	15	21

REVT 검사 결과 수용어휘력은 원점수 104점, 백분위점수 20~30%ile, 표현어휘력은 106점, 40%ile로 나타났다. 구문의미 이해력 검사는 원점수 51점, 연령규준 백분위점수는 45%ile로 나타났다.

검사결과 읽기능력을 종합하여 살펴보았을 때 해독에서는 어려움이 없는 것으로 나타났고, 관련한 음운처리능력에서도 어려움이 없는 것으로 나타났다. 그러나 읽기유창성에서 속도 측면에서는 어려움이 없으나 정확도 측면과 읽기 통제력 측면에서 어려움을 보이고 있었다. 아동의 경우 해독의 어려움은 없으나 읽기 통제력의 문제로 인하여 의미적으로 다른 어휘로 읽는 경우가 많고, 단어나 줄을 생략하는 등의 유창성 문제를 경험하고 있었다.

읽기이해에서는 언어이해의 문제에서 기인한 어려움을 겪고 있는 것을 알 수 있었다.

쓰기에서도 철자쓰기의 문제는 없으나 언어적으로 구성하여 글을 산출하는 것에는 어려움을 갖고 있는 것으로 확인되었다. 언어능력에서 나타난 담화능력의 부족함이 글을 구성하여 쓰는 것에도 부정적인 영향을 미치고 있는 것으로 확인되었다.

언어능력 검사에서 어휘력은 정상 수준에 있는 것으로 확인되었다.

앞의 결과들을 종합할 때 아동은 어휘력 및 해독력에는 어려움이 없으나 언어를 바탕으로 한 읽기이해 및 문단글 쓰기 능력의 발달에서도 어려움을 겪고 있는 것을 알 수 있었다.

언어재활계획과 검증

1차 목표는 이야기 및 설명담화의 기능 이해, 문단글을 의미적으로 읽기, 이야기 및 설명담화의 읽기와의 연결(김정미 외, 2008: 김미배, 진연선, 윤효진, 정연주, 2013에서 재인용)로 하였다.

아동의 초반 읽기 목표는 크게 이야기 및 설명담화의 기능 이해, 문단글을 의미적으로 읽기, 이야기 및 설명담화의 읽기와의 연결을 위주로 시도하였고, 이야기와 설명문 간의 구성 차이점 때문에 각자 다른 전략을 사용하였다.

이야기 텍스트의 경우 주로 사회적 상황에서 문제/해결 또는 추론할 수 있는 내용이 포함된 글을 이용하였으며, 읽기 전에 제목을 보고 이야기를 추측하거나 이야기 주제에 대한 배경 지식을 나누고 이야기에 나오는 중요낱말을 확인하고 제시하여 읽기 전 활동을 먼저 시도하였다. 읽는 상태에서는 읽기유창성을 촉진하기 위하여 빠르고 정확한 읽기를 유도하였고, 문단단위를 읽으면서 등장인물을 확인하거나 다음 사건을 예측하도록 하였으며, 결과 부분을 읽으며 앞의 계기사건/시도 등을 회상하도록 하였다. 읽은 후에는 배경, 등장인물, 계기, 사건, 시도, 결과로 구성되는 이야기 문법을 확인하기 위하여 간단한 질문지를 수행하도록 하였으며 때로 문단과 문단 또는 문장과 문단 간을 연결하는 결속장치어를 채워 넣거나 확인하는 과제를 실시하였고, 최종적으로 자신이 읽었던 내용을 다시 표현하도록 유도하였다.

설명문의 경우 읽기 전 활동으로 설명담화의 기능을 확인시키고 제목을 보고 글의 주제를 추측하도록 하거나 글의 주제에 대한 배경지식과 주요 낱말을 제시하여 읽기를 준비시켰다. 읽는 중 활동으로는 읽기유창성을 촉진시키고 문단과 문단 사이에 일었던 내용을 회상하는 것으로 내용을 정리하였다. 읽은 후에는 글의 종류 및 구조를 확인하고 개별 문단의 주제를 찾거나 결속장치를 넣으며 문단 간의 결속 내용을 확인하였으며 읽었던 내용을 중심으로 스스로 설명하도록 유도하였다.

2차 목표는 이야기 및 설명담화의 쓰기 산출로 하였다.

아동의 쓰기 목표는 내용적 측면에서는 이야기 다시 산출하기를 시작으로, 정보글 쓰기, 마지막으로 주장글 쓰기로 전환하였다. 구문구조적인 측면에서는 대등접속사, 종속절 연결어 등을 적절하게 문장 속에 삽입하도록 하고 때로 문장 안에서 단서가 될 수 있는 결속표지어에 밑줄을 긋거나 빈칸을 채워 넣게 하는 방식으로 결속력 있는 문장을 쓰도록 하였다. 쓰기 전 목표로 핵심어휘와 주제를 반드시 확인하도록 하였고, 내용적으로 이들이 포함될 수 있는 것을 전제하도록 하였다. 또한 이야기의 도식을 확인하거나 제시되는 설명 기법을 확인하였으며 설명 기법의 경우 분류 → 비교 → 대조 → 분석 → 주장의 순서로 제공하였다. 쓰기 후 과정에서는 제시했던 주제와 내용도식이 포함된 원래의 글과 자신의 글을 비교하여 확인하도록 하거나, 같은 주제로 아동 스스로 자신의 글을 교정하는 작업을 거치도록 하였다.

3차 목표는 관용/은유적 표현이 포함된 글의 내적 의미 이해로 하였다.

아동이 읽기이해와 결속 구조에 대한 이해가 어느 정도 가능할 때 읽기 과제 내에 포함된 관용어 및 은유적 표현을 이해하도록 치료하였다. 글에 제목에 관용적 표현 및 은유적 표현이 포함되어 있으나 이후 본문에서 제시될 내용을 유추할 수 있는 글을 채택하였다. 읽기 전 활동으로 함축된 의미로 제공되는 글의 제목을 먼저 확인하도록 하고 읽기 내용에는 제목과 동일하거나 유사한 은유적 표현을 포함시키고 그 내용을 해석할 수 있는 단서를 주어 내용상 의미를 이해할 수 있도록 하였다. 읽기 후 활동으로는 해당에 대한 느낌을 말하도록 하거나 목표로 제시된 관용/은유적 표현을 포함한 문장을 스스로 표현해 보도록 하였다.

치료는 읽기이해와 작문쓰기 등의 약점이 확인되어 주 1회 개인 치료를 제공하였다. 6개월 개별 치료에서 읽기이해능력 및 쓰기능력 향상이 어느 정도 확인되었을 때 목표를 재설정하였다.

결과

개별 치료에서 목표달성 여부를 확인하기 위해 치료수행력을 한 달 간격으로 체크하였다. 특히 아동이 점차 치료활동에서 제시된 전략 및 기법을 스스로 사용해야 하며 교과과정 읽기에서도 그 능력이 일반화되고 있는지를 확인하기 위하여 격주로 교과과정 중 일부를 발췌하여 읽고 그 내용을 이해하고 요약하여 씀으로써 그 진전 정도를 확인하였다.

목표과제를 달성하지 못한 경우 치료자가 제시한 전략을 스스로 활용하여 읽고 이해하거나 요약하여 쓸 수 있는지를 확인하였고 아동 스스로 할 수 없을 경우 핵심 낱말을 확인하고 이를 연결하는 전략 및 추론 전략을 활용할 수 있도록 회기 계획을 재구성하였다.

6개월 이후 진전평가를 실시하였으며 공식 및 비공식 검사를 통해 진전 확인을 하였고 현행 수준을 파악하도록 하였다. 이후 아동은 여러 영역에서 진전이 확인되었으므로 가정에서의 지도안을 제시하고 치료실에서는 고급화된 작문쓰기 및 은유적 기술 이해하기 등의 목표가 진행되었으며 점차적으로 아동의 전반적인 읽기 및 쓰기 능력이 향상되고 있으나 여전히 어려움이 있어 관용/은유적 표현이 포함된 글의 내적 의미 이해, 다양한 내용을 포함한 작문쓰기를 3차 목표로 설정하여 치료를 진행하였다.

이 아동의 경우 낱말 해독 단계는 자연스럽게 발달하였으나 기질적 특성상 이야기 및 설명글의 결속 이해가 어려워 주로 단어의 확인 및 글의 맥락을 이해하게 하고 이를 사회적 상황으로까지 확대할 수 있도록 하였으며, 차후 쓰기 및 관용적 표현이 포함된 글의 내적 의미로까지 확대하였으며 현재 학습활동에서 비장애아동들과 다름없는 수행력을 보여 주고 있다. 이 아동은 비교적 높은 지능이 읽기능력의 향상에 긍정적인 영향을 미쳤을 것이나, 개별적이고 직접적인 읽기이해 중재 접근으로 인해 빠른 읽기이해능력의 진전을 보였으며 이를 통해 담화능력의 향상도 함께 기대할 수 있었다.

문제점과 향후 대응 방향

1. 자폐성 장애 아동의 읽기능력 평가는 어떻게 실시할 것인가?
2. 자폐성 장애 아동의 구어 기능이 읽기능력에 미치는 영향은 어떠한가?
3. 자폐성 장애 아동의 해독능력과 이해능력과의 불균형은 어떻게 이해하고 해결할 것인가?
4. 자폐성 장애 아동의 읽기 중재목표 설정 시 고려하여야 할 점은 무엇인가?
5.

🔬 고찰

이상에서 발달장애 아동의 읽기 특성 및 치료 중재의 일부 사례를 살펴보았으며, 읽기 및 쓰기 기능의 향상은 구어 의사소통의 진전도 함께 동반되었다. 치료 목표를 수립할 때는 아동의 사회적 상황, 개별적인 선호도, 현재의 언어 수준 등을 모두 고려하였으며 치료 방법과 치료 도구도 이를 함께 고려하여 제공하였다.

앞의 사례뿐만 아니라 개별 특성이 다른 발달장애 아동의 중재목표를 설정하기 위해서는 구어 기능이 읽기 해독과 이해의 수준에 미치는 영향이 분명히 있으므로 정기적인 언어 평가를 통해 아동의 현재 언어능력의 위치를 확인하는 것이 중요하다.

초기 읽기 및 쓰기 평가가 제대로 이루어지지 않아 때로 의미 이해 능력과는 무관하게 비교적 높은 수준의 낱말 해독 능력을 보이는 아동의 읽기 능력이 고평가되거나, 때로 중재목표의 고려대상에 포함되지 않는 경우가 있기도 한다. 그러므로 각 발달단계에 맞게 적절한 읽기 검사도구를 활용하여 평가를 실시하고 평가 결과에 근거하여 읽기 및 쓰기의 목표를 보다 구체적으로 제시할 뿐만 아니라 지속적인 평가를 통해 읽기 목표의 수정이 필요할 수도 있다. 제시된 아동 사례 또한 읽기 평가와 언어 평가를 통해 얻어진 결과를 기반으로 중재목표와 치료 방법을 설정하여 제공한 것이며 앞에서도 언급한 바와 같이 발달장애 아동의 읽기 및 쓰기 발달은 상당히 편차가 크므로 개별적 특성을 반드시 고려해야 할 것이다.

🔬 독자의 생각

📊 참고문헌 및 추천자료

김미배, 진연선, 윤효진, 정연주(2013). 진단 결과를 근거로 한 언어읽기 중재. 한
　　림대학교 읽기 워크숍 자료집.

김영태, 홍경훈, 김경희, 장혜성, 이주연(2009). 수용·표현 어휘력 검사(REVT). 서
　　울: 서울장애인종합복지관.

배소영, 김미배, 윤효진, 장승민(2015). 한국어 읽기 검사(KOLRA). 서울: 학지사.

심미향(2005). 세상으로 한발 다가서기: 자폐 아동의 읽기 경험을 통한 대인관계
　　태도에 대한 연구. 경기대학교 국제문화대학원 석사학위논문.

조은숙(2005). 고기능 자폐 아동의 읽기 능력. 한림대학교 대학원 석사학위논문.

Broun, L. T. (2004). Teaching students with autistic spectrum disorders to read. *Teaching Exceptional Children*, *36*(4), 35-40.

Catts, H. W., Kamhi, A. G., Clauser, P. C, Torgesen, J. K., Otaiba, S. A., Scott, C. M., Westby, C. E., & Grek, M. L. (2008). 언어와 읽기장애[*Language and Reading Disabilities* (2nd ed.)]. (김정미, 윤혜련, 이윤경 공역). 서울: 시그마프레스. (원저는 2004년에 출판).

Coleman-Martin, M. R., Heller, K. W., Cihak, D. F., & Irvine, K. L. (2005). Using computer-assisted instruction and the nonverbal reading approach to teach word identification. *Focus on Autism and Other Developmental Disabilities*, *20*, 80-90.

Lanter, E., & Watson, L. R. (2008). Promoting literacy in students with ASD: the basics for the SLP. *Language, Speech, and Hearing Services in Schools*, *39*, 33-43.

Nation, K., Clarke, P., & Wright, B. (2006). Patterns of reading ability in children with autism spectrum disorder. *Journal of Autism and Developmental Disorders*, *36*, 911-919.

Nation, K., & Norbury, C. (2011). Understanding variability in reading comprehension in adolescents with autism spectrum disorders: Interactions with language status and decoding skills. *Scientific Studies of Reading*, *15*(3), 191-210.

Shaywitz, B., Shaywitz, S., Blachman, B., Pugh, K., Fulbright. R., & Skudlarski, P., et al (2004). Development of left occipito-temporal systems for skilled reading in children after a phonologically-based intervention. *Biol Psychiatry, 55*, 926-933.

Uhry, J. K., & Clark, D. B. (2005). *Dyslexia: Theory and Practice of Instruction* (3rd ed.). Baltimore, MD: York press.

고도 이상 난청 영유아의 언어재활 목표

장성진(Jang, SeongJin, MSc)*

| Chapter 23 | Goals of Speech-Language Rehabilitation for More Than Severe Hearing Impaired Child with Hearing Aids

프로젝트 요약

고도 이상 난청을 가진 영유아 아동은 난청 진단을 받고 나서 인공와우 수술은 권고받으나, 인공와우이식 전에 받는 언어재활의 중요성에 대해서는 설명을 듣지 못하는 경우가 대부분이다. 이는 국내 대다수의 전문가가 고도 이상 난청이 있는 경우 보청기를 통한 언어적 자극이 아동에게 큰 도움이 되지 않을 거라는 인식을 가지고 있기 때문이다.

특히 신생아 청각선별(newborn hearing screening: NHS)검사를 받지 않아 늦게 난청을 발견한 아동의 경우, 보청기 재활을 통해 말소리에 적응하는 과정을 거치지 않고 바로 인공와우이식을 받는 경우가 많다.

하지만 고도 이상 난청으로 진단을 받은 영유아 아동 중에는 실제로 보청기를 통해 친숙한 노래를 듣고 즐기고 상황적 맥락이 제시된 경우 일부

---

* 장성진(2019). 고도 이상 난청 영유아의 언어재활 목표. 허승덕(2019). 융복합 청각재활. 서울: 학지사.

Jang, S. J. (2019). Goals of Speech-Language Rehabilitation for More Than Severe Hearing Impaired Child with Hearing Aids. In: Heo, S. D. (2019). *Audiological Rehabilitation for Interdisciplinary Research*. Seoul: HakJiSa.

말소리를 변별할 수 있는 아동들도 있다. 또한 인공와우이식 전에 보청기를 통해 말소리를 경험하였던 난청 영유아 아동이 인공와우이식 이후에 말소리에 빠르게 적응하는 사례들이 보고되고 있다(Gordon, Twitchell, Papsin, & Harrison, 2001; Suan & Christopher, 2009).

이 장에서는 고도 이상 청각장애 아동의 인공와우이식 전 언어재활 목표를 설정할 때 무엇을 고려해야 하는지 고찰해 보고자 한다. 아울러 인공와우이식을 앞두고 있는 아동이 청력에 맞는 보청기를 지속적으로 착용하고 수술 전 언어치료를 받아야 하는 이유에 대해 고찰해 보겠다.

프로젝트 개요

대상은 정상 체중으로 자연 분만한 27개월 여아이다. 걷기는 생후 14개월부터 시작하였고, 대소근육 발달에는 이상이 없었던 것으로 보고하였다. 신생아 청각선별검사는 받지 않았고, 청력손실을 인지하지 못하고 있다가, 생후 23개월경 시행한 영유아 검진에서 '언어발달이 느리다'면서 청각 평가를 권유받았다. 생후 24개월에 청각학적 평가를 통해 청력손실을 확인하였다. 이외의 신체 건강 등은 이상이 없었다.

보청기는 청력손실을 확인한 직후인 생후 24개월부터 두 귀 모두 귀걸이형으로 장착하였으며, 잠자는 시간을 제외하고 일관적으로 착용하였다.

인공와우는 보청기 착용 후 6개월 시점인 생후 30개월에 시술받을 예정이다.

아동은 생후 13개월부터 일반 어린이집을 다니고 있었으며, 언어치료는 지역 언어치료실에서 보청기를 장착한 직후부터 주 3회씩 받고 있었다. 주 양육자는 아이를 위해 휴직 중인 어머니이며, 재활에 대한 의지는 높았다.

　　배경정보는 설문지를 이용하여 사전에 수집하였다(〈표 23-1〉). 설문은
전반적인 발달, 난청 관련 정보, 듣기환경(가족관계 및 교육), 총 세 영역
으로 크게 나누어져 있다. 세부 문항 중 아동의 수행력과 직접적으로 관
련된 청력검사 결과, 보청기 착용 시기 및 착용 지속유무, 내이기형 및 귀
관련 질환 유무, 중복장애 여부는 반드시 응답하게 하였다.

〈표 23-1〉 배경정보

난청의 발견			
1. 난청을 처음 발견하게 된 시기는 언제였습니까? 계기는 무엇이었습니까?			
23개월에 실시한 영유아검진에서 언어발달이 느리니 청력검사를 받아 보라고 권고를 받았어요. 2017년 12월 19일에 ○○이비인후과에서 처음 난청 진단을 받았고요, 다음날인 20일에 ABR 검사를 하고는 바로 장애진단 서류를 받고 장애판정 받았어요.			
2. 신생아선별검사를 받았습니까?			
청각검사를 받은 날짜	받지 않음	신생아선별검사 결과	
청각장애 진단			
3. 청각장애 진단을 받았다면 아래의 질문에 대답해 주세요.			
진단받은 병원명	○○ 이비인후과	청력검사 날짜	2017년 12월 19일
청각검사 결과	ABR Rt 80 dB, Lt 90 dB		
보청기 착용(오른쪽, 왼쪽 구분하여 적어 주세요.)			
4. 보청기를 언제 처음 착용하였습니까?			

보청기 착용 날짜	오른쪽	왼쪽	보청기 기관/ 기종	구입: 양쪽 귀걸이형 보청기
	2017년 12월 30일			조절: ○○ 이비인후과
보청기 착용 지속 여부	잠자는 시간 외에는 항상 착용. 대체적으로 잘 하고 있는 편. 아침에 한 번씩 보청기를 하기 싫어하면 조금 시간을 주고 거부감을 보이지 않을 때 끼워 줘요.			

인공와우 수술
5. 인공와우 수술을 받았다면 아래의 질문에 대답해 주세요.

담당 의사, 수술날짜	○○대학병원, 2018년 07월 19일 예정	CT & MRI	모두 정상

귀 관련 문제
6. 중이염을 앓은 적이 있습니까?
아니요.

발달력
7. 출산 전후에 어려움이 있었나요? (예: 40주에 자연분만, 정상 체중)
36주에 제왕절개로 3.61kg, 현재 정상발달. 건강상태 양호.
8. 아동이 처음 걷기를 한 시기는 언제인가요? (예: 18개월)
걷기는 14개월부터. 대소변 가리기는 아직
9. 아동에게 청각장애 이외에 발달상의 문제가 있습니까? (예: 없다 / 시각장애 동반)
없다.

말-언어 의사소통
10. 12개월 이전에 옹알이는 어떠했나요? 첫 단어는 언제 했나요? (예: 옹알이 활발, 13개월에 엄마, 아빠 시작)
옹알이 많이 한 편, 12개월 무렵 엄마, 아빠 말소리 시작

가족력
11. 가족 또는 친척 중 청각장애를 가진 사람이 있습니까? (예: 삼촌이 청각장애, 없다)
없다.

교육력
12. 어린이집에 다니고 있습니까? 언제부터 다니고 있나요? (예: 일반 어린이집, 18개월부터)
13개월부터 다님.

재활치료 경험
14. 현재 또는 이전에 언어치료(물리, 감각통합)를 받은 적이 있습니까? (예, ○○발달센터, 7월부터, 주 2회 언어치료)

치료실 이름	○○ 청각언어연구소	치료 종류	언어치료
치료기관/회기	2018년 1월부터 (2세부터). 주 3회		

양육환경
15. 주 양육자는 누구입니까? (예, 평일 낮에는 외할머니, 평일 저녁 / 주말은 부모)
모

🔗 청각학, 언어병리학적 평가

청각학적 평가는 이미턴스 청력검사(immittance audiometry: IA), 이음향방사(otoacoustic emission: OAE), 청성뇌간반응(auditory brainstem responses: ABR), 청성지속반응(auditory steady state responses: ASSR), 순음청력검사(pure tone audiometry: PTA)등으로 확인하였고, 영상의학적 검사인 전산화단층촬영(computed tomography: CT)과 자기공명영상(magnetic resonance image: MRI)으로 내이 상태 등을 확인하였다.

이미턴스검사에서 고막운동도는 두 귀 모두 외이도용적, 중이강 압력, 정적 탄성 등이 정상 범위에 있는 A형을 보였다. 등골근 반사는 두 귀의 동측 및 대측 모두 관찰되지 않았다.

OAE는 일과성 유발이음향방사와 변조이음향방사를 시행하였고, 두 귀 모두 두 검사에서 유의미한 신호 대 잡음비가 기록되지 않았다.

ABR은 click 음만을 자극하였고, ABR 역치는 오른쪽이 90 dB nHL, 왼쪽이 80 dB nHL로 각각 관찰되었다.

ASSR은 500, 1,000, 2,000, 4,000 Hz의 순서로 오른쪽 85, 90, 95, 85 dB HL, 왼쪽 90, 95, 85, 90 dB HL로 각각 관찰되었다.

PTA상 3분법 순음 청력손실 평균(3 frequency pure tone average: 3 PTAs)은 오른쪽 75 dB HL, 왼쪽 85 dB HL로 관찰되었다([그림 23-1]).

측두골 CT와 내이도 MRI 검사상 내이 기형은 확인되지 않았다.

언어병리학적 평가는 듣기 평가와 언어 평가로 구분하였다. 듣기 평가는 CAP (categories of auditory performance), IT-MAIS (infant-toddler meaningful auditory integration scale), LEAQ (little ears auditory questionnaire), Ling 6 sounds 검사, Auditory Learning Guide(Simser, 1993) 등을 시행하였다. 언어 평가는 영유아 언어발달검사(sequenced language

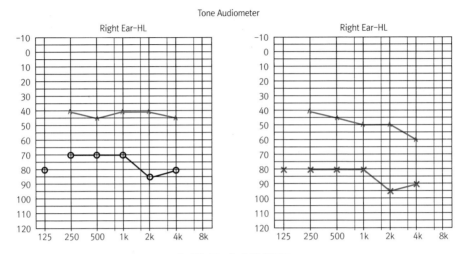

[그림 23-1] 순음청력도

scales of infants: SELSI), 맥아더-베이츠 의사소통 발달 평가(macArthur-bates communicative development inventories-Korean: M-B CDI-K), 구강 조음기관의 기능 선별 검사(oral speech mechanism screening examination-revised: OSMSE-R)를 시행하였다. 조음 평가는 어머니 보고, 치료사 관찰로 수집한 자발화를 분석하였다.

CAP은 2점으로 말소리를 감지하는 수준으로 평가되었고, IT-MAIS는 24점의 듣기 수행력을 보였다. LEAQ 검사결과 14점으로 5~7개월에 해당하는 듣기 발달을 보였다.

Ling 6 sounds 검사 시, 아동은 30 cm 내외에서 /m, oo, ah, ee, sh/를 듣고 일관적으로 감지하였다. 그리고 /s/는 감지하지 못하였다. 즉, 아동은 250~2,000 Hz 내외의 말소리를 감지할 수 있는 것으로 해석된다.

auditory learning guide를 통해 말소리 자극의 단위 별(음소, 단어, 문장, 이야기)로 말지각 능력을 평가한 결과, 음소 수준에서는 'STEP 3. 다양한 초분절적인 특성 모방이 가능한 수준'이었고, 긴 글 수준에서는 'STEP 1b. 노래를 듣고 의미를 이해하는 것이 가능'하나, 상황적 맥락이 있는 상황에서 2개의 노래를 확인하였다. 문장 수준에서는 'STEP 1. 3개의 친숙한 상용구 확인이 가능'하였다. 단어 수준에서는 'STEP 1a. 초분절적인 요소와 모음이 다양한 learning to listen sounds와 비슷하게 모방이 가능하였다.

영유아 언어발달검사 결과, 전반적인 수용언어와 표현언어는 9개월에 해당하는 언어발달을 보여 생활연령보다 12개월 이상 지연되어 있었다.

맥아더-베이츠 의사소통 발달 평가 결과, 표현어휘 0개로 일관적으로 산출하는 표현어휘는 관찰되지 않았다.

구강 조음기관의 기능 선별 검사 결과, 구강 구조 및 기능상의 문제는 관찰되지 않았고 부모 보고에 의하면 아동은 섭식에 대한 어려움이 없다고 하였다.

놀이 시 아동과 주 양육자와의 상호작용을 통해 자발화를 분석한 결과, 모음 /아, 으, 오, 이, 에, 야, 와, 오우/와 모음과 결합된 자음 목록은 /음마, 비, 아따, 빠빠, 네, 께께, 으끼/를 산출하였다. 아동이 자발적으로 산출한 모음과 자음의 주파수는 약 230~2,000 Hz에 해당하는 말소리이다. 이는 Ling 6 sounds 검사 결과, 아동이 250~2,000 Hz 내외의 말소리 주파수를 감지하고 있는 것과 일치한 결과로, 아동은 들리는 대로 말할 수 있다는 Ling(2002)의 주장을 뒷받침한다.

아동의 의사소통 행동 분석 결과, 초기 구어 기능이 전반적으로 나타났고 주로 사용하는 의사소통 수단은 제스처와 발성이었다.

부모-아동 상호작용 관찰 결과, 아동의 주 양육자는 일상생활 속에서 소음 상황에서 아동과 상호작용하기, 멀리서 들려주기, 시각 또는 촉각적 단서로 아동의 관심을 유도하기, 아동 반응 기다리지 않고 계속해서 들려주기, 아동이 이해하지 못하는 지시를 여러 번 들려주기와 같은 행동을 나타내고 있었다.

청각언어재활

저자는 아동의 장기 치료 목표를 설정할 때, 아동의 청력, 듣기 및 언어 평가 결과를 모두 활용하였다. 아동의 ABR, ASSR 검사, 순음청력검사, 듣기 평가 결과를 분석한 결과, 아동은 30 cm 거리에서 250~2,000 Hz에 해당하는 말소리를 보청기를 통해 감지하고 있다는 것을 확인하였다. 즉 치료 시, 치료사와 부모는 아동과 어깨동무를 할 수 있는 거리(30 cm 내외)에서 가까이 들려주는 것이 효과적인 전략임을 확인하였다. 그리고 2,000 Hz 이내의 저ㆍ중주파수 대역의 말소리 청취를 목표로 하였다.

듣기 평가 결과, 아동은 보청기를 착용하고 억양, 멜로디와 같은 초분절적인 요소가 포함된 노래를 변별할 수 있고 초분절적인 요소와 모음이 다양한 Learning to listen sounds와 비슷하게 모방이 가능하였다. 따라서 듣기 목표는 초분절적인 요소와 자모음의 변화가 가장 큰 대비를 이루는 연속음(부우------)과 비연속음(빠빠빠빠)을 변별 및 확인하는 것으로 설정하였다. 듣기 목표 5에 해당하는 것으로 자세한 예는 〈표 23-2〉에 제시하였다.

그 밖에도 인공와우이식 전에 치료는 아동의 듣기 수행력을 정확하게 파악하는 것이므로, Ling 6 sounds를 어느 정도의 거리에서 일관적으로 감지할 수 있는지 매 세션 평가하는 것을 목표로 하였다. 보청기 착용 전후의 차이를 확인하기 위해서 양쪽 보청기 착용 시와 보청기 미착용 시 감지 반응을 비교하고, 청력이 더 나은 쪽 귀를 확인하기 위해서 오른쪽 보청기만 착용한 상태와 왼쪽 보청기만 착용한 상태를 비교하기로 하였다.

듣기 목표 3은 '긴 글 수준'에서의 목표이다. 아동은 보청기를 착용하고 초분절적인 요소를 변별할 수 있으므로, 다양한 상황에서 노래를 듣고 일부 노래의 의미를 이해하도록 하는 데 목표를 두었다.

듣기 목표 4는 '문장 수준'에서의 목표이다. 아동은 상황적 맥락이 있을 때 일부 친숙한 상용구를 이해하지만 그 목록이 3개 내외로 제한적이다. 따라서 상황적 맥락을 활용하여 10개 이상의 상용구를 확인하는 것을 목표로 하였다.

언어 목표는 '아동이 더러워, 앗 뜨거, 없네, 하나'와 같은 초기 개념을 이해하는 것을 목표로 하였다.

말–의사소통 목표는 아동이 현재 2,000 kHz 이내의 말소리를 듣고 산출할 수 있다는 평가결과를 근거로 저주파수대에서 들을 수 있는 비음, 일부 파열음과 모음을 목표음으로 정하였다. 그리고 아동의 발화 수준이 최대 한 단어임을 고려하여, 의사소통 의도를 제스처와 함께 한 단어로 표현하는 것을 목표로 설정하였다.

청각장애 아동의 언어치료는 아동이 일상생활에서 '듣기'를 활용할 수 있도록 부모를 교육하는 것이 가장 중요하다. 따라서 아동이 본인의 듣기 능력을 최대한으로 활용할 수 있는 환경을 설정하고 듣기에 집중시키는 전략을 아동의 부모에게 교육하였다. 자세한 목표는 〈표 23-2〉에 제시하였다.

〈표 23-2〉 인공와우이식 전 장기 치료 목표

영역	치료 목표
듣기	1. Ling 6 sounds를 1 m 거리에서 일관적으로 감지하는지 평가한다. (Both HA / Rt HA only / Lt HA only / Unaided) 2. Stimulus-Response 형성하기: 아동은 말소리를 듣고 감지하였을 때 고리 끼우기와 같은 행동으로 반응한다. 3. 상황에 맞는 노래를 듣고 그다음 상황을 예측한다. 정리할 때: "랄랄랄랄랄랄 정리할까요 차곡차곡 정리해!" 잠잘 때: "엄마가 섬 그늘에 굴 따러 가면" 아빠가 출근할 때: "아빠 힘내세요, ○○가 있잖아요." 뽀뽀로 인사할 때: "아빠가 출근할 때 뽀뽀뽀 엄마가 안아 줘도 뽀뽀뽀" 우유 먹을 때: "우유 좋아 우유 좋아 우유 주세요. 또 주세요." 밥 먹을 때: "<u>꼬꼬꼬꼬꼬</u> 꼭꼭 씹어 냠냠냠 <u>꼬꼬꼬꼬꼬꼬</u> 골고루 먹어요." 대변 볼 때: "응가 뿌지직 뿡뿡뿡 응가 뿌지직 뿡뿡뿡." 양치할 때: "치카치카치카차 꾸르르 페!" 세수할 때: "세수를 할까요 세수를 할까요 이쪽저쪽 깨끗이 세수를 할까요." 아침에 일어났을 때: "일어나요 일어나요 어서 어서 일어나 일어나세요." 4. 상황적 맥락이 있는 상황에서, 친숙한 사용구 또는 문장을 10개 이상 듣고 행동으로 표현한다. (문 앞에서) 똑똑똑 / 문 열어--- (인형 재우기) 자장자장자장 해 주자. (의자에서 내려올 때) 안아-- (인사할 때) 뽀뽀하자. 뽀뽀 (옷 입을 때) 만세~(자동차 출발할 때) 출발! (밥 먹을 때) 아~입 벌려. (인형 깨우기) 일어나! 하이 파이브, 사랑해. 5. 초분절적인 요소와 자모음 특성이 다른 두 가지 소리를 변별하고 행동으로 표현한다(연속음-비연속음으로 대비되는 두 종류의 말소리 변별하기).

<table>
<tr><td rowspan="1"></td><td>

〈음료수 마시기〉

주루루------(물 붓기) / 짠! 짠! (잔 부딪히기)
꿀꺽꿀꺽꿀꺽(음료수 마시기) / 캬-----(다 먹고 나서 시원함을 표현)

〈문 앞에서〉

똑똑똑(노트하기) / 문 열어------(문 열기)

〈인형 놀이〉

쉬--------(조용히 하기) / 자장 자장 자장 자장 (인형 재우기)

〈밥 먹을 때〉

아--------(입 벌리기) / 냠냠냠냠냠 (음식 씹기)

〈비눗방울 놀이〉

불어-------(불기)/ 톡 톡 톡 (터트리기)

〈자동차 놀이〉

부우------(출발하기) / 빵빵 (멈추기)

〈이 닦기〉

쭈욱---------(치약 짜기) / 치카치카치카치카 (이 닦기)

</td></tr>
</table>

언어	1. 초기 개념 어휘를 이해한다. 예) 더러워 지지, 앗 뜨거, 없네, 하나
말 & 의사소통	1. 의사소통 의도를 표현할 때, 제스처와 함께 한 단어로 본인의 의도를 표현한다. 아니(거부), 안녕(인사), 없네(언급하기), 안아, 열어(행동 요구), 저거(물건 요구), 와(부르기)
부모교육	1. 소음을 최대한 줄이고, 아동과 어깨동무를 할 수 있는 거리에서 옆에서 가까이 들려준다. (Come close to her) 2. 먼저 들려주고 보여 준다. (Listen first) 3. 아동이 처음 접하는 새로운 어휘는 auditory sandwich 기법으로 먼저 들려주고 보여 주고 다시 들려준다. 인사하자. 빠빠(소리만 2번 이상 들려주기) → 빠빠(손 흔들기로 보여 주기) → 인사하자. 빠빠(소리만 들려주기)

4. 한 번 들려주고 나서, 아동이 말소리를 처리하고 아동이 말할 기회를 주기 위해 기다린다. (waiting)
5. 아동의 행동에 공동 집중하면서 아동의 생각을 말로 들려준다. (same thinking place)
6. 아동에게 노래 부르듯이, 의성어-의태어를 이용하여 말소리를 들려준다.

문제점과 향후 대응 방향

1. ABR, ASSR 검사에서 90 dB 이상에서 반응을 보였다면, 아동은 아무것도 듣지 못하는가?
2. 아동이 고도 난청으로 진단을 받고 인공와우이식을 3개월 앞두고 있는 경우, 언어치료가 도움이 될까?
3. 청각재활에서 언어재활사의 역할은?
4.

고찰

본 아동은 ABR, ASSR 검사에서 80~90 dB nHL에서 반응을 보여 고도 이상 난청 진단을 받았고, 아동의 부모 또한 아이가 보청기를 착용해도 말소리를 거의 듣지 못할 거라고 기대하였다. 하지만 아동은 PTA 검사 결과 75 dB HL, 85 dB HL의 평균 역치를 보였고, 실제 듣기 반응에서도 250~3,000 Hz 범위의 말소리를 감지할 수 있었다. 또한 노래와 같이 초분절적인 요소가 포함된 말소리와 의성어와 같이 모음과 자음이 반복되는 큰 말소리를 일부 변별할 수 있었다. 국내의 많은 수의 병원에서는 고도 이상 난청 아동에게 수술 보험 기준을 위한 의무적 보청기 착용을 권고한다. 청각장애 전문가들 내에서도 고도 이상 난청의 경우 보청기를 착용하여도 말소리를 변별하지 못한다고 인식하고 보청기 재활을 강력하게 권고하지 않는 경우가 많다. ABR, ASSR 검사는 고도 난청 아동의 실제 청력 역치를 해석하는 데 신뢰할 수 있는 정보를 제공하지만, 객관적인 청력검사 결과만으로 고도 난청 아동의 듣기능력을 해석하는 데에는 주의가 필요하다. ABR, ASSR 검사는 청신경에서 뇌간에 이르는 청각전달로에서 발생하는 전위를 기록한 것으로 아동의 대뇌 청각피질에서 최종적으로 결정되는 청력 역치라고 해석할 수 없다. 따라서 아동이 고도 난청 확진을 받았다 하더라도 아동의 실제 청력 역치를 확인하기 위해 주관적인 청력검사가 반드시 이루어져야 한다.

본 아동은 고도 난청 진단을 받고 인공와우이식을 3개월 앞둔 상황에서 저자를 만났다. 3개월이라는 시간 동안 보청기 재활을 받는 것이 아동에게 어떠한 도움이 될지 의문을 가지는 부모와 전문가들이 많을 것이다.

고도 난청 아동에게 짧은 기간이라도 보청기 재활을 적극적으로 권고해야 하는 이유는 두 가지이다.

첫째, 고도 난청 진단을 받은 대다수의 아동은 전농(Deaf)이 아니다. 특히 본 아동과 같이 250~1,000 Hz 범위의 저주파수대에 청력을 일부 보존하고 있는 고도 난청 아동이 많다. 사람은 250~1,000 Hz 범위의 주파수를 통해 강세, 억양, 속도와 같은 말소리의 초분절적인 패턴을 해석하고, 남자, 여자, 아동 음성을 구분하며 대부분 모음의 제1포먼트(formant)를 들을 수 있다. 따라서 일부 고도 난청 아동은 보청기를 통해 상대방의 목소리를 구분하고, 가족들의 음성을 구분하며, 일부 모음을 변별할 수 있다.

둘째, 고도 난청 아동의 제한적이지만 일부 남아 있는 저주파수대의 청력을 보청기를 통해 극대화시켜 줘야 하는 이유는 정상 언어발달 측면에서 설명할 수 있다. 정상 청력을 가진 아동은 생후 3개월만 되어도 멜로디를 변별하고 억양을 다르게 지각할 수 있다. 생후 12개월 전에는 아동 지향어(child-directed speech)와 같이 억양의 변화가 큰 말소리를 선호하며 억양에 따라 상대방 말소리의 의미를 구분할 수 있다. 즉, 영아들은 연속적인 말소리 신호에서 쉼(pause)이 어디에 있는지, 기본 주파수의 높낮이와 같은 운율을 통해서 언어 구조에 대한 단서를 발견한다. 이것을 운율적 자동 처리(prosodic bootstrapping)라고 하며 이를 통해 모국어의 구문 및 문법에 대한 언어 지식을 습득할 수 있다(Susan & Christopher, 2009). 이처럼 초기 언어 습득 시에는 운율(prosody)과 유성음의 포먼트(formant) 정보를 활용하는 것이 중요하다. 운율의 변화와 유성음의 포먼트 정보는 250~1,000 Hz의 주파수에서 해석할 수 있고 이 정보는 보청기를 통해 구현할 수 있다. 즉, 저주파수에 잔존청력(residual hearing)이 일부 남아 있는 고도 이상 청각장애 아동은 보청기를 착용하고 개개의 말소리를 변별할 수는 없지만, 운율의 변화나 일부 모음을 지각할 수 있다. 따라서 고도 난청 아동이 조기에 보청기를 착용하여 음향적인 자극을 받는 것은 인공 와우이식 이후에 듣는 말소리 신호 구조를 지각하는 데 도움을 준다. 따라서 인공와우이식 전에 보청기 재활을 받을 것을 강력하게 권해야 한다.

또한 언어치료사는 보청기를 통해 남아 있는 잔존청력을 활용하는 것이 언어발달 측면에서 왜 중요한지 대해 관련 전문가들을 교육하는 노력이 병행되어야 할 것이다.

🔬 독자의 생각

📈 참고문헌 및 추천자료

Gordon, K. A., Twitchell, K. A., Papsin, B. C., & Harrison, R. V. (2001). Effect of residual hearing prior to cochlear implantation on speech perception in children. *The Journal of Otolaryngology, 30*(4). 216-223.

Ling, D. (2002). *Speech and the Hearing-Impaired Child: Theory and Practice* (2nd ed.). Washington, DC: Alexander Graham Bell Association for the Deaf and Hard of Hearing.

Simser, J. I. (1993). Auditory-verbal intervention: Infants and toddlers, *Volta Review, 95*(3), 217-229.

Susan, N., & Christopher, C. (2009). The Effects of Bilateral Electric and Bimodal Electric-Acoustic Stimulation on Language Development. *Trends in Amplification, 13*(3), 190-205.

이중언어를 사용하는 중도입국 다문화 자녀의 언어재활

정숙경(Jung, SookKyoung, MSc)*

| Chapter 24 | Speech-Language Pathological Rehabilitation Using Bilingual in Immigration Multicultural Child

프로젝트 요약

중도입국자녀는 외국에서 태어나서 성장하다가 부모의 결혼·취업 등으로 부모를 따라 입국한 국제결혼 재혼가정 자녀와 이주노동자 가정 자녀를 의미한다. 중도입국자녀의 경우, 단일 문화 가정 자녀들과 달리 두 가지 언어에 노출되면서 이중언어 환경에 놓이게 된다. 이중언어를 습득함에 있어 여러 부정적인 측면을 간과할 수는 없지만 최근 연구에서는 어머니의 모국어 사용을 통해 부모와 자녀의 유대감 형성과 양육과정에서 주고받을 수 있는 언어적 상호작용의 효과가 강조되면서 다문화 부모들의 이중언어에 대한 인식 또한 긍정적으로 변화하고 있다(한국건강가정진흥원, 2017; De Houwer, 2007). 대구광역시에서는 6개 구 다문화가족지원센터에서 8명의 이중언어강사(중국어 5, 베트남어 3)를 통해 '이중언어 가

---

* 정숙경(2019). 이중언어를 사용하는 중도입국 다문화 자녀의 언어재활. 허승덕(2019). 융복합 청각재활. 서울: 학지사.

Jung, S. K. (2019). Speech-Language Pathological Rehabilitation Using Bilingual in Immigration Multicultural Child. In: Heo, S. D. (2019). *Audiological Rehabilitation for Interdisciplinary Research*. Seoul: HakJiSa.

족환경 조성사업'을 실시하고 있다(대구광역시 여성가족정책관, 2018). 해당 사업은 다문화가족 자녀 대상으로 결혼이민자의 출신국 언어 수업을 통해 한국어와 엄마(아빠)나라 언어를 동시에 습득하게 하여 다문화 감수성을 지닌 글로벌 인재 육성을 목표로 정부에서 추진하고 있는 다문화 가정 자녀들의 이중언어 환경조성의 일환 중 하나이다.

이 예제는 이중언어 환경에 노출된 중도입국자녀의 언어적 평가 결과를 살펴보고, 그에 따른 언어중재를 고찰하고자 한다. 아울러 효과적인 이중언어 환경조성을 위한 방법 등에 대해 고민하고자 한다.

🔬 프로젝트 개요

대상은 어머니가 중국인, 아버지가 한국인이며 중국에서 태어난 10세 여아이다. 부모에 보고에 의하면 중국에서 태어나 첫 단어는 9개월경 '마마'라고 말하였으며 기기와 걷기 등 또래와 비슷한 시기에 발달이 이루어졌다고 한다. 5세경 한국에 입국하여 일반유치원에 등원하였으며, 중국에 있을 당시 아버지가 잦은 해외 출장으로 인하여 아동과 함께 시간을 보내지 못하여 한국어에 대해 상호작용할 기회가 거의 없었으며 주로 어머니와 함께 중국어를 사용하며 생활하였다고 한다.

중국 거주 당시 아동은 한국 동화를 영상으로 접하면서 한국어에 노출되었으며 반복하여 들은 동화에 대해서는 문장을 그대로 외워 발화하였다고 한다.

🧬 언어병리학적 평가

치료 전 언어 평가는 아동이 만 5세 10개월경 실시하였으며 평가 결과
는 다음과 같다.

수용 · 표현 어휘력 검사(receptive & expressive vocabulary test: REVT)는
수용 어휘력 원점수 23점, 백분위수 10%ile 미만, 표준편차 -2SD 미만,
등가 월령 22개월, 표현 어휘력 원점수 16점, 백분위수 10%ile 미만, 표준
편차 -2SD 미만, 등가 월령 5개월로 또래 수준보다 지체되어 있는 것으
로 관찰되었다.

취학 전 아동 수용 및 표현 언어 발달척도(preschool receptive-expressive
language scale: PRES)는 수용언어 원점수 25점, 백분위수 2%ile 미만, 수용
언어 발달 연령 19~21개월로 평가되었으며, 표현 언어의 경우 기초선 성
립불가능으로 검사가 중단되었다.

🧬 언어병리학적 재활

중재 프로그램은 회기당 치료 40분, 부모상담 10분으로 총 50분씩 주
2회씩 약 15개월 동안 제공하였다. 부모 상담은 목표 언어에 대한 반복
학습을 위해 가정 내 부모지도법과 이중언어교육 등을 중심으로 상담을
진행하였다.

부모상담 시 가정에서 아동과 시간을 보낼 때, 일상생활과 놀이를 통
해 꾸며진 장소보다 실제 상황에서 언어를 자연스럽게 접할 수 있도록 세
부 반복학습 과제를 제시하였으며 목표 활동 중 자녀가 문법이나 어휘를
틀렸을 경우 직접 지적해 주는 것이 아니라 바른 표현을 사용해서 아동이

말한 것을 반복하여 들려주도록 부모의 역할을 전달하였다. 그 밖에도 유치원에 등원하면서 부딪히는 한글 학습에 관한 부모의 걱정과 부담이 커지면서 자녀가 글자를 익히도록 하려면 글자 공부를 시키는 것보다 그림책을 읽어주며 대화함으로써 평소에 사용하지 않는 어휘들을 접할 수 있는 기회를 제공하며 자연스럽게 반복된 글자 노출의 중요성을 강조하였다. 매 회기 부모상담 시 모국어로 자녀와 대화를 하면 공감대를 형성을 통해 아이의 자긍심이 증대되어 보다 안정된 정체성을 형성하게 되고 자존감, 또래관계, 학교적응 등에도 긍정적인 역할을 강조하여 이중언어 활용에 대한 불안감과 부정적 사고를 전환하고자 하였다.

〈표 24-1〉 **장단기 치료 목표**

장기목표 1	구조화된 놀이상황에서 의사소통 기능을 두 낱말 이상으로 말할 수 있다.
단기목표 1-1	아동은 구조화된 놀이상황에서 '부르기' '대답하기' '인사하기'를 한 낱말 이상의 구어로 80% 이상 표현할 수 있다.
단기목표 1-2	아동은 구조화된 놀이상황에서 '거부하기' '부정하기'를 두 낱말 이상의 구어로 80% 이상 표현할 수 있다.
단기목표 1-3	아동은 구조화된 놀이상황에서 '사물·행동 요구하기'를 두 낱말 이상의 구어로 80% 이상 표현할 수 있다.
장기목표 2	상호작용상황에서 또래 수준 고빈도 어휘 300개를 80% 이상 이해하고 말할 수 있다.
단기목표 2-1	상호작용상황에서 가정의 일상생활 명사 150개를 80% 이상 이해하고 말할 수 있다.
단기목표 2-2	상호작용상황에서 가정의 일상생활 동사 100개를 80% 이상 이해하고 말할 수 있다.
단기목표 2-3	상호작용상황에서 가정의 일상생활 형용사 50개를 80% 이상 이해하고 말할 수 있다.
장기목표 3	구조화된 놀이상황에서 의문사를 이해하여 주어진 질문에 적절히 대답할 수 있다.

단기목표 3-1	구조화된 놀이상황에서 '누구'로 시작되는 의문사를 이해하여 각각의 질문 80% 정확도 수준으로 이해하고 대답할 수 있게 한다.
단기목표 3-2	구조화된 놀이상황에서 '무엇'으로 시작되는 의문사를 이해하여 각각의 질문 80% 정확도 수준으로 이해하고 대답할 수 있게 한다.
단기목표 3-3	구조화된 놀이상황에서 '어디'로 시작되는 의문사를 이해하여 각각의 질문 80% 정확도 수준으로 이해하고 대답할 수 있게 한다.
장기목표 4	구조화된 놀이상황에서 다양한 3낱말 의미관계 문장을 사용하여 말할 수 있다.
단기목표 4-1	구조화된 놀이상황에서 '실체-배경-서술'의 의미관계를 나타내는 3낱말 조합 문장을 5번의 기회 중 연속 4회기 이상 정반응으로 말할 수 있다.
단기목표 4-2	구조화된 놀이상황에서 '대상-배경-행위'의 의미관계를 나타내는 3낱말 조합 문장을 5번의 기회 중 연속 4회기 이상 정반응으로 말할 수 있다.
단기목표 4-3	구조화된 놀이상황에서 '행위자-대상-행위' '행위자-배경-행위'의 의미관계를 나타내는 3낱말 조합 문장을 5번의 기회 중 연속 4회기 이상 정반응으로 말할 수 있다.
장기목표 5	상호작용상황에서 다양한 연결어미를 사용한 복문을 주어진 기회 중 80% 이상 이해하고 말할 수 있다.
단기목표 5-1	상호작용상황에서 나열을 나타내는 연결어미 '-고'가 포함된 복문을 주어진 기회 중 80% 이상 이해하고 말할 수 있다.
단기목표 5-2	상호작용상황에서 원인을 나타내는 연결어미 '-(아/어)서'가 포함된 복문을 주어진 기회 중 80% 이상 이해하고 말할 수 있다.
단기목표 5-3	상호작용상황에서 조건을 나타내는 연결어미 '-(으)면/며' '-(으)려면' 등이 포함된 사용한 복문을 주어진 기회 중 80% 이상 이해하고 말할 수 있다.

중재활동에서 '장기목표 1'의 경우, '부르기' '대답하기' '인사하기' '거부하기' '부정하기' '사물 · 행동 요구하기' 등 의사소통 기능에 관련된 활동으로 일상생활에서 흔히 사용되고 있는 언어 학습을 위하여 4주 동안 집중적인 반복학습을 진행하였다. 아동이 반응하지 않거나 고개를 흔드는

등의 제스처를 하는 경우 지도사의 시범(모델링), 모방을 통하여 목표언어 산출을 유도하였다.

'장기목표 2'에서는 또래 수준 고빈도 어휘 학습을 목표로 명사, 동사, 형용사 그림카드를 주로 활용하였으며 해당 어휘를 시작하는 초기에 그림카드는 그림, 모국어(중국어)가 적힌 카드를 활용하였으며 반복과정을 통하여 익숙해진 어휘의 경우, 그림과 한국어가 적힌 카드로 바꾸어 진행하였다. 제시하는 카드의 그림과 글자로 난이도를 조절하였으며 모국어를 제거하고 한국어를 보여 주는 등 제시하는 자극의 단서를 줄여 나가는 과정을 반복하면서 시범(모델링), 질문하기, 모방 등의 촉진 기법을 사용하여 어휘 습득을 자극하였다.

'장기목표 3'에서는 놀이터, 이웃동네, 마트 등 일상생활과 밀접하게 관련 있는 장소를 선정하여 놀이상황을 구조화시켰으며 평행 발화와 혼잣말 기법, 선 반응 후 시범, 질문을 통해 목표 의문사 이해와 표현을 촉진하였다. 또한 '장기목표 2'와의 연결선상에서 의문사 활동과 어휘 학습을 동시에 진행하여 반복 및 심화활동을 진행하였다.

'장기목표 4'에서는 "엄마 지금 뭐하고 있지?" "엄마 자." "엄마 먹어."와 같이 말하여 의미유형 관계를 확인하도록 하였고, "엄마 어디 있지?" "엄마 뭐해?"와 같이 질문하여 "엄마 집에서 먹어." "엄마 집에서 자."와 같이 혼잣말 기법, 확장, 확대 및 모델링을 통하여 표현하도록 하였다. 의미유형 확인, 의미관계 확인, 의미관계 표현 단계를 계속하면서 세 낱말 조합 문장 산출을 유도하였다.

'장기목표 5'에서는 아동이 익숙한 중국에서의 일상생활을 통하여 친근감을 높여 발화 길이를 연장할 수 있도록 과거 직접 찍는 사진을 활용하거나, 아동이 선호하는 그림책을 활용하여 지도사와의 상호작용상황을 설정하였으며 혼잣말 기법, 평행발화, 질문 등을 통해 목표 언어 산출을 유도하였다.

🔗 결과

언어발달 수행력은 재활 서비스 약 12개월 동안 제공한 후, 아동이 만 7세경 REVT, 구문의미이해력검사(배소영, 임선숙, 이지희, 장혜성, 2004), 언어문제해결력검사(배소영, 임선숙, 이지희, 2000)를 통해 평가하였다.

REVT는 수용 어휘력 원점수 70점, 백분위수 10%ile 미만, 표준편차 M~-1SD 초과, 등가 연령 7세 0~5개월, 표현 어휘력 원점수 84점, 백분위수 40%ile 미만, 표준편차 M~-1SD 초과, 등가 연령 8세 0~5개월로 또래와 비교하여 정상발달 수준으로 나타났다.

구문의미이해력 검사(korea sentence comprehension test: KOSECT)는 원점수 48점, 백분위수 40%ile, 표준편차 M 초과로 정상발달 수준으로 나타났다.

언어문제해력력검사는 원점수 원인이유 15점, 해결추론 12점, 단서추측 9점, 총점 36점, 백분위수 원인 이유 81~84%ile, 해결추론 56~64%ile, 단서추측 76~82%ile, 총점 75~77%ile로 나타났다.

🔗 문제점과 향후 대응 방향

1. 중도입국아동 언어발달 지체의 원인은?
2. 중도입국아동의 언어적 특성은?
3. 이중언어 사용이 다문화가족 자녀의 언어발달에 미치는 영향은?
4. 중도입국아동의 언어발달 촉진을 위한 언어병리전문가의 역할은?
5. 중도입국아동의 언어발달 촉진을 위한 중재 전략은?
6. 다문화가족 자녀의 이중언어 환경조성을 위한 방법은?
7.

🔬 고찰

　이중언어 환경은 두 개 또는 그 이상의 언어를 사용하는 환경을 의미하며, 이러한 이중언어를 사용하고 있는 경우는 전 세계의 절반 정도의 아동이 가정이나 지역사회에서 이중언어 또는 다중언어 환경에서 성장하고 있다. 미국의 경우, 5~17세 연령의 21%가 가정에서 이중언어를 사용하고 있으며 그 비율이 매년 증가하고 있고 영국의 경우 다문화가족 자녀가 2000년대 이후 급격하게 증가하여 전체 출생률의 25.1%를 차지한다고 한다. 캐나다의 경우에도 11.9%가 가정에서 이중언어를 사용하고 토론토는 31%가 가정에서 이중언어를 사용한다고 한다. 이렇게 이중언어를 사용하고 있는 비율이 점점 늘어나고 있는 시점에서 이중언어를 사용하고 있는 다문화가족 자녀들의 언어발달 지연을 사전에 예방하고 교육할 필요가 대두되고 있다(한국건강가정진흥원, 2018).

　다문화아동은 언어이해력, 표현력 및 어휘이해력 측면에서 또래 비교집단보다 더 낮은 언어 평가 결과를 나타내며 이중언어를 습득하게 되는 중도입국자녀의 경우 언어발달이 지연되고 두 언어를 섞어서 사용함에 따라 정신적 혼란을 겪을 수 있다. 이러한 부정적인 측면이 있음에도 불구하고 부모의 영향으로 인해 자연스럽게 노출되는 이중언어를 통해 국제화 시대의 한국 사회에 도움이 되는 인재로 성장할 수 있는 자질을 키울 수 있다. 또한 부모와의 유대감 및 관계형성에 있어서도 이중언어를 사용한 상호작용이 활성화되어 아이의 정서적 발달에 좋은 영향을 미칠 수 있으며, 자녀의 건강한 정체성 형성에 기여할 수 있을 것이다.

　다문화가정의 이중언어 사용에는 가정에서의 양육자가 느끼는 이중언어 발달에 대한 이해, 이중언어에 대한 태도, 부모 역할 수행, 한국사회 적응 등에 따라 밀접한 영향을 주고 있었으며 이것은 다시 가족 구성원

간의 의사소통, 자녀의 어머니 모국어 학습시기와 학습 방법 등에 영향을 끼친다(황상심, 2018).

이 예제에서 살펴볼 수 있듯이, 아동은 중도입국자녀로 이중언어를 습득하게 되면서 어머니의 한국어 능력 부족으로 인해 언어촉진이 되지 않는 환경에 노출되어 적절한 언어적 자극을 받지 못하여 제한된 언어능력을 보인다. 전반적인 언어능력에 있어 지연을 보이고 있으므로 일상생활에서 적용할 수 있는 어휘와 화용을 우선적으로 접근하여 지도하였으며 가정과 유기적인 관계를 형성하여 부모의 적극적인 개입을 유도하였다. 따라서 이중언어를 사용하고 있는 중도입국자녀에게 언어재활서비스를 제공할 때는 반드시 부모교육이 필수로 이루어질 필요가 있으며 언어재활사는 치료와 상담뿐만 아니라 부모교육을 통해 부모의 역할을 명확하게 제시하고 피드백해 주어야 한다고 판단된다. 부모교육의 참여자 또한 아동의 주 양육자인 다문화가정의 어머니, 아버지뿐만 아니라 조부모를 포함한 가족 구성원 전체의 참여를 통해 실제적인 부모교육을 이끌어 내야 할 것이다.

현재 정부에서는 다문화가족을 위한 이중언어 환경조성 사업을 시행하고 있으며, 5세 이하의 영유아 자녀를 둔 다문화가족, 예비부모, 미취학 자녀를 대상으로 부모코칭, 부모-자녀 상호작용 프로그램, 가족코칭 등의 서비스를 지원받을 수 있다.

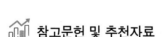 독자의 생각

📊 참고문헌 및 추천자료

김영태, 성태제, 이윤경(2003). 취학 전 아동의 수용언어 및 표현언어 발달 척도 (preschool receptive-expressive language scale: PRES). 서울: 서울장애인종 합복지관.

김영태, 홍경훈, 김경회, 장혜성, 이주연(2009). 수용 · 표현 어휘력 검사(receptive and expressive vocabulary test: REVT). 서울: 서울장애인종합복지관.

대구광역시 여성가족정책관(2018). 2018 외국인 및 다문화가족 지원계획. 대구: 대 구광역시청.

배소영, 임선숙, 이지희(2000). 언어문제해결력검사. 서울: 서울장애인종합복지관.

배소영, 임선숙, 이지희, 장혜성(2004). 구문의미이해력 검사(korea sentence comprehension test: KOSECT). 서울: 서울장애인종합복지관.

한국건강가정진흥원(2017). 2016년 다문화가족 자녀 언어발달지원사업 결과보고서. 서울: 경성문화사.

한국건강가정진흥원(2018). 2018년 다문화가족 이중언어환경조성사업 이중언어코치 양성교육. 서울: 경성문화사.

황상심(2018). 다문화가정의 이중언어 사용에 관한 질적 탐색. 언어치료연구, 27(1), 99-113.

De Houwer, A. (2007). Parental language input patterns and children's bilingual use. *Applied psycholinguistics*, *28*(1), 411-424.

지적장애 아동 자조기술 향상을 위한
의성어, 의태어, 몸짓언어 재활

신동리(Shin, DongLee, BA), 허승덕(Heo, SeungDeok, PhD)*

| Chapter 25 | Imitative & mimetic words, Gesture Language
Rehabilitation for Improving Self-Help in Child with
Intellectual Disorder

🔗 프로젝트 요약

인지능력의 결함이 심각한 중도 이상의 지적장애 아동은 일반적으로 일반 아동에 비하여 발성이 적으며 자음의 산출도 적은 특성을 나타낸다 (Chapman, 1997; Ogletree, Wetherby, & Westling, 1992). 말을 산출하기 위한 다양한 음소목록을 생성하지 못하여 나이에 비해 초기발성수준의 옹알이로 의사를 표현하는 것으로 보인다. 몸짓언어 사용은 아동의 인지능력에 영향을 많이 받으므로 중도 이상의 지적장애 아동은 나이가 들어서도 나타나는 몸짓언어의 유형이 매우 제한적이다(Ogletree et al., 1992).

이러한 발성과 몸짓언어는 복잡하고 다양한 어휘 산출을 필요로 하는 사회적 의사소통 능력에 크게 작용한다. 가령 부모 혹은 주변 사람들과의

* 신동리, 허승덕(2019). 지적장애 아동 자조기술 향상을 위한 의성어, 의태어, 몸짓언어 재활. 허승덕(2019). 융복합 청각재활. 서울: 학지사.

  Shin, D. L.; Heo, S. D. (2019). Imitative & mimetic words, Gesture Language Rehabilitation for Improving Self-Help in Child with Intellectual Disorder. In: Heo, S. D. (2019). *Audiological Rehabilitation for Interdisciplinary Research*. Seoul: HakJiSa.

상호작용에서 아동이 의사표현을 하고 있음에도 불구하고 상대방이 알아차리지 못하면 아동은 자신의 요구가 좌절되어 울거나 때리는 등의 문제행동으로 의사를 표현한다.

문제행동으로 나타나는 의사표현은 주로 신변처리, 음식 먹기, 옷 입고 벗기, 위험 피하기 등의 자조기술을 표현하지 못하는 과정에서 발생하는 것으로 보인다. 자조기술은 일상생활에 적응하기 위한 능력으로 도움 요청하기 및 요구하기를 구어 및 몸짓언어를 통하여 상대방의 주의를 끌고 관계를 맺기 위한 의도를 나타낼 수 있다.

제한적인 음소목록으로 인하여 발성 의도가 부족하고 자조기술의 습득이 어려운 아동들에게 의성어, 의태어 및 몸짓언어를 표현함으로써 음소목록을 확장시키고 몸짓으로 의도를 표현함으로써 상대방이 알아차릴 수 있는 의사표현을 하게 되어 문제행동을 감소시키고 자조기술 표현력과 의사소통 능력에 긍정적인 영향을 미칠 수 있다.

프로젝트 개요

대상은 지적장애 1급을 받은 8세의 남아(A)와 10세의 남아(B)이다.

A 아동은 조음측면에서는 돌 전후로 삼출성 중이염으로 인한 튜브 삽입수술을 받았다. 6세에 청성뇌간반응(auditory brainstem responses: ABR)의 역치가 두 귀 모두 25 dB nHL로 청력이 정상 범위에 있었다. 그러나 자유놀이 시, 말이 거의 없거나 이따금 어른의 말소리를 따라 하는 듯한 자곤 형태의 옹알이 혹은 지연 반향어와 즉각 반향어만 간간이 출현하였다. 또한 말소리를 모방할 때 단모음은 모방가능하나 혀가 후방화되는 모습이 비일관적으로 나타나고 /ㅂ/, /ㄷ/, /ㄱ/ 계열의 음소목록이 한 단어로 발성 시 서로 대치되어 나타난다. 인지적인 측면에서 주의력이 매우

약하여 5분 정도의 짧은 시간 동안 착석 유지가 가능하나 비선호하는 활동을 하면 갑자기 자리에서 일어나 밖으로 이탈하는 돌발행동이 나타난다. 신체발달 면에서는 뛰기, 계단 오르내리기 등의 원활한 움직임을 보이나 주의가 분산됨으로 인하여 시선 따라가기 등의 공동주의 및 시각적 주의집중이 부족하다. 의사소통 기능을 살펴보면 몸짓언어로 눈맞춤을 포함한 거부하기, 가리키기, 요구하기는 제한적으로 사용하며 일상에서 자주 사용하는 간단한 지시수행은 즉각적으로 가능하다.

　B 아동은 조음측면에서 혀가 비대하고 둔화되어 움직임이 원활하지 않으나 /ㅂ/, /ㄷ/, /ㄱ/ 계열의 자음과 단모음이 결합된 모음 모방이 가능한 상태이다. 청력은 왼쪽 귀가 50 dB HL, 오른쪽 귀가 25 dB HL로 보고하였다. 치료실 상황에서 약간의 소음이 있는 경우 치료사의 말소리를 인지할 수 있다. 인지적인 측면에서는 사물에 대한 주의력이 약하나 일상에서 반복되는 사물에 대한 기능을 제한적으로나마 이해할 수 있으며 팔을 반복적으로 약하게 휘두르는 상동행동이 간헐적으로 나타난다. 신체발달이 둔화되어 지시에 대한 반응이 느리고 미세한 소근육 사용은 미흡하며 짧게 시선을 사물로 옮겨 갈 수 있다. 초기 의사소통 기능을 살펴보면 눈맞춤을 포함한 가리키기, 거부하기, 요구하기가 나타나며 행동반경이 작은 치료실 내에서의 간단한 지시 수행은 반응이 느리지만 가능한 것으로 보인다.

🔬 언어병리학적 평가

　아동의 자조기술을 포함한 사회적인 적응 능력을 살펴보기 위해 사회성숙도 검사(vineland, social maturity scale: SMS)를 실시하였으며, SMS는 부모 보고를 바탕으로 한 아동의 사회연령(social age: SA)과 사회지수(social

〈표 25-1〉 의성어, 의태어 및 발화 분석으로 본 자음목록

자음	ㅂ	ㅍ	ㅃ	ㄷ	ㅌ	ㄸ	ㄱ	ㅋ	ㄲ	ㅈ	ㅊ	ㅉ	ㅅ	ㅆ	ㄹ	ㅎ
A	O		O				O		O		O					
B	O			O		O	O			O						

quotient: SQ) 등을 평가하였다. 언어능력에 비해 높은 생활연령이 반영되어 A 아동은 SA 2.0세, SQ 28.16점, B 아동은 SA 1.79세, SQ 20.34점으로 나타났다.

자조기술 표현력을 중재하기 전, 아동의 언어연령을 살펴보기 위해 영유아 언어발달검사(sequenced language scale for infants: SELSI)를 실시하였으며, 부모 보고에 의해 각 아동의 등가연령을 산출한 결과, A 아동은 수용언어 18개월, 표현언어 15개월, B 아동은 수용언어 16개월, 표현언어 14개월로 나타났다.

아동의 음소목록을 살펴보기 위해 의성어 · 의태어를 이용한 조음검사(김영태, 1994) 및 발화 분석을 실시한 결과, A, B 아동 모두 16개의 자음목록 중 5개의 자음목록이 나타났다. 세부항목을 살펴보면 A 아동은 /ㅂ/, /ㅃ/, /ㄱ/, /ㄲ/, /ㅊ/ 계열의 음소목록이 나타났으며, B 아동은 /ㅂ/, /ㄷ/, /ㄸ/, /ㄱ/, /ㅈ/ 계열로 나타났다(〈표 25-1〉). 다만, 확립된 음소목록 중 단모음과 결합하였을 때, 간헐적으로 발성되는 자음목록만 표로 나타내었다. 자음목록 중 /ㅁ/, /ㄴ/ 계열의 음소는 두 아동 모두 이중모음이 제외된 CV구조 음절이 결합하여 나타나고 있으므로 제외하였다.

자조기술을 선정하기 위해 사회성숙도 검사를 이용하였다. 아동의 현행 수준을 고려하여 1~3세 수준의 II~III 범주에 있는 자조기술능력 중에서 학교 및 가정에서 많이 사용되는 기본적인 자조기술과 항목들로 구성하였다. 자조기술의 범주는 식사, 수면, 위생관리, 대소변처리, 위험감지, 장소이동이 있다.

🔗 언어재활

자조기술 표현력 중재를 위한 환경으로 아동이 교실에서 치료실로 오고 가는 상황, 식사하는 상황, 화장실에서 손 씻기, 양치질하기, 대소변 처리하기 상황, 잠자는 상황, 계단 오르내리는 상황으로 나누었다(〈표 25-2〉).

음소목록을 확장하기 위한 의성어, 의태어는 각각의 음소별로 나누었으며 12가지의 의성어 · 의태어 '암' '빵빵' '삐' '냠냠' '똑똑' '응가' '꿀꺽' '쿨쿨' '치카' '쓱~싹~' '쉬'로 구성하였다(〈표 25-2〉).

몸짓언어는 상대방이 알 수 있는 관습적인 행동들로 구성하였다. 몸짓언어 항목은 '입 벌리기, 배 두드리기, 손바닥 내밀기, 저작하기, 문 두드리기, 두 손 주먹 쥐기, 마시는 흉내 내기, 귀 옆에 두 손 대기, 주먹손 좌우로 흔들기, 두 손 비비기, 손 앞뒤로 흔들기, 두 손 모으기'로 구성하였

〈표 25-2〉 **의성어, 의태어 및 몸짓언어 자조기술 중재목록**

자음	의성어, 의태어	몸짓언어	자조기술
ㅁ	암	입 벌리기	음식 요구하기
ㅂ	빵빵 삐~	배 두드리기 손바닥 내밀기	음식 거부하기 장애물로부터 위험 피하기
ㄴ	냠냠[남남]	저작하기	음식 씹기
ㄷ	똑똑	문 두드리기	다른 장소로 이동하기
ㄱ	응가 꿀꺽 쿨쿨	두 손 주먹 쥐기 마시는 흉내 내기 귀 옆에 손대기	대변보기 물 마시기 잠자기
ㅈ	치카	주먹손 좌우로 흔들기	양치질하기
ㅅ	쓱~ 싹~ 쓱~ 싹~ 쉬	두 손 비비기 손 앞뒤로 흔들기 두 손 모으기	손 씻기 책상 닦기 소변보기

다(〈표 25-2〉).

자조기술 표현력을 위한 언어중재 절차는 소리 나는 아기 인형을 제시하여 자조기술을 관찰 및 조작하며 놀이 활동을 진행한 후, 각각의 상황에서 치료사가 소리와 몸짓으로 모델링했을 때, 아동은 주의를 기울여 행동을 모방하였다. 아동이 제스처로 모방하거나 자발적으로 제스처를 사용할 때마다 억양·장단·고저 등의 초분절적 요소를 고려하여 의성어·의태어를 들려주어 지속적으로 각각의 몸짓에 해당하는 소리를 이해하도록 하였다. 5회 중 3회 이상 몸짓언어가 나타나면 점차 소리와 몸짓을 함께 사용하도록 유도하였다. 또한 자발적으로 표현을 나타내도록 하기 위해 각각의 아동이 좋아하는 움직이는 자동차와 소리 나는 인형, 음식을 강화물로 제시하여 몸짓언어로 표현이 나타날 때마다 즉각적인 강화를 제공하고 몸짓언어와 소리가 익숙해지면 점차 시간을 지연시킨 강화물을 제공하였다.

중재 순서는 자음목록별로 구분하였으나 아동이 가장 잘 나타내고 있는 소리인 /ㄱ/ 계열의 음소를 먼저 듣고 모방하면서 몸짓언어를 익힌 후, /ㅂ/, /ㄷ/, /ㅈ/, /ㅅ/ 순으로 이에 해당하는 몸짓언어를 함께 사용하도록 중재하였다.

지적장애 아동들의 주의력이 짧은 점을 고려하여 중재 시, 환경 및 중재방법을 구조화하였다. 몸짓언어는 일관적으로 제공하되 두 가지의 음소목록과 환경을 매주 바꿔 주어 아동이 반복된 연습에 주의집중 및 흥미가 지속될 수 있도록 하였다. 또한 아동들의 착석 유지가 어려운 점을 고려하여 10분 동안 실물을 이용한 직접적인 중재 후 5분 동안 강화물이 제공된 놀이 형태로 진행하되, 강화물을 제공할 때 아기 인형이 몸짓언어를 하는 모습을 관찰하고 소리 나는 아기 인형의 의성어, 의태어를 들어보게 하는 간접적인 중재를 진행하였다.

중재기간은 교실에서 치료실로 이동하는 순간부터 교실로 인계하기까지 10분, 개인치료실 내 1:1 상황에서 40분으로 총 50분 동안 제공하였고, 약 6개월간 주 2회씩 모두 총 46회 시행되었다. 중재 유지를 위하여 주 1회 정도 치료실에서 행해졌던 영상을 가정으로 보내어 부모님이 연계 지도해야 할 자조기술 표현력에 대한 직접적인 피드백을 요구하였고 가정에서 나타난 반응을 통하여 가정에서 시행여부와 부모와 치료사의 일관된 단서의 사용 여부와 일반화를 확인하였다.

결과

중재를 전후한 사전 및 사후평가는 사회성숙도(social maturity scale: SMS), 의성어 · 의태어를 이용한 조음 검사(김영태, 1994), 자발화 분석을 통한 음소목록 기반 의성어, 의태어 평가 등을 시행하였다.

SMS 사전평가에서 A는 SA 2.0세, SQ 28.16점, B는 SA 1.79세, SQ 20.34점으로 나타났다(〈표 25-3〉). 의성어 · 의태어를 이용한 조음검사 및 자발화 분석 기반 의성어 · 의태어 표현력에서 A는 같은 음절인 붕붕, 빵빵, 퐁퐁, 맴맴, 멍멍, 따따를 한 음절만 모방하였으며, B는 같은 음절에 한하여 2음절로 모방하였으나 약한 음성을 나타내어 추가적으로 음소목록을 살펴본 결과, A 아동은 자음 16개 중 5개, B 아동은 5개로 나타났다(〈표 25-4〉).

〈표 25-3〉 대상 아동별 사전, 사후 자조기술능력 변화

		CA(생활연령)	SA(사회연령)	SQ(사회지수)
A 아동	사전	6:8	2.0	28.16
	사후	7:2	2.86	39.72
B 아동	사전	8:5	1.79	20.34
	사후	8:10	2.45	30.24

〈표 25-4〉 대상 아동별 사전, 사후 음소목록 변화

		ㅂ	ㅍ	ㅃ	ㄷ	ㅌ	ㄸ	ㄱ	ㅋ	ㄲ	ㅈ	ㅊ	ㅉ	ㅅ	ㅆ	ㄹ	ㅎ
A 아동	사전	○		○				○	○		○						
	사후	○	○	○	○	○		○		○						○	○
B 아동	사전	○			○			○	○		○						
	사후	○		○	○			○	○		○	○					○

SMS 사후평가에서 A는 SA 2.86세, SQ 39.72점으로 SA가 약 9개월 정도, SQ는 11.56점 향상되었다. B 아동은 SA 2.45세, SQ 30.24점으로 SA는 약 7개월, SQ는 9.9점 향상되었다(〈표 25-3〉).

음소목록을 포함한 의성어, 의태어를 이용한 조음검사(김영태, 1994)를 실시한 결과, A 아동은 자음목록이 5개에서 10개로 향상되었고, B 아동은 5개에서 8개로 향상되었다. 또한 의성어, 의태어 검사를 실시한 결과, 같은 음절만 산출되던 두 아동 중 1음절만 모방하던 A 아동은 2음절의 모방력이 나타났고, B 아동은 각 음절의 모음소리가 다른 2음절의 의성어, 의태어 모방이 나타났다. 다만 음소목록 중 격음인 /ㅍ/, /ㅌ/, /ㅋ/는 경음으로 대치되었고, /ㅅ/은 /ㅎ/ 소리로 대치되는 모습이 관찰되었다(〈표 25-4〉).

앞의 두 가지 사후평가 외, 실제 자조기술을 표현함에 있어서 몸짓언어와 의성어, 의태어를 동시에 표현하고 있는지의 여부와 우연한 환경이 제시되었을 때 자발적인 표현력이 나타나는지 여부를 알아보기 위해 아래의 사후평가를 추가로 실시하였다. 구조화된 환경이 제시되었을 때, 5회 중 몇 회의 몸짓언어와 의성어, 의태어의 표현력 및 수행력이 나타났는지 비율을 통해 알아보았다(〈표 25-5〉). 우연한 환경의 제공으로 인한 자조기술 표현력에서 자발적인 의도가 나타나는지 살펴보기 위해 두 회기에 걸쳐 사후평가를 진행하였다. 우연한 환경 제공이 어려운 경우, 아기 인

형을 통하여 의도적인 자조기술 표현력이 나타날 수 있는 환경을 제공하였다.

두 아동 모두 몸짓언어와 의성어, 의태어를 사용할 때 가장 빈도가 높았던 자조기술은 음식 관련 자조기술, 장소 이동, 손 씻기에서 나타났다([그림 25-1]). 이는 아동들이 음식 요구에서 선호하는 음식물을 제공하였기 때문으로 보인다. 장소 이동 또한 치료실에서 바깥으로 나가는 행위를 즐거워하여 높은 비율로 나타난 것으로 보인다. 손 씻기의 경우, 대소변을 본 뒤 나타나는 자동적인 사고 행위 혹은 물과 비누 자극을 선호하기 때문에 나타나는 것으로 보인다.

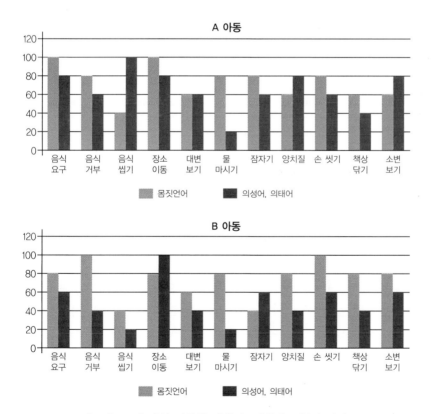

[그림 25-1] **대상 아동별 의성어, 의태어 표현력 변화**

🔬 문제점과 향후 대응 방향

1. 중도 지적장애 아동들은 왜 자조기술 표현력에 어려움을 느끼는가?
2. 중도 지적장애 아동에게 의성어, 의태어 및 몸짓언어가 필요한 이유는?
3. 의성어, 의태어 및 몸짓언어가 긍정적 영향이 있었다고 판단하는 근거는?
4. 의성어, 의태어와 몸짓언어의 연관성으로 인한 중재 효과는 어떠한가?
5. 의성어, 의태어 및 몸짓언어가 자조기술 표현력에서 갖는 한계는?
6.

🔬 고찰

자조기술(신변처리기술)을 자신이 속한 사회의 관습에 적응하고 기본적인 생존욕구를 만족시켜 결과적으로 독립된 생활을 할 수 있게 하는 행동으로 보았다(조윤경, 1992). 이러한 기술은 아동 자신을 보호하고 사회에 적응하는 데 일차적으로 충족되어야 하는 욕구들이다.

일반 아동들의 경우, 또래 혹은 교사 및 부모에 대한 관찰학습으로 자연스럽게 일상생활에서 자조기술을 습득하는 데 반해 중도 지적장애 아동들은 관찰학습을 통한 자조기술을 습득하는 데 어려움을 보인다. 이러한 기술들은 단순한 개별적인 활동이 아니라 운동성, 감각, 인지, 언어, 사회성 등 여러 기능들의 통합을 요하는 기술들로 적절한 대인관계 및 사회활동의 바탕이 된다(국립특수교육원, 2009). 이처럼 여러 기능의 통합이 어렵고 인지, 감각 등의 어느 한 부분의 문제점이 발생되면 더더욱 자조기술을 포함한 여러 가지 적응기술 습득이 어렵게 된다. 지적장애 아동의 경우도 마찬가지로 인지, 감각, 언어, 사회성, 운동성 등에서 복합적인 어려움을 겪기 때문에 자신의 생리적·안전적 욕구를 충족하는 데 어려움을 보인다.

일차적인 욕구 충족을 위한 자조기술을 좀 더 효과적으로 습득하기 위해 지적장애 아동에게 어려움을 보이는 발성수준을 높이고 몸짓언어를 통하여 타인에게 아동이 자조기술을 배우고 싶은 욕구를 몸짓과 언어로 표현하여 타인에게서 자조기술의 모델링을 관찰하고 더불어 스스로 자조기술을 연습해 볼 수 있는 기회를 갖게 되어 요구가 좌절되었을 때 나타나는 문제행동을 감소할 수 있을 것으로 보인다.

지적장애(정신지체) 아동들은 저긴장성 근육으로 인하여 입술, 혀, 턱 등을 완전히 조절하지 못할 수도 있고, 혀 크기에 비해 구강내부가 작은 경우가 많다(권도하, 1999). 특히 저긴장성 근육이 나타나는 원인은 지적장애 아동들의 말소리를 나타내는 조음기관의 기능적인 움직임이 원활하지 않고 어휘의 의미와 음운 표상능력의 발달이 잘 이루어지지 않았기 때문에 기억하는 데 어려움이 나타나는 것으로 보인다. 이러한 단점을 보완하기 위한 중재로 발성수준이 옹알이형태로 나타나는 아동들에게 여러 음절을 반복하여 소리 내어 보는 방법들을 통하여 음소목록을 확립시키는 것이 아동의 의사표현에 도움이 될 것이다. 그러나 지적장애 아동들은 시청각적 주의력이 짧기 때문에 초분절적 요소(억양·장단·고저 등)를 고려한 의성어, 의태어를 사용하여 자조기술 표현력 습득을 위한 반복적인 기회를 갖는다면 아동이 이해 → 모방 → 표현 순을 거쳐 아동 스스로 자조기술을 표현하거나 타인에게 자조기술 표현력을 통해 도움을 요청할 수 있을 것으로 보인다.

그러나 의성어, 의태어를 습득하기 이전에 시청각적인 주의력을 통합하는 데 어려움을 보이는 아동들에게 자조기술 표현력을 지도하기란 매우 어렵다. 이에 대한 대안으로 아동이 평소 요구나 거부 등의 초기 의사소통에서 보이는 몸짓언어로 모델링해 줄 필요가 있다. 모델링으로 아동의 관찰학습 및 행동모방이 이루어지면 청각적인 주의력을 요하기 위한 운율적인 요소를 가진 의성어, 의태어를 듣고 모방하고 자발적으로 표현해 볼 기회를 갖는 것이 효과적일 것이다.

그 외에 앞의 중재에서 한계를 보이는 대상자들도 있다. 시청각적인 주의력이 분산되는 아동들 외에 여러 가지 감각들이 예민하거나 둔하여 몸짓언어를 수용하는 데 어려움을 보이는 아동들이 이에 속한다. 또한 운율적인 요소에 반응을 보이지 않거나 아직 초기 의사소통 기능 습득이 어려운 아동들, 구강구조의 기질적 결함으로 인하여 음소목록에 제한이 있는 아동들, 대소근육의 움직임이 제한적인 아동들에게는 위의 중재가 맞지 않거나 좀 더 오랜 시간 중재를 필요로 하거나 다른 대체수단과 함께 사용되어야 할 것이다.

앞의 능력에 제한적인 아동들에게는 중재기간이 좀 더 지체되는 단점이 있지만 자조기술 표현력은 아동에게 가장 필요한 일차적인 욕구이면서 독립적인 생활을 영위하는 데 도움이 되기 때문에 지적장애 아동들을 대상으로 한 의성어, 의태어 및 몸짓언어 중재가 자조기술 표현력에 긍정적인 영향을 줄 수 있을 것으로 기대한다.

독자의 생각

참고문헌 및 추천자료

국립특수교육원(2009). 특수교육학 용어사전. 서울: 도서출판 하우.

권도하(1991). 언어치료: 실어증, 정신지체. 대구: 한국언어치료학회.

김영태(1994). 구어-언어진단검사. 대구: 한국언어치료학회.

이병선(2005). 초등 국어 교과서 상징어 분석 연구. 대구교육대학교 교육대학원 석사학위논문.

조윤경(1992). 장애아동의 신변처리 지도. 서울: 서울장애인종합복지관.

Chapman, R. S. (1997). Language development in children and adolescents with

Down syndrome. *Mental Retardation and developmental Disabilities Reviews, 3*, 307–312.

Ogletree, B. T., Wetherby, A. M., & Westling, D. L. (1992). Profile of the prelinguistic intentional communicative behaviors of children with profound mental retardation. *American Journal of Mental Retardation, 97*(2), 186–196.

일관적 음운장애 아동의 언어재활

황지혜(Hwang, JiHye, MSc), 하지완(Ha, JiWan, PhD)*

| Chapter 26 | Language Intervention for the Child with Consistent Speech Sound Disorder

프로젝트 소개

아동들은 음소목록, 음절형태 등의 음운지식과 그것에 해당하는 세부적인 발음 요소들을 학습함으로써 말소리산출 능력을 발달시켜 간다.

정상적인 음운 발달 과정에서 언어의 음소와 소리 패턴에 대한 지식들을 더 많이 습득하게 되고, 이 과정 중에 정확한 음운표상을 학습하게 된다. 아동들이 언어를 배우는 과정에서 음운표상이 확실하게 자리 잡지 않았을 때, 예측 가능한 특정한 유형(예: 마찰음의 파열음화, 유음의 활음화 등)의 오류패턴이 표면적으로 관찰되기도 한다. 이러한 오류패턴을 전형적 오류패턴이라고 하며, 일반 아동과 말소리장애(speech sound disorder) 아동에게 일반적으로 나타나지만, 말소리장애 아동에게 더 많은 빈도로 나타난다(Edwards, 1992).

---

* 황지혜, 하지완(2019). 일관적 음운장애 아동의 언어재활. 허승덕(2019). 융복합 청각재활. 서울: 학지사.

Hwang, J. H.; Ha, J. W. (2019). Language Intervention for the Child with Consistent Speech Sound Disorder. In: Heo, S. D. (2018). *Audiological Rehabilitation for Interdisciplinary Research*. Seoul: HakJiSa.

그러나 말소리장애 아동은 비전형적 오류패턴(예: 치경음의 연구개음화, 파열음의 마찰음화 등)을 보이기도 한다. 이러한 오류패턴은 잘못 정의된 음운표상을 반영할 수 있다고 가정되어 왔으며, 비전형적 오류패턴을 보이는 아동은 음운 체계가 지속적으로 약화될 가능성이 있다고 한다(Preston & Edwards, 2010).

아동의 말소리 오류 중 왜곡(예: 순치음화, 치간음화 등)은 조음적인 정확성이 부족하여 나타난다고 한다(Dodd, 1995). 즉, 왜곡은 말소리가 적절한 음소 범주(즉, 음운학적으로는 정확한 표상이 자리 잡고 있음) 내에 있지만 소리를 상세하게 구성하기 위한 운동적 측면에서는 부정확한 운동 틀을 반영하는 것으로 보인다고 한다(즉, 음성학적으로 부적절함).

학령 전기에 전형적 오류패턴과 비전형적 오류패턴을 보인 아동들은 학령기에 낮은 음운인식 수준, 읽기에도 문제를 보이기도 하였으며, 학령 전기에 왜곡 오류를 보이는 아동들은 학령기에도 지속적으로 왜곡 오류를 보이는 경우가 많았다(Preston, Hull, & Edwards, 2013). 이렇듯 학령 전기에 나타나는 말소리의 오류가 학령기의 학습이나 발음에 영향을 미칠 수 있으므로 아동이 표면적으로 보이는 오류패턴에 따른 적절한 중재를 조기에 실시해야 한다.

Dodd(1995)는 언어학적 증상에 따라 기능적인 말소리장애를 조음장애(Articulation impairment), 음운 지연(Delayed phonological skills), 일관적인 음운장애(Consistent deviant disorder), 비일관적인 음운장애(Inconsistent speech disorder)로 분류하였다.

이 중 일관적 음운장애 아동은 전형적인 오류패턴과 비전형적인 오류패턴을 일관적으로 보인다(Dodd, 1995). 이러한 집단 아동은 음운 체계에 대한 정보를 정확하게 유추하는 데 어려움을 보인다고 추측되며, 가장 효율적인 치료접근법은 아동의 오류패턴에 초점을 두는 음운 대조 접근법이라고 한다(Dodd & Bradford, 2000).

이 증례에서는 일관적 음운장애 아동이 표면적으로 보이는 오류패턴에 따라 말소리 체계의 변화와 운동실행에 중점을 두어 중재를 실시하였다.

프로젝트 개요

대상자는 6세 남아로 일반유치원에 다니고 있다. 주위 사람들이 아동의 말을 잘 알아듣지 못하고, 또래 아동들에 비해 발음이 부정확한 것 같다는 유치원 선생님의 권유로 의뢰되었다. 부모님이 아동의 발음의 오류패턴을 찾으려고 자세하게 말소리를 들어 봤으나, 여러 음소에서 대치가 일어나 오류패턴은 찾지 못하였다고 한다.

부모보고에 따르면 옹알이나 2~3낱말의 시작 시기가 또래에 비해 적절하였으며, 발음 외 특별한 문제는 보이지 않는 것 같다고 한다. 아동의 주 양육자는 부모이며, 부모가 맞벌이를 하지만 유치원에서 아동이 돌아오는 시간부터 자기 전까지 아동과 계속 놀아 주며 상호작용을 많이 하려고 노력하는 편이라고 한다. 두 살 아래인 동생은 모든 음소를 정조음 한다고 한다.

언어병리학적 평가

취학 전 아동의 수용언어 및 표현언어 발달척도(preschool receptive-expressive language Scale: PRES), 수용·표현 어휘력 검사(receptive and expressive vocabulary test: REVT), 구문의미이해력 검사(korea sentence comprehension test: KOSECT), 실시 결과 또래 수준과 비교하여 정상

발달을 하고 있었다. 조음기관 구조 기능 선별검사(speech mechanism screening test: SMST) 실시 결과 이상을 보이지 않았다.

청력에는 문제가 없었으며, 공식검사는 실시하지 않았지만 관찰 결과 운동, 인지, 감각상의 결함이 관찰되지 않았다.

우리말 조음 · 음운평가(urimal test of articulation and phonology: U-TAP) 검사 결과, 자음정확도가 74.42%로 또래 수준과 비교하여 −2SD 이하로 조음치료가 필요하였다.

단모음, 이중모음 모두 정조음할 수 있었으며, 양순음 /ㅂ, ㅃ, ㅍ, ㅁ/, 치경음 /ㄷ, ㄸ, ㅌ/, 연구개음 /ㄱ, ㄲ, ㅋ, ㅇ/, 성문음 /ㅎ/ 등을 정조음할 수 있었다.

오류패턴 분석 결과, 어두 초성과 어중 초성에서 파찰음의 파열음화(예: /ㅈ, ㅉ, ㅊ/를 /ㄷ, ㄸ, ㅌ/로 대치), 파찰음의 마찰음화(예: /ㅈ/를 /ɕ/로 대치), 왜곡(예: /ㅅ, ㅆ/를 /ɕ/로 왜곡), 연구개음화(예: /ㄴ/를 /ㅇ/로 대치, /ㅈ, ㅉ, ㅊ/를 /ㄱ, ㄲ, ㅋ/로 대치) 등을 보였으며, 어두 초성과 종성의 /ㄹ/는 가능하지만 어중 종성의 유음은 활음화(예: /ㄹ/를 /j/로 대치)를 보였다.

아동은 어린 연령의 아동에게 일반적으로 관찰되는 오류패턴(전형적 오류패턴)인 유음의 활음화, 파찰음의 파열음화, 왜곡을 보였으며, 일반적으로 관찰되지 않은 오류패턴(비전형적 오류패턴)인 파찰음의 마찰음화, 연구개음화도 나타났기 때문에 Dodd 하위 유형의 3번째 유형인 일관적인 음운장애로 진단되었다.

🔬 언어재활

아동은 여러 음소에서 대치를 보였으며, 전형적 오류패턴과 비전형적 오류패턴을 모두 보였다. 그러므로 아동이 정확한 음운적 정보를 가지고 있지 않은 음소인 /ㄴ/, /ㅅ, ㅆ/, /ㅈ, ㅉ, ㅊ/, /ㄹ/에 대해 음운 체계를 확립시키고자 최소대립쌍 접근법을 사용하였다. 비단어의 경우 비단어에 의미를 부여하여 단어처럼 인식하게 하였다. 아동에게 적용한 최소대립쌍의 예는 다음과 같다. 최소대립쌍은 최소대립자질쌍과 최대대립자질쌍을 모두 허용하여 만들었다.

〈표 26-1〉 목표 단어와 최소대립쌍 단어의 예

목표 단어 예	낮[낟]	상	종	보라
최소대립쌍 단어 예	밭[받]	방	봉	보다

최소대립쌍 낱말 치료 단계는 지각(선택사항), 음성 산출(선택사항), 최소대립쌍 낱말 산출, 문맥 내에서의 최소대립쌍 산출로 구성하였다. 먼저, 아동에게 치료에 이용할 단어 그림카드를 제시한 후 치료사가 불러주는 그림을 선택하도록 하여 그림에 대한 지각이 가능한지 알아보았다. 그후 목표 단어와 최소대립쌍 단어 그림을 하나씩 제시하며, 아동에게 "이 그림 이름은 뭐야?"라고 말하여 그림 이름을 표현하게 하였다. 그림 이름을 정확하게 표현하고 나면 문맥 수준에서의 학습을 진행하였다.

결과

최소대립쌍을 이용한 언어중재 후 아동은 대치 오류를 보였던 음소 /ㄴ/, /ㅈ, ㅉ, ㅊ/, /ㄹ/를 정확하게 산출할 수 있었으며, 아동의 음운표상이 적절하게 자리 잡았다고 추측된다.

아동의 오류패턴 중 대치 오류는 모두 사라졌지만 치경마찰음 /ㅅ, ㅆ/의 잘못된 운동 방식으로 인해 왜곡 오류는 지속적으로 남아 있었다. 그러므로 치경마찰음의 조음 위치와 방법에 대해 알려 주며 정확한 운동의 틀을 제시(음성적 치료접근법)하였고, 음소 단계부터 자발화 단계까지 수직적으로 왜곡 오류를 중재하였다. 치료 결과, 왜곡 오류를 보였던 음소 /ㅅ, ㅆ/를 정확하게 산출할 수 있었다.

🔗 문제점과 향후 대응 방향

1. 말소리장애 치료 전 확인사항은?
2. 일관적 음운장애에 적용할 수 있는 또 다른 치료 방법은?
3. 조음장애에 적용할 수 있는 치료 방법은?
4. 비일관적 음운장애에 적용할 수 있는 치료 방법은?
5. 말소리장애 치료 자극 선정의 다른 방법들은?
6. 말소리장애에 적용할 수 있는 치료 스타일은?
7.

🔗 고찰

말소리장애를 치료하기 위해서는 여러 가지 사항을 고려해야 하는데, 가장 먼저 말소리 오류가 나타나는 원인에 대해 파악하여야 한다. 말소리장애를 유발하는 요인으로는 조음기관의 구조적 혹은 기능적 문제, 청력이나 청지각 문제, 언어발달 문제, 성장 배경의 문제 등이 있다. 이 중 말소리 문제로 이어지는 원인이 있다면 소거를 한 후 치료를 진행해야 한다.

기능적인 말소리장애의 경우 표면적으로 보이는 증상을 참고하여 적절한 치료 방향을 찾아 나가야 한다. Dodd(1995)는 말소리장애의 증상에 따라 하위집단을 분류하였다. 이 증례의 경우 Dodd(1995)가 분류한 하위집단 중 일관적 음운장애에 속하는 아동이었으며, 아동은 부정확한 음운표상과 운동 틀로 인해 말소리에 오류를 보였다고 추측된다. 그러므로 말소리 체계에 대한 학습을 위해 음운적 치료접근법을 사용하였으며, 정확한 운동 실행을 위해 음성적 치료접근법을 사용하였다.

음운적 치료접근법은 음운적 차원에서 음운장애를 보이는 대상자에게 사용하며, 음운 계획을 확립시키기 위해 유사한 패턴을 보이는 음소의 목록들을 치료 목표로 정하여 음운의 대조를 이용하여 치료를 진행한다. 음운적 치료접근법의 종류에는 음소대조를 이용한 접근법(최소대립쌍 접근법), 음소 자질대조를 이용한 접근법(변별자질, 최소대립자질, 최대대립자질, 다중대립자질 접근법 등), 음운변동 치료법, 주기법, 상위음운지식을 이용한 접근법 등이 있다. 이 증례에서는 음운 정보가 정확하지 않은 것으로 생각되는 음소에 대해 최소대립쌍 접근법을 사용하였으며, 의미 있는 단어 쌍의 대조를 통해 음소에 대한 공통점과 차이점을 인식하게 하였다. 의미를 가진 단어 쌍을 만드는 데 한계가 있기 때문에 최소대립쌍은 최소대립자질과 최대대립자질을 모두 허용하여 만들었다. 아동은 치료 후 대치 오류를 보이지 않았으며, 모든 음소에 대해 정확한 음운표상을 가지게 되었다고 생각한다.

음성적 치료접근법은 음성적/조음적 차원에서 조음장애를 보이는 대상자에게 사용하며, 조음에 대한 운동을 확립시키기 위해 소리를 어떻게 내야 하는지에 대해 학습을 한다. 음성적 치료접근법의 종류에는 전통적 접근법, 조음지시법, 감각운동 기법, 짝자극 기법 등이 있다. 이 증례의 아동은 치경마찰음의 왜곡을 보였으며, 조음점을 치경음보다 뒤쪽에 두면서 발음하였기 때문에 조음점을 정확하게 알려 주었다. 음소 수준에서 자발화 수준까지 중재를 진행하였으며, 반복적인 연습을 통해 치경마찰음을 정조음할 수 있었다.

만약 아동의 오류패턴이 비일관적이라면 어떤 치료법을 적용하는 것이 효율적일까? 비일관적 음운장애 아동은 모든 말소리를 산출하거나 모방할 수 있기 때문에 음성적 치료법을 적용하기 어렵고, 특정한 오류패턴을 찾을 수 없기 때문에 음운적 치료법을 적용하기 어렵다. 비일관적 아동의 치료는 일관성을 가지는 것을 목표로 하여야 한다. 선행연구에 따르면 비일관적 음운장애 아동에게 핵심어휘기법을 사용하였을 때, 치료 효과가 있었다고 한다. 핵심어휘기법은 50개의 기능적인 낱말을 선정하여 집중적으로 말소리 훈련을 시키며, 적은 낱말에 대해 음운 계획을 확립할 수 있도록 한다. 만약 기능적인 낱말이 모두 일관성을 보인다면, 남아 있는 오류패턴을 소거할 수 있도록 치료를 진행하여야 한다.

발음 문제뿐 아니라 언어에도 많은 문제를 보이는 아동들에게는 의사소통적 치료접근법을 사용할 수 있다. 이러한 언어기반 접근법의 목표는 습득한 언어를 일관적으로 정확하게 산출하는 것이다. 언어발달 문제가 있는 말소리장애 아동의 경우 언어중재 목표를 수행하면서 목표하는 어휘나 형태구문, 이야기 구조, 화용적 목표와 함께 음운능력을 동시에 향상시켜야 한다.

말소리장애 중재에서는 적절한 자극을 선정하는 것도 중요하다. 자극 선정 시에는 발달적인 과정에 따라 자극을 선택하는 발달적 관점, 더 복잡한 자극부터 치료를 하면 덜 복잡한 자극까지 치료된다는 복합적 관점, 일상에서 자주 쓰는 어휘 중심으로 자극을 선택하는 기능적 관점, 말소리 체계에서 변화가 지속적으로 이루어져야 된다는 체계적 관점 등이 있으며, 여러 가지 관점을 반영하여 자극을 선정할 수 있다. 이 증례에서 대상자가 보인 오류 목록은 초기 발달 음소, 후기 발달 음소에서 모두 오류를 보였으며, 오류 목록에서 다른 목표 사이의 대조 자극을 선택하여 음운 변화를 가져올 수 있다고 생각하여 체계적 관점에서의 자극을 선정하였다. 체계적 관점에서 초점을 두는 것은 자극의 반대와 대조이며, 대조되는 음소의 특징 차이가 강조될 수 있도록 자극을 선정하였다.

　적절한 치료 자극과 기법을 선정하였다면 그것을 어떻게 적용해야 할 것인가에 대해서도 고려해야 한다. 아동의 나이, 동반장애, 집중력 등에 따라 반복연습(drill), 놀이연습(drill play), 구조화된 놀이(structured play), 놀이(play) 중 적절한 방법을 선택하여 치료를 실시해야 한다. 말소리에 대한 경험과 산출의 빈도가 가장 많은 반복연습이 가장 효과가 좋지만, 아동이 치료에 집중하지 못한다면 놀이를 통해 중재를 실시하는 것이 효율적이다. 놀이를 통해 치료를 실시할 경우에는 아동에게 인지적 부하가 일어나지 않는 단순한 놀이를 적용하는 것이 적합하다. 이 증례에서는 아동이 착석을 잘하고 치료사가 제시하는 과제를 잘 수행하여 반복학습을 실시할 수 있었으며, 그로 인해 회기를 거듭할수록 치료의 효과가 나타났다.

　말소리장애는 매우 이질적인 집단이므로, 원인과 증상에 따라 치료 자극과 방법을 다르게 적용해야 한다. 만약 말소리 오류를 일으키는 원인이 있다면 그 원인을 먼저 소거해야 한다. 원인을 모르는 말소리장애의 경우에는 표면적으로 보이는 오류패턴을 분석하여 말소리장애 유형을 분류하고, 유형에 따라 효율적인 치료법을 적용해야 한다. 또한 적절한 자극과 치료 스타일을 선정한다면 치료의 효율성을 높일 수 있을 것이다. 그러므로 아동 개개인의 특성에 대해 잘 파악하여 올바른 치료 방향으로 이끄는 것이 임상가의 역할이다.

🔗 독자의 생각

📈 참고문헌 및 추천자료

권도하, 신명선, 김효정, 박은실, 장현진(2014). 언어치료 임상방법. 서울: 물과길.

김수진, 신지영(2015). 말소리장애. 서울: 시그마프레스.

김영태, 성태제, 이윤경(2003). 취학 전 아동의 수용언어 및 표현언어 발달 척도 (Preschool Receptive-Expressive Language Scale: PRES). 서울: 서울장애인 종합복지관.

김영태, 홍경훈, 김경희, 장혜성, 이주연(2009). 수용·표현 어휘력 검사(Receptive and Expressive Vocabulary Test: REVT). 서울: 서울장애인종합복지관.

배소영, 임선숙, 이지희, 장혜성(2004). 구문의미이해력 검사(Korea Sentence

Comprehension Test: KOSECT). 서울: 서울장애인종합복지관.

신문자, 김영태(2004). 우리말 조음·음운평가(Urimal Test of Articulation and Phonology: U-TAP). 서울: 학지사.

신문자, 김재옥, 이수복, 이소연(2010). 조음기관 구조 기능 선별검사(Speech Mechanism Screening Test: SMST). 서울: 인싸이트.

이윤경, 배소영, 권유진, 김민정, 박혜진, 서경희, 윤효진, 이옥분, 이은주, 정경희, 정한진, 표화영(2010). 언어치료 임상실습 이론과 실제. 서울: 학지사.

Dodd, B. (1995). *The Differential Diagnosis and Treatment of Children with Speech Disorders.* San Diego, CA: Singular.

Dodd, B. (2005). *Differential Diagnosis and Treatment of Children with Speech Disorder II.* London: Whurr.

Dodd, B., & Bradford, A. (2000). A comparison of three therapy methods for children with different types of developmental phonological disorder. *International Journal of Language and Communication Disorders, 35*(2), 189-210.

Edwards, M. L. (1992). In support of phonological processes. *Language, Speech, and Hearing Services in Schools, 23,* 233-240.

Preston, J. L., & Edwards, M. L. (2010). Phonological awareness and speech error types in preschoolers with speech sound disorders. *Journal of Speech, Language, and Hearing Research, 53,* 44-60.

Preston, J. L., Hull, L., & Edwards, M. L. (2013). Preschool Speech Error Patterns Predict Articulation and Phonological Awareness Outcomes in Children With Histories of Speech Sound Disorders. *American Journal of Speech Language Pathology, 22,* 173-184.

Ruscello, D. M. (2011). 아동의 조음음운장애 치료(*Treating articulation and phonological disorders in children*). (한진순 외 공역). 서울: 박학사. (원저는 2008년에 출판).

인명

내용

(AMI) 73, 83

auditory neuropathy/auditory dyssynchrony (AN/AD) 66

auditory neuropathy spectrum disorder (ANSD) 66

auditory only 364

auditory processing disorders (APD) 66

auditory sandwich 399

auditory training 234

auditory verbal 82

auditory verbal therapy (AVT) 253

augmentative and alternative communication 234

automated auditory brain- stem responses (AABR) 118, 214

autophonia 57

B

baffle effect 68, 77

BAHA 76

basal turn 79

bass increment at low level (BILL) 52

behind the ear (BTE) 52, 54, 229

benign paroxysmal positional vertigo 148

Bernoulli effect 16

best BC 164, 172

best hearing 124, 198

BiCROS 68

Binaural hearing 227

Bio Philia 36

BKB sentence 228, 230

bluetooth 63

bluetooth technology 70

body level processor 79

body worn 52

bone anchored hearing aid (BAHA) 75

bone anchored hearing devic- es (BAHD) 75

Bonebridge 76

bone bridge implantable hear- ing devices (BBHD) 75

bonebridge implant system (BIS) 75

bone conduction (BC) 52

bone conduction implantable hearing aids (BCIHA) 73, 75

box type hearing aids 53

Boyle's law 56

brainstem 81

British Trust for Conservation Volunteers 46

Broca's aphasia 85

Brodmann 84, 85

button processor 79

C

canal receiver technology (CRT) 55

cancellation 278

CAP 256, 393, 394

Carina 73, 76, 77

carry over ideas 264, 266

categories of audtory perfor-

mance (CAP) 362

central auditory processing disorders (CAPD) 66

child-directed speech 402

children of deaf adults (CODA) 241

CI 227, 229, 230, 231, 232, 233, 234

CIC 59

click 129, 175

client oriented scale of im- provement 230

closed phase 15

closed quotient (CQ) 25

closed set 265

closing phase 15

Cochlear 75

cochlear hearing loss 174

cochlear implant (CI) 73, 78, 227

Cochlear Ltd 73, 80

cochlear microphonics 130

Cole 259

columnization 81, 130

Come close to her 399

completely in the canal (CIC) 52, 57

compression 52

conference microphone 65

connected speech 347

consistent deviant disorder 432

contact lens 52

contact lens hearing aids (CLHA) 58, 74

contralateral routing of signal

● 대표저자 ●

허승덕(Heo, SeungDeok, PhD)
동아대학교 박사
audiolog@daegu.ac.kr
현 대구대학교 교수

● 집필진 ●

신창섭(Shin, ChangSeob, PhD)
충북대학교 박사
sinna@cbnu.ac.kr
현 충북대학교 교수

김동수(Kim, Dongsoo, PhD)
뉴욕주립대학교 박사
dongsookim04@gmail.com
현 공군사관학교 교수

권재환(Kwon, JaeHwan, PhD)
전남대학교 박사
jhkwon@dsu.ac.kr
현 동신대학교 교수

하지완(Ha, JiWan, PhD)
이화여자대학교 박사
jw-ha@hanmail.net
현 대구대학교 교수

김기련(Kim, GiRyon, PhD)
부산대학교 박사
ceo@physiolab.co.kr
현 PhysioLab 대표이사

안진영(Ahn, JinYeong, PhD)
대구대학교 박사
1052ajy@hanmail.net
현 우리아동발달클리닉(대구)

박종석(Park, JongSeok, MA)
동신대학교 박사 과정
bjongsk@naver.com
현 마인드스토리학습상담센터 센터장

박경자(Park, KyeongJa, MSc)
충북대학교 박사 수료
parkaous@hanmail.net
현 오산대학교 겸임교수

김수진(Kim, SooJin, MA)
한림대학교 사회복지대학원 석사
audiokim@hanmail.net
현 서울특별시 보라매병원

황수진(Hwang, SooJin, MA)
한림대학교 박사 수료
suzy4hwang@gmail.com
현 두루바른사회적협동조합

김성은(Kim, SungEun, BA)
audio@snuh.org
현 서울대학교병원

소원섭(So, WonSeop, MSc)
대구대학교 석사
183750@bohun.or.kr
전 서울대학교병원
현 대구보훈병원

정연주(Jung, YounJu, MA)
한림대학교 석사
younjuyai2@naver.com
현 언어학습연구소 정담

장재진(Jang, JaeJin, MSc, MA)
서강대학교 석사
우송대학교 석사
onions95@hanmail.net
현 우송대학교 겸임교수

장성진(Jang, SeongJin, MSc)
대구대학교 재활과학대학원 석사
j7234@hanmail.net
전 소리귀클리닉 언어치료팀장

옥수진(Oak, SueJin, MSc)
고신대학교 석사(언어치료)
MSc in Flinders University (Audiology)
suejinoak@gmail.com
현 Nessa Hearing (Singapore)

이지연(Lee, JiYeon, MSc)
대구대학교 석사
loxloo@naver.com
현 충남대학교병원

서혜경(Seo, HyeGyeong, MSc)
연세대학교 석사
vrnc7seo@gmail.com
전 연세 반디 정신건강의학과 의원
    서울대학교병원
현 가톨릭대학교 은평성모병원

김솔(Kim, Sol, MSc)
전북대학교 석사
ks2732@hanmail.net
전 서울대학교병원
현 전북대학교병원
    전북대학교 대학원 박사 과정

김지영(Kim, JiYeong, MSc)
대구대학교 석사
sadtear999@naver.com
현 대구대학교 대학원 박사 과정

황지혜(Hwang, JiHye, MSc)
대구대학교 석사
hjhslp@hanmail.net
전 해운대언어치료센터(부산)
현 자모언어심리발달센터(부산)

정숙경(Jung, SookKyoung, MSc)
대구대학교 재활과학대학원 석사
aijoara7@naver.com
전 수성구다문화가족지원센터(대구)
현 가언청각언어재활센터(대구)

신동리(Shin, DongLee, BA)
대구대학교 재활과학대학원 석사
ui971624@hanmail.net
현 인애아동발달센터(울산)
전 대구대학교 재활과학대학원

이현정(Lee, HyunJung, BSc)
가야대학교
jung100046@naver.com
전 가언청각언어재활센터(대구)
전 부산아동인지상담센터(부산)
현 대구대학교 대학원

김은지(Kim, EunJi, BSc)
대구대학교
kkimeunzi@naver.com
전 삼육서울병원
현 서울특별시 보라매병원

김선희(Kim, SeonHui, BSc)
대구대학교
ksh@gnuh.co.kr
현 창원 경상대학교병원

융복합 청각재활

Audiological Rehabilitation for Interdisciplinary Research

2019년 8월 10일 1판 1쇄 인쇄
2019년 8월 20일 1판 1쇄 발행

대표저자 • 허승덕
펴 낸 이 • 김진환
펴 낸 곳 • (주) **학지사**
　　　　　 04031 서울특별시 마포구 양화로 15길 20 마인드월드빌딩
대표전화 • 02)330-5114　　 팩스 • 02)324-2345
등록번호 • 제313-2006-000265호

홈페이지 • http://www.hakjisa.co.kr
페이스북 • https://www.facebook.com/hakjisa

ISBN 978-89-997-1868-7 93510

정가 23,000원

이 도서의 국립중앙도서관 출판시도서목록(CIP)은 서지정보유통지
원시스템 홈페이지(http://seoji.nl.go.kr)와 국가자료공동목록시스템
(http://www.nl.go.kr/kolisnet)에서 이용하실 수 있습니다.
(CIP 제어번호: CIP2019028025)

출판 · 교육 · 미디어기업 **학지사**

간호보건의학출판 **학지사메디컬** www.hakjisamd.co.kr
심리검사연구소 **인싸이트** www.inpsyt.co.kr
학술논문서비스 **뉴논문** www.newnonmun.com
원격교육연수원 **카운피아** www.counpia.com